后浪出版公司

ABC of
Sexual Health 3E

性健康

第 3 版

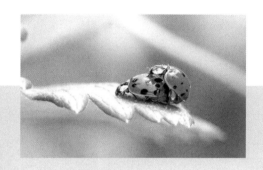

［英］凯万·怀利（Kevan Wylie）编著

钟　影 主译

科学技术文献出版社
SCIENTIFIC AND TECHNICAL DOCUMENTATION PRESS

WILEY

·北　京·

图书在版编目（CIP）数据

性健康：第3版 /（英）凯万·怀利（Kevan Wylie）编著；钟影主译 . —北京：科学技术文献出版社，2018.11

书名原文：ABC of Sexual Health，3rd Edition

ISBN 978-7-5189-4176-6

Ⅰ.①性⋯ Ⅱ.①凯⋯ ②钟⋯ Ⅲ.①性医学 Ⅳ.① R167

中国版本图书馆 CIP 数据核字（2018）第 063164 号

版权登记号：01-2018-2034

中文简体字版权专有权归银杏树下（北京）图书有限责任公司所有

All Rights Reserved.Authorised translation from the English language edition published by John Wiley&Sons Limited.Responsibility for the accuracy of the translation rests solely with GINKGO BOOK CO and is not the responsibility of John Wiley&Sons Limited.No part of this book may be reproduced in any form without the writtrn permission of the original copyright holder, Wiley&Sons Limited.

性健康：第3版

责任编辑：蔡　霞　鲍冬旭	出版统筹：吴兴元	选题策划：后　浪
特约编辑：曹秋月	营销推广：ONEBOOK	封面设计：张　莹

出　版　者　科学技术文献出版社

地　　　址　北京市复兴路15号　　邮编 100038

编　务　部　（010）58882938，58882087（传真）

发　行　部　（010）58882868，58882870（传真）

邮　购　部　（010）58882873

销　售　部　（010）64010019

官方网址　www.stdp.com.cn

发　行　者　科学技术文献出版社发行　全国各地新华书店经销

印　刷　者　北京盛通印刷股份有限公司

版　　　次　2018 年 11 月第 1 版　2018 年 11 月第 1 次印刷

开　　　本　710×1000　1/16

字　　　数　280千

印　　　张　20.25

书　　　号　ISBN 978-7-5189-4176-6

定　　　价　68.00元

译者名单

主　译　钟　影

副主译　向亚利　赵洪磊

译　者　陈　晖　黄　翀　时　黛　陈永玲

译者委员会（按姓氏笔画排序）

向亚利　中南大学湘雅三医院

时　黛　贵阳中医学院第二附属医院

陈永玲　昆明医科大学海源学院

陈　晖　江苏省苏北人民医院

赵洪磊　深圳市孙逸仙心血管医院

钟　影　成都市锦江区妇幼保健院

黄　翀　华中科技大学同济医学院附属武汉儿童医院

前　言

为什么我们需要性健康方面的知识呢？答案很明显，性健康知识很重要，但是很少有人会咨询这方面的问题，而且在很多医学本科和研究生教育中也常常被忽视，学校不会开展这方面的教学。当提到影响婚姻幸福的重要因素时，人们认为性关系是非常重要的。患者想获得更多性健康方面的知识，而且他们希望医疗工作者能够主动提供这方面的知识，但是，在医疗工作中往往是患者先主动提出这方面的问题。最近的一项调查显示，在450多位心脏病医生中，70%的医生根本就没有给患者提供性健康方面的知识；54%的医生认为是患者没有主动寻问这方面的知识；而43%的医生称他们没有时间给患者讲述这方面的知识。《性健康》这本书就在这种情况下出版了，医疗工作者可以从书中获得更多相关的知识，同时也满足患者这方面的需求。

1970年世界卫生组织（World Health Organization，WHO）规定了性健康权，并将其纳入基本人权范围。

·在符合社会伦理道德和个人伦理道德的情况下，公民享有性健康权和生育权。

·公民有不受恐惧、羞耻、内疚、虚假的信仰等影响性行为和性关系的自由。

·公民有不受器质性病变、疾病和缺陷等影响性功能和生殖功能的自由。

现在，差不多50年过去了，我们问问自己："我们在这方面做得怎么样？"答案就是短短的四个字：还不够好。性健康涉及多门学科，本书提到的这些知识会起到一个抛砖引玉的作用。

格拉哈姆·杰克森医生

心脏病医生和性健康咨询协会主席

目　录

第一章　性心理发育

布瑞恩·戴恩斯

英国，谢菲尔德，谢菲尔德大学

概述

1. 性心理发育不仅仅发生在儿童和青少年阶段，往往贯穿于人的一生。

2. 早期对于性心理发育的分析是从精神分析层面进行，至今仍具有很大的影响力，但最近消费主义和女权主义等思潮更多的是从社会层面对性心理发育进行分析。

3. 在对性心理发育进行分析时，要考虑到法律和文化对性心理发育的影响。

4. 在对患者进行性健康教育时，临床医生需要意识到上述问题和影响性心理发育的各种因素。

一、引言

性心理发育的分析研究主要集中在管理方面，尤其是与其有关的风险及其管理。内容包括童年和青春期的虐待问题，青春期、青年期的非意愿怀孕和性传播疾病（sexually transmitted diseases，STD），以及成人时期性功能障碍等问题。与之相反，人们在青春期更关注与性有关的知识及成长方面的问题。人们在童年期和青春期对性方面的知识也比较感兴趣，但是，成人性心理发育研究的内容与性知识关系甚微，主要研究的是性功能障碍和性方面的疾病问题，而不是性发育的过程。贯穿于整个生命周期的性心理发育应该围绕性别、夫妻关系、生育和老龄化等展开。

二、精神分析观点

我们最熟悉的儿童期和青春期的性发展模式可能是由西格蒙德·弗洛伊德（Sigmund Freud）提出的（表1-1）。虽然弗洛伊德的观点在精神分析以外的领域被淘汰，而且心理治疗师也不再采用他的观点，但是，他的观点仍然存在于很多现代教科书中。弗洛伊德观点被人抨击的一个主要原因是他认为性发育过程中，很多行为是病态的，不正常的，如男同性恋和女同性恋行为。

弗洛伊德强调的是本能和冲动。随着时间的推移，人们更加强调关联和关系的重要性，然后扩展到后天习得和文化对性的重要性。

弗洛伊德认为，儿童对性的看法处于矛盾状态，既恐惧，又渴望。环境影响学说认为儿童对性的认识是通过观察和模仿获得的。现代精神分析观点内涵丰富，如认为儿童性心理的形成受到多种因素的影响，儿童的性心理是不稳定的、难以捉摸的。

表 1-1　弗洛伊德关于性发育过程的认识

口欲阶段（0~2岁）

这一时期婴儿的主要活动为口腔的活动，快感来源为唇、口，母亲成为他们表达爱的第一对象。在这一段，婴幼儿脱离了最初的性欲——对乳房的热爱

肛欲阶段（2~4岁）

这一时期婴儿要接受排泄大小便方面的训练。主要为肌紧张的控制，快感表现为忍受和排便

前性器欲阶段（4~7岁）

这一时期儿童能分辨两性了，儿童通过触摸自己的性器官获得快感

潜伏期阶段（7~12岁）

这一时期儿童性欲倾向受到压抑，快感来源主要是对外部世界的兴趣。在此阶段，性心理比较平静

性器欲阶段（＞13岁，青春期）

这一时期儿童对异性感兴趣，其主要关注点是性器官的快感

三、消费主义

消费主义对性的认识与弗洛伊德完全相反。消费主义从社会学角度对性进行研究，认为消费文化使性具有了商业色彩。性可以用来促销商品，通过与商品有关的性感外形来销售我们日常购买的商品。消费主义指向的这一功用，对于女孩和女性来讲更为明显。另外一个观点认为性本身就是愉悦的来源或性本身的自我表达就是愉悦的来源。这个世界的性已经产品化了，人们针对性冲动已经做出了产品，供人们去购买。特别是在互联网上，身体的某些部位已经被模仿成商品，供人们购买。在这个社会，性已经变得社会化，儿童和青少年也可参与其中。随着成长，我们对性的关注点也发生了变化，

越来越看中性的技术和表现，失去了性所具有的亲密和关怀。

四、女性主义

女性主义认为性别塑造我们的人格，对我们的社会生活产生了重大影响，性欲、情感和喜好与我们的性别息息相关。女孩与母亲的亲密关系使我们认识到女孩的性是以关系为导向的。女性的性行为与亲密关系、关怀价值和分享等方面有关。女性性行为是一种表达亲密关系的交流方式，而不是为了获取性行为上的快感。男性对性的态度恰恰与之相反，男孩对待性的态度，与母亲的观点越来越不一致，会越来越认同父亲的观点。他们的性行为目的性非常强，主要是想通过性行为获得性上的快感。女性主义同时认为，女孩对母亲的认同使他们对异性的关注不像男孩那么强烈。

五、儿童期和青春期的定义

人们对儿童和青少年的本质的认识一直是有争议的。人们承认在过去的几个世纪里，西方国家对儿童和青少年的本质的认识已经发生了变化，但是人们对儿童期这个独特阶段是从什么时候开始的仍然是有争议的，而且有人认为我们现在讨论的青春期这个概念在 20 世纪以前是没有的，还有人认为儿童期这个概念更容易使儿童受到性虐待和性侵犯。对儿童期的理想化认识使某些成年人对儿童更感兴趣，儿童更容易受到性侵犯。

六、法律和文化对性心理的影响

"儿童"和"青少年"在法律上的定义主要关注的是什么时候可以进行性行为，什么样的性行为是合法的。法律还明确了有关婚姻方面的框架性规定，以及本文化对婚姻外性关系的接受度。在不同的国家，可以进行异性恋、男同性恋和女同性恋的年龄是不一样的，大都是 12~21 岁。但是，在许多国家，同性恋在法律层面上还是不允许的。然而，有关同性恋方面的法律规定很有可能会发生改变。

家庭、宗教、文化和大众媒体会影响青少年的性态度和性行为，而法律是唯一对性行为有约束的。家庭、宗教、文化、大众媒体与法律在青少年性行为规范上相互交织、支持，但有时一种因素与另外几种又是完全背离的。

七、儿童期性心理发育

儿童早就认识到了自己的性器官并意识到性器官能够给自己带来愉悦感。学龄前儿童经常会疑惑自己的性器官为什么跟同伴的不同。到了 2 岁或 3 岁时，他们就会意识到自己的性别及性别应该扮演的角色。儿童常常进行性行为的验证性和矫正性学习，但成年人往往不懂得儿童的这种性行为，因此，成人在碰到这种问题时，就不能很好地应对，也没有信心很好地应对。儿童在学龄前经常会扮演医生、护士等角色，相互看生殖器。半数成年人记得自己在童年时期做的此类性游戏。儿童的家长和看护人一旦认识到这点，就能够跟儿童很好地交流，很好地教育儿童并和儿童分享这方面的经验。例如，家长应该认识到别人触摸儿童的某种方式，可能会让儿童感到害怕、困惑或不舒服，这时，家长就应该阻止他们的这种触碰。儿童间的活动，例如，涉及疼痛、模拟或真实进入、口－生殖器接触应该引起家长或看护人的注意。儿童也有可能会接触到成人娱乐活动或性虐待。学龄期儿童通常已经了解了性行为和性发育的基本知识，而且他们可能通过各种途径，如朋友和互联网，来了解性方面的知识。

八、青春期性心理发育

青少年青春期早期会很关注自己看起来是否正常、自己的外貌及自己是否具有吸引力。女孩身体发育要较同年龄段的男孩早，她们会较早体验到性感觉，对那些年纪较大、外貌更成熟的男性感兴趣。早期发生性关系的女孩比处女的自尊、自信心要低，而男孩在这方面却有更高的社会接受度。有证据表明，同龄人和家庭可能促进或阻碍男孩性心理的健康发展，并且医疗卫生工作者对男孩产生的影响要比他们想象的要大。

青少年在青春发育中期就会对性别角色进行探索，对自己的性取向也有了意识。青少年在这个时期对性的幻想充满了理想主义和浪漫主义色彩。对于性的体验通常是短暂的，很多情况下，都是自己解决。青少年会通过网络通信建立性关系及对性进行探索，但是，网络通信是存在风险的，会发生非意愿或不恰当的性关系。

在青春期后期，青少年不再像早期那样进行性别角色探索，而是对自己的性别角色身份有了认同感，亲密关系不再是基于浪漫主义，而更多的是基于相互给予和分享。有研究显示在青春期后期发生性关系，男孩对自己的外表更满意，而女孩对自己的外表变得有些不满意。总之，青春期个体差异是非常大的，这个领域的工作人员应牢记这点。

九、影响性发展的因素

有很多因素会导致性发育不良或迟缓，这些因素包括：

· 生理发育异常；

· 患有某些慢性疾病以及缺乏相应的治疗措施；

· 教育机会的缺乏；

· 缺乏榜样或有不良榜样。

导致性早熟的原因，包括：

· 成人不当言行；

· 性虐待；

· 看黄色书籍、影像等；

· 过早与同龄人发生性关系。

过早性行为和性伴侣数目过多会对青春早期女孩造成不利影响。有研究证实女孩在青春早期和青春晚期发生性关系都会造成女孩自信心下降，以下因素也会导致性发育不良：

· 获得关于性的不良信息或错误信息；

· 亲身经历过或看到过性虐待或性暴力行为；

· 性羞辱或性拒绝。

十、成人性心理发育

对于年轻人来讲，性发育的主要任务是建立足够进行性行为的信心，以及具备性生活的能力。后者的范围可能比较广，包括婚姻性生活和其他生活方式。在生育期内，是否要孩子是在考虑多种因素后才做出的，可能是身体方面的问题无法要孩子，另外一个可能是为了养老决定要孩子，这个时期性交频率下降的原因可能是男女关系出现问题或身体方面的原因。社会上普遍的观点是，性是年轻人的专利，人们年纪稍微大点，就不会再对性行为感兴趣或是会在性生活上出现一些问题，尤其对于老年人来讲。因此，在晚年生活中，尤其是发生疾病或残疾时（在任何年龄段），要根据自己的疾病或残疾状况对自己的性行为做出调整（表 1-2 和表 1-3）。

表 1-2　成人性心理发育状况

---

1. 巩固性认同和性取向（青春期和 20 多岁）

2. 建立足够进行性行为的信心及相应的功能（青春后期和 20 多岁）

3. 具备性生活的能力（青春后期和 20 多岁）

4. 处理与生育有关的问题（20 多岁、30 多岁、40 多岁）

5. 根据年龄调整性行为（40 多岁以后）

6. 面对和处理性功能丧失的问题（40 多岁、50 多岁以后）

7. 要根据自己的疾病或残疾状况对性行为做出调整（在任何年龄段，尤其是年老时）

表 1-3　医生学习要点

---

1. 对儿童时期表现出来的性态度和行为要仔细评估判断，以免错失进行干预矫正的机会，以免将正常发育误认为不正常

2. 不应该因为职业风险而忽视儿童的发育问题和青少年的需求

3. 需注意的是性取向和性偏好的选择

4. 需要意识到人的一生都会存在性发育问题

5. 与性行为有关的问题可能是一个过渡性问题，可能是上个阶段性发育问题没有解决遗留下来的，这些问题可能会贯穿整个发育阶段

6. 需要意识到性正常发育与社会价值观和个人愿望之间的潜在冲突，这都可能与性发育时所接触到的各种假说和价值观有关

延伸阅读

［1］Bancroft, J. (2009) *Human Sexuality and its Problems*, 3rd edn. Churchill Livingstone, Edinburgh ch.

［2］Hornberger, L. L. (2006) Adolescent psychosocial growth and development. *Journal of Pediatric and Adolescent Gynecology*, 19, 243–246.

［3］Seidman, S. (2003) *The Social Construction of Sexuality*. Norton, New York.

第二章　性生理发育

威特·L·贾诺特[1,2]

1 荷兰，鹿特丹港，伊拉斯姆斯大学医学中心
2 荷兰，乌特勒支，乌特勒支大学医学中心

概述

1. 本章主要介绍男人和女人成长的自然过程，以及他们之间的不同。

2. 第一阶段是受孕过程，在受孕时，性别就已经决定了，由性染色体 XX 或 XY 决定。

3. 第二阶段是指 7 周后的性腺发育阶段。没有睾酮的影响，胚胎就是女性胚胎。有了睾酮，性腺、生殖器和大脑就会朝着男性方向发展。

4. 从出生到青春期这个阶段，性腺激素没有变化。

5. 青春期是男性和女性分化的最后一个阶段，该阶段为成人的生活和生育奠定了基础。

6. 青春期后，性腺激素只有激活功能，对性器官的发育不再有影响。

一、引言

　　谈论性也就是谈论女性／男性的差异。性也是人类历史上一个非常重要的话题。生物、心理、社会各种因素会对性造成影响，这与人们所处的历史阶段和文化背景有关。有的历史阶段或文化背景甚至会否定某些因素的重要性。其中一个最为典型的例子就是 30 年前西方国家开展关于是先天还是教育（后天）对性的影响较大的辩论。那时，占主流观点的是教育（后天）是造成性差异的主要原因，而生物方面的影响几乎完全被否定。将男孩和女孩的玩具进行了调整，让女孩玩小玩具，而男孩玩洋娃娃，结果男孩将洋娃娃作为仇敌，女孩将小玩具像洋娃娃一般精心护理，事实证明先天要比教育（后天）要强大得多。我们不能简单地抹杀数百万年的进化。

　　谈论女性／男性的差异时，很容易让人误认为是歧视某个群体，因而，讨论这个话题不容易，比较棘手。然而，不能理解女性／男性的差异，就不能够很好地了解性方面的知识，要更好地理解这方面的知识，我们需要思考两方面的因素：判断力和相对值。判断力：男性的判断力不一定比女性强，女性的判断力也不一定比男性强。相对值：就以人的身高为例，男性相对要比女性高，但是，有些女性要比一般男性要高，所以，男性要比女性高不是百分百正确的。或者以性欲为例（睾酮是导致性欲的主要因素之一），通常男性的睾酮水平比其女性伴侣的水平要高，男性的性欲比其伴侣的水平要高。但是，这不表示这种论断百分之百是真的，对于夫妇来讲，也不是百分之百正确的。

　　怀孕时，决定性别的基因就已经形成，这是男女差异的最早阶段。核型

（性染色体 XX 或 XY）携带着决定下一步发育的遗传信息。在怀孕前 6 周，发育没有性别上的差异，或是说，性腺是不发育的。接下来的这一步骤比较重要，涉及到了性腺发育。在性腺发育前，胚胎是朝着女性方向发展的。没有性腺参与的话，生殖器官和大脑就会朝着女性方向发展。在 Y 染色体存在的情况下，原始性腺就会发育为睾丸，进而产生雄性激素，使生殖器官和大脑朝着男性方向发展。这时性激素对器官有塑造作用，在它的精密调节下，生殖器官和大脑朝着基因所决定的方向发展。然而，在器官发育完全后，性激素只有激活功能，影响性行为和生育行为，对器官的发育就没有什么影响了。决定性别的基因决定了性激素的作用，是产生第一性征和第二性征的决定性因素。性激素在性别认同中也起着非常重要的作用，但是，它只是影响性别认同的因素之一，影响性别认同的因素还包括人们的生长环境和其他因素。

在性发育过程中，除了这些主要因素外，还有其他因素会影响性发育，包括性基因、性腺、性基因表型和（或）性别认同等方面的变化。指示性别的生物指标处于矛盾状态的传统上称为双性人，现在称为性发育异常（disorders of sex development，DSD）。只是在性别认同上存在矛盾，而生殖器官发育上没有问题的被称为性别认同障碍（gender identity disorder，GID）。具体内容参见第二十六章性别焦虑部分。

在这一章中，我们只讨论影响性发育的主要因素，包括胎儿宫内发育、出生到青春期阶段以及青春期三个时期的问题。

二、胎儿宫内发育

与性发育有关的解剖结构包括性腺、沃尔夫系统（Wolffian system）、米勒系统（Müllerian system）和大脑。在怀孕的前 6 周，男性和女性的发育过程是相同的，在这个阶段，男性和女性都是朝着女性的方向发展，发育为女性是一个"默认过程"。如果没有 Y 染色体，发育就是朝着女性的方向发展——原始性腺会发展成女性腺体（卵巢），随着沃尔夫系统的萎缩，米勒系统就会发育为女性内生殖器。宫内女性胎儿的发育主要依赖于卵巢分泌的激素！

成为女性的这个默认过程也发生在大脑中。尤其是在妊娠期的 6~18 周，胎儿大脑的生长速度是非常快的，许多重要的以及永久性的发育在这时已经定型了。在不受干扰的情况下（没有睾丸激素的参与），大脑就会朝着女性的方向发展，这为后来的典型女性行为提供了坚实的基础。该过程并不是雌激素作用下的结果。虽然雌激素广泛存在于女性和男性胎儿体内，但是雌激素能够与甲胎蛋白紧密结合，不会进入大脑，也不会影响胎儿的大脑发育。在这个阶段，男性胎儿是如何发育的呢？男性的性染色体为 XY，Y 染色体上的基因［Y 染色体上的 SRY 基因片段，也就是性别决定基因片段（sex-determining Region Y protein）］会导致一系列复杂的变化，使得胎儿朝着男性方向发展。SRY 基因片段中包含了编码决定睾丸的基因片段，影响决定睾丸蛋白的产生，该蛋白使原始性腺向睾丸方向发育。

从怀孕的第 6 周开始，我们要特别注意 3 个过程。

1. 睾丸的间质细胞开始产生激素。睾酮（testosterone，T）刺激沃尔夫系统发育为男性内生殖器。随后，双氢睾酮（dihydrotestosterone，DHT）影响男性外生殖器的发育，胰岛素样因子 3（INSL3）使睾酮水平下降。

2. 睾丸的支持细胞开始产生米勒抑制物质（Müllerian inhibiting substance，MIS），该物质又称为抗米勒管激素（anti-Müllerian hormone，AMH）。在 MIS 的作用下，米勒管被抑制，然后消失，女性生殖器的发育被抑制。

3. 在 T 和 MIS 这两种激素的作用下，胎儿大脑朝着男性方向发展。

在大脑的某些宏观区域，存在双态结构（男性女性都有的组织结构）。在怀孕 26 周时，男性胎儿的脑胼胝体（连接左、右脑的组织结构）要比女性的大。位于杏仁核的视前区性双态核（sexual dimorphic nucleus of the preoptic area，SDN-POA）主要对性行为产生影响，男性的要比女性的强一倍。

人的发育并不像工厂装配线那么简单，胎儿在宫内发育非常复杂，在各种因素影响下，会朝着不同方向发展。例如，宫内不同的 T 水平对 2D/4D 比值（表示第二指与第四指长度的差异）的影响。宫内 T 水平较低时，2D/4D 比值较大。所以，女性的 2D/4D 比值要比男性的要高。女性的 2D/4D 比值越高，其语言天赋越好，而 2D/4D 比值越低，其空间感和方向感越好。以此为基础，与此有关的多种偏好，如玩具偏好，个性特征，性取向，认知特征（空间、语言天赋和数学能力），都与 T 水平有关。通常情况下，男性要比女性更擅长数学，其空间感和方向感更好；而女性要比男性更擅长语言和精细运动。

如前所述，谈论男女差异是一个敏感的话题。与男女差异形成鲜明对比的是男女相似假说，男女相似假说认为在大多数情况下，男性和女性在生理方面都是差不多的，但并不完全相同。珍妮特·海德（Janet Hyde）进行了男女差异方面的荟萃分析，珍妮特·海德认为男女除了在一些运动行为和性行为方面存在较大差异外，其他方面并不存在差异，支持男女相似假说。导致运动行为和性行为较大差异的原因是什么呢？这些差异是世代进化的结果，是人类在世代进化中保留下来的，是遗传物质决定了我们必须做的事情，这是由先天决定的。本章还会讲到男性和女性向不同方向发育的几个小细节。从怀孕的第 26 周开始，男性胎儿就会有勃起，为以后的生育提供了基础，而女性胎儿阴道周围的血供就会比较丰富（虽然在超声检查中看不出来），也为以后的生育提供了基础。

三、出生到青春期阶段

胎儿一旦出生，其激素水平就会迅速下降。随后，男性新生儿的雄激素水平就会迎来又一个高峰期，可能是为其中枢神经系统的男性化做准备。男性新生儿的高雄激素水平会持续几个月，而女性新生儿体内的雄激素会保持一个非常低的水平。从出生后的 6 个月开始，男宝宝和女宝宝的性激素水平都会比较低（图 2-1 和图 2-2），这种现象可能比较奇怪，因为在儿童出生的前几年，男孩和女孩在很多方面还是不同的：游戏、交际、竞争、精细动作技能及语言能力方面等。布里曾丹（Brizendine）认为，这些差异很有可能是中枢神经系统中双态结构造成的。

　　影响性行为另外的因素是肾上腺的内分泌活动。女孩从 6 岁开始、男孩从 8 岁开始，肾上腺功能初现，男孩、女孩体内的雄激素水平增高。这可能解释了某些女孩早期出现腋毛和阴毛，以及某些女孩早期的自慰行为。

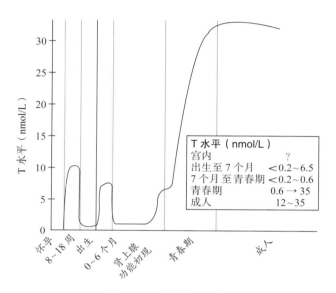

图 2-1　男性睾酮水平

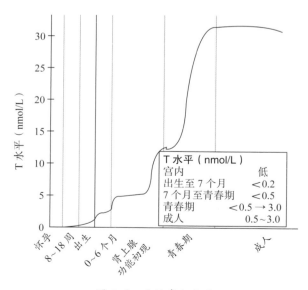

图 2-2　女性睾酮水平

四、青春期

在青春期，青少年身体和心理会发生很大的变化，开始变得独立，逐步脱离父母，倾向于找性伴侣。青春期发育为以后的生育奠定了基础，在这个阶段，成人的第二性征以及生育能力逐步形成，儿童身体生长发育特别快的同时，有关性的想法和行为都会发生很大变化，对异性和社交关系的观点也会发生变化。

所有这些过程都是在下丘脑-垂体-性腺轴精密调节下进行的，青春期的这些变化也受遗传因素和环境因素的影响。下丘脑会以脉冲的形式分泌促性腺激素释放激素（gonadotropin-releasing hormone，GnRH）。青春期的第一个内分泌变化就是影响人体昼夜节律的黄体生成素（luteinising hormone，LH）在夜间分泌增加。

男孩青春期以睾丸发育为开端，这比女孩的乳房发育要晚约半年。在青春期，女性乳房发育前，身高就已经迅速蹿高了。

在临床上，坦纳将这时期男孩和女孩的青春期发育分为 5 个阶段。

（一）男孩—男人

在青春期，男孩夜间的 LH 水平与睾酮水平都在增加。许多母亲在儿子的汗液中闻到了少量雄烯二酮的味道，而男孩气消失了，就知道儿子进入了青春期。儿童进入青春期的临床标志是睾丸长度大于 2.5cm 或容量大于 4ml。通常情况下，右侧睾丸较大，而左侧睾丸在阴囊的位置比右侧睾丸要低。睾酮也会导致阴毛生长、阴茎变长、声带延长以及喉和环甲软骨的变化；男孩开始生长胡子，皮肤上也会出现痤疮。精子形成的第一个信号（在 11~15 岁）是清晨在尿液中发现精子，精子在骨龄达到 17 岁才会成熟。

简单来讲，男孩青春期开始的平均年龄为 11 岁（2.5 SD 区间为 9~13.5 岁）。70% 的男孩在青春期开始前 1 年到首次夜间发生射精期间会有自慰行为。

（二）女孩—女人

女孩青春期开始的第一个变化是生长发育突然加快，与同年龄段的男孩拉开了较大差距。女孩的青春期也比男孩早两年结束。

青春期的第二个变化是（在雌激素作用下）乳房发育、（在卵巢和肾上腺分泌的雄激素作用下）阴毛和腋毛的生长。雄激素并不是男性专有的激素！女性也需要睾酮——性欲、坠入爱河、激起情欲、情绪和肌肉生长等都需要睾酮。激素循环模式逐渐形成，在无排卵周期会出现月经初潮。激素也会引起外生殖器的发育、阴阜脂肪堆积、阴道 pH 下降和阴道上皮细胞发育。

在青春期前，女性和男性患抑郁症的风险相同，但是从青春期开始，女性患抑郁症的风险是男性的两倍（这可能与雄激素水平低和激素循环有关）。青春期开始的正常年龄段在 8~13 岁（95% 的女孩都会进入性成熟期）。青春期开始的年龄段与种族、出生体重和产妇年龄等多种因素有关。

这个年龄段的女孩会开始自慰，而且女孩自慰会持续很多年，要比男孩时间长。12% 的女孩在青春期前都会发生第一次性高潮，甚至比男孩发生性高潮的年龄还要早。这可能与肾上腺功能初现后雄激素增高有关。

延伸阅读

［1］Bancroft, J. (2009) *Human Sexuality and Its Problems*, 3rd edn. Churchill-Livingstone, London, pp. 20–54.

［2］Brizendine, L. (2006) *The Female Brain*. Morgan Road Books, New York.

［3］Brizendine, L. (2010) *The Male Brain*. Morgan Road Books, New York.

［4］Hyde, J. S. (2005) The Gender Similarities Hypothesis. *American Psychologist*, **60**, 581–592.

［5］Tanner, J. M. (1981) *A History of the Study of Human Growth*. Cambridge University Press, Cambridge, MA, pp. 286–298.

第三章　男性解剖结构与生理特征

罗伊·J·莱文

英国，谢菲尔德，珀特布鲁克诊所（Porterbrook clinic）

概述

1. 男性胎儿性发育涉及雄激素分泌器官睾丸（由 Y 染色体决定）的形成。在雄激素作用下，沃尔夫管分化为附睾、输精管、精囊，生殖结节发育为阴茎和阴囊。

2. 从青春期开始，雄激素重新开始分泌，继续男性化，促进男性的第一性征和第二性征发育。

3. 性觉醒机制包括兴奋、勃起、发射、射精和性高潮。性周期包括性欲（desire）、兴奋（excitation）、高潮（orgasm）和疲软（resolution），即 DEOR。

4. 勃起是在血管活性肠肽（vasoactive intestinal peptide，VIP）、动脉平滑肌松弛及一氧化氮的作用下，海绵体舒张，其窦内血流量增加的结果。海绵体窦内血流量增加，就会增加海绵体内的压力，压迫阴茎静脉血管。

5. 射精后会有一个射精后不应期。在不应期内，不会产生下一个性兴奋周期。随着年龄的增长，这个不应期会从几分钟发展到几个小时。

一、引言

由于受到篇幅的限制，本章会简明扼要地介绍与男性性觉醒有关的解剖和生理学机制。读者可以在第二章查看更详尽的内容，从延伸阅读部分获得更多的信息。

二、胚胎期生殖器官发育

在人类胚胎期，男性和女性的外生殖器发育于共同的生殖结节，胚胎内共同存在着男性沃尔夫管系统（中肾管）和女性米勒管系统。Y 染色体上的 SRY 基因和其他 7 个基因会使得未分化的性腺向男性睾丸方向分化。睾丸会分泌抗米勒因子，从而抑制米勒管的分化。胚胎睾丸从 7~8 孕周开始分泌雄激素，沃尔夫管分化为附睾、输精管和精囊，而生殖结节男性化为阴囊和阴茎。到了第 10 周，胚胎就应该被称为胎儿，这时，龟头和阴囊已经发育完全。但是，直至 26 周，睾丸才开始向阴囊方向下降，到 32 周时，睾丸才会通过睾丸引带肌下降到阴囊。出生时，胎儿都会有一个短暂的睾丸分泌高峰，随后降低到低水平，直至青春期前，都保持一个低水平状态。这时阴茎长约 4cm，直至青春期前，阴茎都不会再发育。

三、青春期

男性青春期从 11~13 岁开始，这时睾丸再次产生较高水平的睾酮，通过与性激素受体结合，促进各种结构组织的生长和发育。这些结构组织包括阴茎、阴囊、睾丸、前列腺和精囊（图 3-1）、喉、盆腔横纹肌、长骨、皮肤皮脂腺、耻骨、胡子和腋毛。从青春期开始，男孩在 5~6 年的时间内（13~19岁）完成第二性征的发育，并在夜间有射精的现象（梦遗），此时产生的精子有活力和功能，能够让女子受精怀孕。

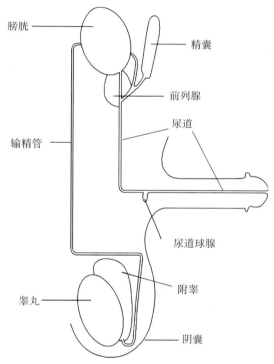

膀胱

精囊

前列腺

尿道

输精管

尿道球腺

附睾

睾丸

阴囊

图 3-1　男性泌尿道生殖系统（非比例图）

四、成人外生殖器的解剖结构

阴茎

没有勃起时，成人男性的阴茎是男性的泌尿管道，但是勃起时，就成了性器官。阴茎能够在泌尿和性器官之间转换的结构基础是位于尿道（单独被2mm 厚的白膜包裹）两侧两个并行的圆柱形腔状结构（海绵体，图 3-2 和图3-4）。

　　第三个"圆柱形腔状结构"位于下方和尿道周围，贯穿尿道，前端膨大为阴茎龟头。这三个圆柱形腔状结构外面由膜（巴克氏筋膜）包裹，而第三个"圆柱形腔状结构"还由更薄的膜（会阴浅筋膜）包裹。阴茎动脉血供由髂内动脉的分支阴部内动脉供给，阴部内动脉的多个分支形成尿道球、阴茎背部和阴茎海绵体的动脉血供。阴茎静脉流经浅表静脉、中间静脉和深部静脉，最终汇入股静脉。

　　阴茎的神经支配是由自主神经（交感神经和副交感神经）和体神经（运动和感觉神经）组成的复合神经系统。自主神经来自脊髓和外周神经节的神经元，进入阴茎海绵体和尿道海绵体，支配海绵体平滑肌并调节阴茎勃起和松弛。体神经主要负责感觉冲动传导以及坐骨海绵体横纹肌和球海绵体横纹肌的收缩。球海绵体横纹肌是双羽状结构（图3-2）。阴茎最敏感的部位是龟头的冠边缘和系带，而轴是最不敏感的。未做环包皮切除手术的男性，覆盖龟头的包皮含有神经感觉终末器官，而做过环包皮切除手术的男性则无。

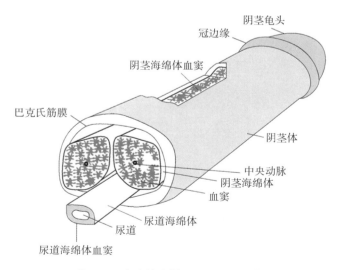

图3-2　球海绵体横纹肌双羽状结构

注：显示的是立体含包皮阴茎。成对的阴茎海绵体走行方向与阴茎一致。阴茎海绵体周围由一层膜包裹，尿道海绵体位于成对的阴茎海绵体的下方。尿道海绵体起始于尿道球（未示，可见图3-3），终于阴茎头。

五、男性性觉醒的四个步骤

包括以下四步。

1. 性兴奋——视觉、声音、触觉、味觉、嗅觉和幻想都可以激发男性的性欲。

2. 勃起——阴茎完全勃起，阴茎是刚性的，不能弯曲，如果可以弯曲，那表明阴茎只是肿胀（肿大）。

3. 精液排放——在肾上腺素能神经作用下，睾丸、前列腺精囊、附睾、输精管等平滑肌收缩，精液分泌并排入前列腺尿道。

4. 射精——在平滑肌蠕动以及最后 5~30 次强大的外排收缩力作用下，精液从尿道排射出来。射精并没有涉及球海绵体横纹肌（图 3-3）和坐骨海绵体的阵挛性收缩。在射精过程中，外排收缩力在频率、力度和压力方面都在下降。如果没有横纹肌收缩，精液在外射过程就会变为滴水状，几乎感觉不到快感。射精后，大多数男性无法立即再有另外一次勃起、射精和性高潮。这

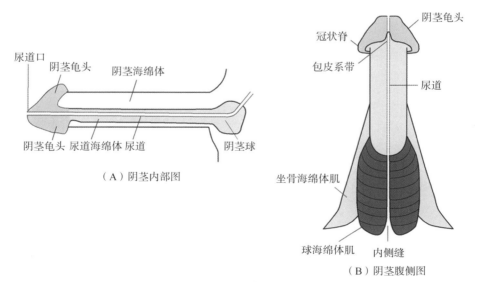

（A）阴茎内部图　　　　（B）阴茎腹侧图

图 3-3　（A）中可观察到尿道海绵体；

图 3-3　（B）可观察到坐骨海绵体肌和球海绵体肌的相对位置

注：球海绵体肌是双羽状结构，中间有缝，两排肌纤维为斜纹样结构。该结构有利于在射精时提供强有力的收缩力，但动作幅度不会很大。在图 3-3（B）中还能观察到冠状脊和包皮系带。

一时期被称为射精后不应期（post ejaculation refractory time，PERT）。随着年龄的增加，不应期从年轻人的几分钟到老年人的几个小时。男性通常是在射精时感受到性高潮，事实上，性高潮和射精的机制是不同的。

六、男性性觉醒和性兴奋的特征

男性性欲特别强时，会发生一系列的生理变化，包括：

1. 呼吸频率加快（呼吸频率可以从 12~14 次 /min 增加到 40 次 /min）。

2. 心率增加（可增加到 180 次 /min），血压增高（收缩压会增加到 180mmHg）。

3. 乳头勃起（50%~60% 的男性都会发生）。

4. 阴茎内血流量增加，阴茎勃起。

七、阴茎勃起机制——阴茎从松弛到勃起

经过 400 多年的研究，人们最终解开了阴茎勃起的机制。早期勃起机制首先是 1573 年由瓦罗里斯（Varolius）提出的，1668 年德格拉夫（De Graaf）表示支持。该学说认为，阴茎勃起是由坐骨海绵体横纹肌和球海绵体这两个盆底肌收缩及静脉回流挤压引起的。现代很多学说也证实了早期瓦罗里斯提出的学说，但 1990 年有了更明确的实验性研究，认为盆底肌收缩对于阴茎勃起并非是必需的。阴茎勃起机制涉及三个基本特征。

1. 在神经递质 VIP 的作用下，供应阴茎的动脉血管舒张，增加了达到海绵体的血流量。

2. 海绵体局部释放一氧化氮导致海绵体平滑肌松弛，与此同时，交感神经抑制，这样动脉血液就会非常顺利地进入海绵体。

3. 静脉闭塞机制使阴茎海绵体内充满血液，压迫膜下静脉并向外压迫白膜。在压力作用下，膜下静脉血管（位于白膜下方）闭合（图 3-4）。这样，血液几乎被困在阴茎中。

阴茎勃起时，尿道海绵体不参与。尿道海绵体发生癌症时，虽然这种情

况很罕见，医生就会将尿道海绵体从阴茎中剥离，男性也不会丧失勃起功能。阴茎海绵体充血扩张时，尿道海绵体也会充血扩张。尿道海绵体处于充血状态时，其血压也比阴茎海绵体处于充血状态下的血压低。尿道海绵体处于充血状态是为了防止关闭尿道。阴茎海绵体充血扩张，在阴茎龟头外面会出现一个软盖，该软盖在阴茎快速有力冲刺时，能够保护阴茎和女性的外生殖器，起到缓冲作用。

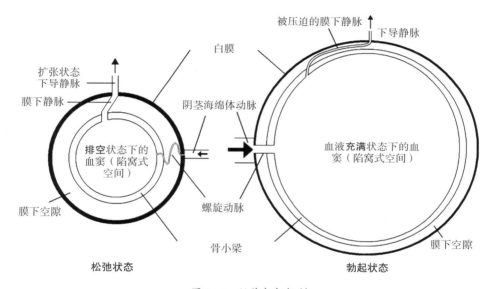

图 3-4　阴茎勃起机制

注：箭头的大小表示的是血液流入和流出的量

八、阴茎如何维持松弛状态?

在日常生活中，如果阴茎持续勃起的话，是一件很尴尬的事情，所以阴茎是如何维持松弛状态的？其主要机制是交感神经在神经末梢持续释放去甲肾上腺素，激活 α_1-肾上腺素能受体，使阴茎平滑肌收缩，抑制血液进入阴茎海绵体。

多巴胺-β-羟化酶是去甲肾上腺素产生的关键酶，有趣的是，多巴胺-β-羟化酶先天性缺乏（虽然这种情况较为罕见）并不会导致阴茎持续勃起

（阴茎持续勃起症）。人们认为还有其他能够使血管收缩的物质，如内皮素、血栓素、前列腺素、血管紧张素等，存在于阴茎中。如果去甲肾上腺素缺乏的话，这些物质会起到收缩血管的作用。

性高潮

男性性高潮是指一种可变的、短暂的、强烈的快感，同时伴随着意识状态的改变。男性在性高潮时，会有盆底横纹肌无意识节律性收缩和精液的喷射。一旦要射精，男性就会感觉到这个时点，在这个点"必须要射精"，不会停止，直至完成。对于大多数男人来讲，第一次性高潮通常最愉快。性高潮时会释放催产素、催乳素和血管加压素（抗利尿激素），尽管对此研究了很多年，这些激素在性功能中所起到的作用仍然没有完全弄明白。

性高潮能够激活免疫系统，使自然杀伤细胞数量增加［自然杀伤细胞表面有分化抗原（cluster of differentiation，CD），细胞表面分子，用来识别白细胞并对白细胞进行分类］。性高潮频率增加会降低前列腺癌的发病率，使寿命延长（50%）。通常情况下，性行为或自慰都可能使男性达到性高潮，但是通过直肠刺激前列腺也可以达到性高潮。现在还没有这种肛交的实验性研究，但有报道称肛交与传统性交不同。

九、性觉醒的几个阶段

性觉醒的几个阶段在本章已经进行了介绍。马斯特斯和约翰逊认为性觉醒分为兴奋期（excitement）、平台期（plateau）、高潮期（orgasm）和疲软期（resolution），又称为 EPOR 模型（根据首字母缩写而成），但多年未更新。最近有研究显示，EPOR 模型需要更新，需要增加性欲期（desire phase），并融合平台期（plateau），形成 DEOR 新模型。男性 EPOR 原始模型有几个容易被人忽略的错误，图 3-5 是更加准确的图示。

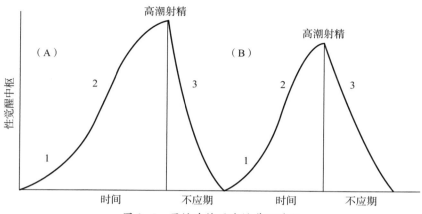

图 3-5　男性连续两次性觉醒过程

注："尖牙式"系统可以用数学上的突变理论来表示，即平稳加速导致巨大变化。性高潮就是一个"尖牙式突变"的例子。男性的性觉醒模式是平稳加速，然后达到顶点，发生性高潮。顶点的性高潮行为与前面的平稳加速行为是完全不同的。在（A）中可以观察到第一个阶段即性欲阶段（1），随后是性兴奋阶段（2），性觉醒不断加快，最后达到顶点，引发射精和性高潮。随之而来的是性疲软期（3），然后恢复到基础水平。在性疲软期有一个不应期［高潮后不应期（post orgasmic refractory time，PERT）］。不应期过后会发生第二次性觉醒，见（B），它与第一次性觉醒的过程是一样的，但是第二次性觉醒所获得的快感通常没有第一次强（详情见本章内容）。

十、脑部成像

大脑控制着性觉醒活动。男性在射精和性高潮时，对其大脑进行"功能性磁共振成像（functional magnetic resonance imaging，FMRI）"和"血氧水平依赖正电子发射断层扫描（blood oxygen level dependent positron emission tomography，BOLD-PET）"成像。这些影像表明，男性在性觉醒和性高潮时，不仅仅是一个点被激活，而是多个点同时激活，有些区域被激活，有些区域被抑制，而有些区域没有变化。本章没有这方面的详细信息，但是在延伸阅读中可以看到相关内容。可惜的是，研究时没有使用具有可比性的试验方案和数据处理方法，因而，脑部哪些区域被激活，哪些区域被抑制还没有达成共识。研究表明，性高潮在脑部的一个主要特点是皮层水平的脑部活动受到抑制，突破男女身体限制，使得男女更容易融合到一起。

延伸阅读

［1］Bancroft, J. (2009) *Human Sexuality and Its Problems*, 3rd edn. Churchill Livingstone, Elsevier, Edinburgh

［2］Georgiadis, J. R., Reinders, A. A., van der Graaf, F. H. *et al.* (2007) Brain activation during human male ejaculation revisited. *Neuroreport*, **18**, 553–557.

［3］Georgiadis, J. R. & Kringlebach, M. L. (2012) The human sexual response cycle: neuroimaging evidence linking sex to other pleasures. *Progress in Neurobi-ology*, **98**, 48–81.

［4］Georgiadis, J. R., Kringlebach, M. L. & Pfaus, J. G. (2012) Sex for fun: a synthesis of human and animal neurobiology. *Nature Reviews. Urology*, **9**, 486–498.

［5］Levin, R. J. (2005) The mechanisms of human ejaculation-a critical analysis. *Sexual and Relationship Therapy*, **20**, 123–137.

［6］Levin, R. J. (2007) Sexual activity, health and well-being-the beneficial roles of coitus and masturbation. *Sexual and Relationship Therapy*, **22**, 135–148.

［7］Levin, R. J. (2008) Critically revisiting aspects of the human sexual response cycle of Masters and Johnson, correcting errors and suggesting modifica-tions. *Sexual and Relationship Therapy*, **23**, 393–399.

［8］Levin, R. J. (2009) Revisiting post-ejaculation refractory time-what we know and what we don't know in males and females. *Journal of Sexual Medicine*, **6**, 2376–2389.

［9］Masters, W. H. & Johnson, V. E. (1966) *Human Sexual Response*. Little, Brown & Company, Boston, MA.

［10］Tajkarimi, K. & Burnett, A. L. (2011) The role of genital nerve afferents in the physiology of sexual response and pelvic floor function. *Journal of Sexual Medicine*, **8**, 1299–1312.

［11］Thabet, S. M. (2013) New findings and concepts about the G-spot in nor-mal and absent vagina: precautions possibly needed for preservation of the G-spot and sexuality during surgery. *Journal of Obstetrical and Gynaecolog-ical Research*, **39**, 1338–1346.

第四章 女性解剖结构与生理特征

罗伊·J·莱文

英国，谢菲尔德，珀特布鲁克诊所（Porterbrook clinic）

概述

1. 女性胚胎性发育主要指米勒管发育为阴道、宫颈、子宫和输卵管，生殖结节发育为阴蒂和阴唇。

2. 在视觉和触觉的刺激下，阴道处会有血浆渗出，起到润滑作用，使女性在性交时不会产生疼痛。

3. 女性性交时，有阴蒂、阴蒂头（位于尿道周围）、阴唇、G点、哈尔班筋膜和尿道多个敏感点。

4. 女性高潮后通常不会向外喷射液体，不会有高潮后不应期，因而女性可以连续有多个性高潮。

5. 性高潮不会促进精子运输，对生育行为不会产生影响。

一、引言

由于篇幅的限制，本章会简明扼要地介绍与女性性觉醒有关的解剖和生理学机制。可以在第二章查看更详尽的内容并从延伸阅读部分获得更多的信息。

二、胚胎期生殖器官发育

女性胚胎没有 Y 染色体（女性性染色体为 XX），两性腺（未分化性腺）在四个基因的影响下发育为卵巢。没有 Y 染色体胚胎就没有雄激素分泌，男性中肾管系统会退化，女性米勒管会发育为阴道、宫颈、子宫和输卵管，生殖结节发育为阴蒂和阴唇。

三、青春期

女性 8~13 岁开始进入青春期。进入青春期后，卵巢开始生长发育，分泌雌激素，促进乳房、子宫、阴道和阴唇生长发育。肾上腺会分泌雄激素（肾上腺功能初现），促进阴毛（青春期开始）和腋毛生长。初潮（首次月经）从 12~13 岁开始，卵巢在初潮的 6~9 个月后开始排卵。大多数女孩到 16 岁时，体型已经发育到成人水平，能够规律地来月经和排卵了。

四、女性成人外生殖器的解剖结构

(一)阴蒂和前庭球

　　阴蒂只有在受刺激时才具有功能,其唯一的功能是引导性行为达到性高潮。阴蒂由阴蒂头、阴蒂体和阴蒂脚组成,相当于男性的阴茎,女性阴蒂对雄激素很敏感,在雄激素的刺激下,阴蒂会变大(阴蒂增大)。阴蒂体由两个海绵体构成,海绵体内含有海绵体窦,海绵体窦外面由白膜包裹。当女性处于性觉醒状态时,海绵体窦就会充血,阴蒂处于肿胀状态,但并不是像阴茎那种刚性状态,因为阴蒂没有血管闭塞机制(图4-1和图4-2)。当女性处于性觉醒状态时,阴蒂脚也会处于充血状态,但是在性觉醒中的作用至今未明。阴蒂头是一个富含神经末梢的器官;前庭球位于阴道口前庭两侧深部,前与阴蒂静脉相连,后接前庭大腺;由白膜包绕的静脉丛构成海绵样结构,呈蹄铁形。由于表面有球海绵体肌覆盖,该肌收缩时压迫前庭球而使阴道口缩小。在性觉醒时,前庭球会充血肿胀,但是其在性觉醒中的功能至今未明。

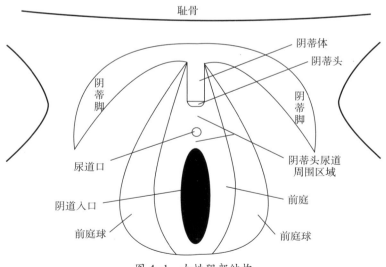

图4-1　女性阴部结构

注:为了更清晰地显示女性阴部结构,大阴唇和小阴唇未被标示出来。阴道前庭的阴蒂头尿道周围区域是从阴蒂下方到阴道入口上方的区域。

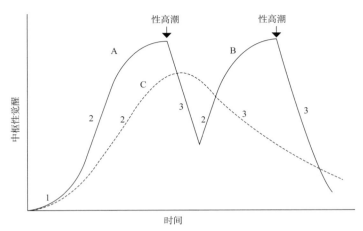

图 4-2　女性性反应周期

注：图（A）是一个"尖牙式"实线示意图。"尖牙式"系统可以用数学上的突变理论来表示，平稳加速导致巨大变化，性高潮就是一个"尖牙式突变"的例子。性觉醒模式是平稳加速，然后达到顶点，发生性高潮。在性高潮顶点的行为与前面的平稳加速行为是完全不同的。图（A）中可以观察到的第一个阶段性欲阶段（1），随后由于性刺激产生性兴奋阶段（2），持续的中枢性觉醒达到顶峰，产生性高潮，随之而来的是性疲软期（3），直到图（B）中一系列强刺激阻断了性疲软期，并且第二次中枢性觉醒达到顶峰，产生更深远的性高潮，而后产生性疲软期（3），中枢性觉醒才恢复到基础水平。第二个场景（图C，虚线）可以观察到第一个阶段性欲阶段（1），随后是性兴奋阶段（2），但是性兴奋不会持续增加到性高潮顶点，性高潮不会发生，所以疲软期（3）较长，需较长时间才会恢复到基础水平。

（二）阴蒂头

阴蒂头位于尿道口周围的阴道前庭所形成的三角区域内。性交时，阴茎体与阴蒂头发生摩擦，从而使阴蒂头受到刺激，产生快感（图 4-1）。阴蒂头是一个高度敏感的器官，这也可能是阴茎只是从阴道进入时，女性也会产生快感的原因（见"性高潮"部分内容）。

（三）阴唇

大阴唇是一对纵行的具有弹性的皮肤皱襞，在发生学上和男性的阴囊相当，起始于阴阜，终于会阴。在性觉醒时，大阴唇就会充血、变大，体积变为原来的两倍。小阴唇也是一对纵行皮肤皱襞，它们是环绕阴道口的左右两对唇状组织，位于阴道前庭的两侧及大阴唇之间。小阴唇大小因人而异，差异较大。小阴唇会形成罩，覆盖阴蒂体，小阴唇的下方形成系带。在性觉醒时，小阴唇也会充血、变大。小阴唇的末梢边缘富含神经末梢，对刺激十分敏感，受刺激后能够很容易让女性产生快感。

（四）阴道

未生育过女性的阴道是位于外阴处的一个长 9cm 的 S 形细长管道，起始于后穹隆（盲端），终止于阴道口（入口），是女性进行性交的器官。阴道的横断面为 H 形或 W 形，其表层覆盖复层鳞状上皮，形成皱褶，有伸展性，有利于女性进行性行为和胎儿从阴道娩出。阴道上皮对雌激素很敏感，其生长发育受雌激素影响。阴道上皮下方为平滑肌层，该平滑肌层由富含血管的结缔组织（外膜）包裹。阴道前壁与膀胱之间有一个间隔，该间隔内含有神经末梢器官的哈尔班筋膜，这些神经末梢器官受到压力时，会产生性兴奋（图 4-3）。

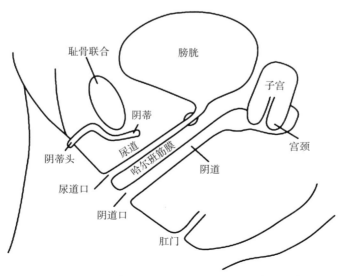

图 4-3 女性外生殖器（大阴唇、小阴唇未显示）

注：阴道前壁与膀胱之间有一个间隔，该间隔内含有神经末梢器官哈尔班筋膜。膀胱与尿道的交界处可能有 G 点。

血浆能够渗透到阴道管腔内，且 Na^+ 从管腔向血液的转移受限，抑制了等渗液体的重吸收，因而，阴道管腔能够保持湿润，且防止管腔内各壁的相互粘连。视觉和触觉的刺激会使阴道的润滑性增加，有利于阴茎的进入和冲刺。

女性未处于性兴奋状态时，微循环中大量毛细血管处于关闭状态，阴道的血供受限。局部缺氧和代谢产物积聚会引起毛细血管短暂的"开放"和"关闭"，这种现象被称为"血管运动"。女性处于性兴奋状态时，在神经递质血管活性肠肽的参与下，动脉血管舒张，新毛细血管开放。血管运动逐渐减少，直至所有毛细血管全部开放，阴道微循环完全处于充血状态。这会导致大量的血浆从毛细血管渗入阴道管腔表面上皮，进入管腔，增大阴道的润滑性，有利于阴茎的无痛插入和冲刺。性觉醒周期结束后，血管运动恢复到原来的状态，Na^+ 从管腔向血液的转移，促进等渗液体的重吸收。

（五）宫颈

宫颈是子宫的颈部，是精子进入子宫和月经排出的腔道（宫颈管）。宫颈内感觉神经分布较少，而且在性兴奋时宫颈上移，这表明宫颈未涉及阴茎冲击所引起的性兴奋（图 4-3）。

（六）G 点

G 点位于阴道口到阴道前壁的 1/3 到 1/2 处。G 点受到刺激后，女性会很快达到性高潮。1950 年恩斯特·格拉芬贝格首次提出"G 点"这个概念，自此，人们就 G 点是否存在展开了激烈的讨论。有研究称刺激女性阴道前壁确实能够提高女性的性兴奋度，但这并不能证明 G 点是存在的，因为哈尔班筋膜、尿道以及阴蒂等结构都有可能引起性兴奋。另外，有两项研究通过尸体解剖对 G 点是否存在进行了研究，只有一个在一位 83 岁的女性尸体上进行了解剖研究，但这两项研究在 G 点存在的位置以及结构方面存在着争议。因此，需要进一步的研究，才能得出可靠的结论。

（七）性高潮

性高潮是最令人愉悦的一种感受，无须药物的刺激就可以达到。性高潮有"高潮脸"这个特征，即人达到性高潮时，脸部会出现极其痛苦的表情。人们在睡眠状态就可能达到性高潮，在非生殖器刺激下甚至在非意愿性觉醒的状态都可以达到性高潮。它的持续时间是 20s（±12s，标准差），与主观感觉无关。在性高潮时，机体会释放催乳素、催产素和加压素（抗利尿激素）。

女性性高潮的功能以及诱导方式是争议的焦点。现在有许多理论认为性高潮是生物进化的结果，以提高"生殖健康"，但是却没有重要试验能够驳倒上述观点，尽管这些观点与动物如何获得它们特定组织器官的远古传说相似。虽然这些观点在文学作品中一再出现，但现在还没有科学证据表明性高潮能够提升精子运输的速度或数量。人们通常认为性高潮的诱导方式有两种：一是通过刺激阴蒂诱导，另外是通过阴茎阴道性交（penile vaginal intercourse，PVI）引起。有些人认为后者要比前者健康，而且如果女性不能发生由 PVI 引起的性高潮，说明女性的性功能是有缺陷的，但有些人却不认同此研究和结论。

在性高潮时，大多数女性都会感觉到盆腔肌肉收缩，但是人们并不清楚盆腔肌肉的功能，以及盆腔肌肉与愉悦感之间的关系，因为肌肉的自主性收缩并不能够带来愉悦感。在性高潮时，子宫也会收缩，但是通常情况下不会被感觉到。不同于男性，女性可能连续有几个高潮，这是因为女性几乎不会外射生殖液。

有研究报道阴道膨胀会引起反射，导致盆腔肌肉收缩，但是盆腔肌肉收缩在性交过程中的生理作用还有待进一步证实。

五、性反应周期

马斯特斯和约翰逊提出的男性性反应周期——EPOR 模型（性兴奋期、

平台期、性高潮期和性疲软期），经过改进，调整为 DEOR 模型（性欲期、兴奋期、高潮期和疲软期——详情见图 3-5）。

女性性反应周期是在男性性反应周期基础上进一步修改获得，将 D 期进一步分为 D_1 期和 D_2 期。D_1 期是性欲自发形成的阶段（内源性欲望）；D_2 期是由性觉醒引起性欲（反应性性欲）的阶段，因而，女性性反应周期模式为 D_1D_2EOR 模型。D_1 期内在的神经机制是未知的。在 E 后期，盆底肌肉收缩，子宫和宫颈从阴道后壁方向上提升。这个提升高度对生育是至关重要的，因为其延长射精后精子的运输时间，增加精子和卵子的接触概率，使精子获能，最终使卵子受精。

六、脑部成像

研究者在脑部哪些区域会涉及男性从性觉醒到性高潮上存在争议。有一研究认为女性在性高潮时，只有一个区域与性高潮有关；而另一研究认为性高潮时，不同的大脑区域会出现非一致性活动。

七、更年期

卵巢停止分泌雌激素后，月经结束，更年期开始。雌激素所影响的组织器官（乳房、阴道、宫颈、皮肤）都会开始萎缩。阴道会变得比较干涩，性高潮时快感也没有绝经前那么激烈了。

延伸阅读

［1］Bancroft, J. (2009) *Human Sexuality and Its Problems*, 3rd edn. Churchill Livingstone, London.

［2］Georgiadis, J. R. (2011) Exposing orgasm in the brain: a critical eye. *Sexual and Relationship Therapy*, **26**, 342–355.

［3］Goldstein, I., Meston, C. M., Davis, S. R. & Traish, A. M. (2006) *Women's Sexual Function and Dysfunction-Study, Diagnosis and Treatment*. Taylor & Francis, London.

［4］ Laan, E. & Rellini, A. H. (2011) Can we treat anorgasmia in women? The challenge to experiencing pleasure. *Sexual and Relationship Therapy*, **26**, 239–341.

［5］ Levin, R. J. (2003) Do women gain anything from coitus apart from pregnancy? Changes in the human female genital tract activated by coitus. *Journal of Sex and Marital Therapy*, **29**, 59–69.

［6］ Levin, R. J. (2004) An orgasm is ⋯ who defines what an orgasm is? *Sex and Relationship Therapy*, **19**, 101–107.

［7］ Levin, R. J. & Wylie, K. (2008) Vaginal vasomotion-its appearance, measurement, and usefulness in assessing the mechanisms of vasodilatation. *Journal of Sexual Medicine*, **5**, 377–386.

［8］ Levin, R. J. (2008) Critically revisiting aspects of the human sexual response cycle of Masters & Johnson: correcting errors and suggesting modifications. *Sexual and Relationship Therapy*, **23**, 393–399.

［9］ Levin, R. J. (2011) Can the controversy about the putative role of the human female orgasm in sperm transport be settled with our current physiological knowledge of coitus? *Journal of Sexual Medicine*, **8**, 1566–1578.

［10］ Levin, R. J. (2011) Special issue: the human orgasm. *Sexual and Relationship Therapy*, **16**, 299–402.

［11］ Levin, R. J. (2011) The human female orgasm: a critical evaluation of its proposed reproductive functions. *Sexual and Relationship Therapy*, **26**, 301–314.

［12］ Levin, R. J. (2012) The deadly pleasures of the clitoris and the condom – a rebuttal of Brody, Costa and Hess (2012). *Sexual and Relationship Therapy*, **27**, 272–295.

［13］ Masters, W. H. and Johnson, V. E. (1966) Human Sexual Response. Little, Brown & Company, Boston.

［14］ Ostrzenski, A. (2012) G-spot anatomy: a new discovery. *Journal of Sexual Medicine*, **9**, 1355–1359.

［15］ Pastor, Z. (2013) Female ejaculation orgasm vs coital incontinence: a systematic review. *Journal of Sexual Medicine*, **10**, 1682–1691.

［16］ Prause, N. (2012) A response to Brody, Costa and Hess (2102) ; theoretical, statistical and construct problems perpetuated in the study of female orgasm. *Sexual and Relationship Therapy*, **27**, 260–271.

［17］ Salonia, A., Giraldi, A., Chivers, M. L. *et al.* (2010) Physiology of women's sexual function: basic knowledge and new findings. *Journal of Sexual Medicine*, **7**, 2637–2660.

［18］ Thabet, S. M. (2013) New findings and concepts about the G-spot in normal and absent vagina: precautions possibly needed for preservation of the G-spot and sexuality during surgery. *Journal of Obstetrical and Gynaecolog-ical Research*, **39**, 1338–1346.

第五章　性史和临床方案

朱莉·A·菲特

英国，谢菲尔德，谢菲尔德卫生与社会保障 NHS 基金会信托，
珀特布鲁克诊所（Porterbrook clinic）

概述

1. 收集患者性史信息、建立临床治疗方案对于性健康和性相关问题的理解是至关重要的。

2. 医生和患者在讨论性相关问题时，要考虑到所处的环境是否适宜。

3. 治疗性交困难，建议考虑用生物—心理—社会模型综合治疗。

收集患者性史信息、建立临床治疗方案对于性健康和性相关问题的理解是至关重要的，因为这些信息有助于医生和患者选择最适合患者的治疗方案。最近有资料表明有 29%~44% 的人在一生中的某个阶段会遭遇性交困难这个问题（图 5-1）。

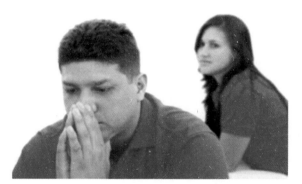

图 5-1 29%~44% 的人在一生中的某个阶段会遇到性交困难这个问题

一、性史

性史与许多临床症状有关。患者有性交困难或性关系出现问题时，可能需要到下列临床科室就诊：普通全科、精神病、心脏科、妇科、泌尿科、皮肤科、内分泌科等。但是，由于医生在询问性方面的问题时会存在不自在感、不知道怎么问、不知道从哪儿着手、不知道什么时机问，以及不知道收集到信息后怎么处理等问题，他们经常会略过这方面的问题。在时间紧张的情况下，询问性相关的问题会变得更困难。

（一）医生在询问患者性史时，需要考虑下列事项

1. 为您和您的患者安排好询问性史的环境和足够的时间。例如，您可以将看诊的时间安排得长一些，或是给患者安排好再诊的时间。安排的地点应该私密、保密性强，避免被偷听或打断。您的座位要远离办公桌，至少距离您的患者要近一些，而不是坐在办公桌后面与患者进行交谈，这样您的患者不会感到太正式，会更自在些。与患者谈论性史方面内容时，是否需要患者的性伴侣在场（图5-2）？

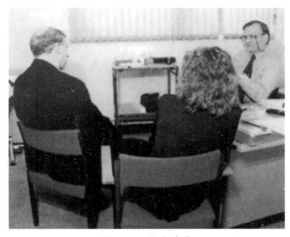

图 5-2　性史采集

2. 在谈论性相关问题时，医生自己需要放松。谈论性相关话题怎么样才能更自在更容易？有一些可行的方法。例如，通过实践，找出谈论性相关问题时尴尬或不适的地方，然后根据这些情况，针对性地解决；通过图表、语言以外的方式进行交流，即通过眼神接触，使患者有足够的勇气谈论自己在性方面遇到的问题，医生要主动倾听，与患者共鸣，做出非判断性的回答；确保使用的术语患者能明白；也可以安排性心理方面的咨询服务，增加患者在这方面的信心。另外，医生自己可以构建自己的问诊方式。

3. 建立问题/模式/评估工具标准模式。在看诊过程中，医生需要考虑什么样的模式适合自己，有可能的话，将这个模式写下来，或是列一个表格。

有些医生发现将需要询问的问题写下来，并将之作为对患者进行评估的一部分，有利于看诊的顺利进行。医生也可以考虑以这样的语句、方式开头，如"我们都知道找我看诊的人都是有性方面的问题/都有这些症状/都吃这些药"，这样自然而然地引入性史话题（图5-3）。

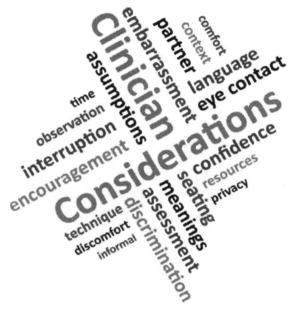

图 5-3　医生问诊时需要考虑的问题

4. 使用医学术语还是患者自己的日常用语？虽然患者在用自己的语言描述病情时会感到自在，并且你对这种用语也会感到比较自在，然而，当你用医学术语讲解这方面的问题，会给患者传递信心，认为医生更专业，也有利于患者与其他医生讲述自己的病情。另外，医生这样做，也有利于缓解医生和患者在接下来谈论性以及相关亲密关系时的尴尬——在大多数情况下，患者要比医生尴尬。

5. 在询问性相关问题时，要认真想一想从哪一时刻开始你感到不自在的，为什么？您的谈话对象可能是老年人、残疾人、年轻人、慢性病患者、非一夫一妻制或是同性恋患者。导致不自在的原因可能是医生认为患者应该有性行为，事实上患者并没有性行为或是医生歧视患者。也有可能是患者在某个阶段出现了性交困难；或者在不同时间点，患者认为性交很重要或者不重要，这可能与医生认为的不同。

6. 资源。在询问记录患者性史过程中，你可以收集一些相关信息。例如阅读材料、网站信息、相关机构信息以及转诊途径。如果你或你所在单位没有办法提供这方面的服务，你可以推荐给你的患者，患者就可以获得相关信息（图5-4）。

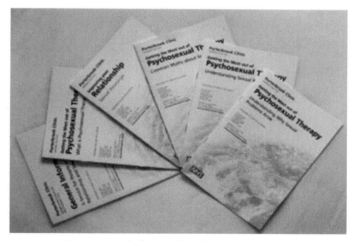

图 5-4　现在有很多资源供医生和患者参考

7. 对患者个人单独进行评估还是对患者及其性伴侣双方进行评估？对患者个人单独进行评估既有优点又有缺点。对患者个人先看诊评估、然后再对双方进行评估的方式，患者在知道性伴侣存在的情况下，在提及性相关问题时，会感到压抑、不自在，不愿意提及。这些性相关问题包括婚姻以外的其他性关系、性伴侣没有意识到的或者是他们羞于提及的性行为或性偏好、以前发生过或现在仍发生的性虐待以及对性伴侣的感受等。如果患者不想直接对性伴侣做出评价，例如性伴侣是否还具有吸引力等，他们会感到更不自在。但是，如果患者对性伴侣的评价结果较好，患者的压抑感、不自在感会得到减轻。

在对患者个人看诊评价时，有些信息医生应当告知其性伴侣，而又不想其伴侣知道，这种情况会涉及伦理道德。医生要考虑在以后的预约看诊中如何处理这方面的问题，尤其当这方面的信息与夫妻双方有关或与患者性方面问题有关。如果患者及其性伴侣一起就诊，就不会存在这方面的问题。在就诊时，双方就可以决定哪些内容可以与其伴侣和医生说。即使一开始患者及其性伴侣可能不会提供真实的信息，然而随着进一步的预约看诊，双方会逐步建立信任，他们将不再隐藏真实信息。另外，这种看诊应该安排在私密安全的地方。通过共同看诊，医生可以观察双方是如何相处的，发现不利于双方交流的因素。如果单独看诊，就不会获得上述成果，并且患者的耐受性、效率、投入程度及治疗效果都不会很好（图5-5）。

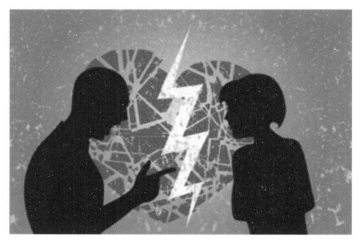

图5-5　医生通过给伴侣双方共同看诊，就可以发现双方是如何相处的，
发现不利于双方的交流方式或其他信息

（二）性史中应包含的项目

1.当前性问题的本质与认识

·患者对性相关问题的描述（一般描述）。

·产生性兴趣和性欲望的频率，包括此方面有无变化、变化是从什么时候开始发生的及相关的细节。

·性幻想的缓解及发生频率。

·性觉醒的细节，包括男性勃起的时机及勃起持续时间，全部勃起和部分勃起的比例情况，在什么情况下发生勃起（例如早晨起床时、与性伴侣一起时、在前戏和性爱过程中、自慰、口交、看色情资料或自发发生等）。

·性觉醒所需要的刺激量。

·达到性高潮的信心与频率。

·只是与性伴侣一起时出现性行为困难，还是自慰也会出现性行为困难？

·男性射精问题——类型（快速、抑制、延迟以及逆行）与持续时间。

·与性有关的任何疼痛细节——位置、时间、频率、持续时间和类型。

·阴道进入困难，例如卫生棉球、手指、阴茎、阴道检查器无法进入阴道。

·使症状改善或恶化的任何因素。

2. 既往史与现病史

·慢性与急性病史。

·精神病史。

·遗传因素。

·手术史（具体包括包皮环切术、输精管结扎术、子宫切除术和女性生殖器切割等）。

·家族史。

·心血管危险因素，包括吸烟、饮酒和高血压。

·女性月经和产科病史的详细资料，包括怀孕次数以及与怀孕生子有关的细节、相关治疗措施。

3. 既往与现在的性史

·性教育细节。

·性相关知识。

·第一次性交年龄。

·性交的相关细节。

· 性伴侣数目。

· 性取向及对这种倾向的看法。

· 某种特定的或不特定的性反常行为或盲目的性行为的细节。

· 如果必要的话，要了解患者是否有性虐待 / 创伤史，以及这些问题是否已经得到解决。

· 患者或其性伴侣在性交方面有无困难。

4. 性别史

· 对既往和现在的性别角色是否感到舒适自在，是否感到烦躁不安。

· 有无异装癖及与此相关的性觉醒史。

· 有无生错性别的感觉，希望自己出生时是与现在相反的性别。

· 有没有希望自己现在变成相反的性别。

· 有没有一想到自己成为相反性别的人就会性觉醒。

5. 恋爱史

· 重要恋爱的次数。

· 恋爱陷入僵局的经历。

· 过去的恋爱关系的维持时间。

· 当前恋爱关系维持时间。

· 恋爱中双方相处的情况。

· 恋爱关系进展情况，从沟通、承诺、协商及冲突方面阐述。

· 是否认为自己的恋爱对象具有吸引力。

6. 用药史

· 使用处方药和非处方药史。

· 有无使用非法药物、中药及提高身体机能的类固醇类药物。

二、临床方案

临床方案（又称病例方案）是指根据临床评估数据，形成的一种理论化或概念化的解释。临床方案为疾病的成因和性质提供了一个假说，更多用于精神病的诊断。在临床实践中，临床方案通过构建框架，制定了一个最适合的治疗方法。结合患者的性史，医生能够更好地了解病因，采用医学与心理方法，从而更好地对性相关疾病加以诊断与治疗。

在性相关疾病的诊断治疗中，生物—心理—社会模型（图 5-6）是一个非常有用、恰当的模型，该模型综合了性史和临床方案。生物—心理—社会考虑到了生物、心理、社会、文化、性关系，以及教育等因素对性健康和功能的影响。

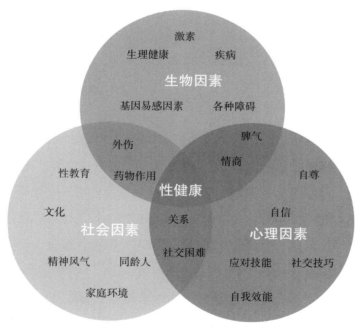

图 5-6　生物—心理—社会模型

将这些因素分为易感因素、诱发因素和维持因素，有利于对这些因素进一步理解。这三种因素由霍顿（Hawton）首先于 1985 年提出，已经沿用了30 多年。

易感因素是指一种长期的影响性思维、性感情和性行为的因素。例如对性观念有影响的家庭环境，尤其是狭隘的观念；如何处理早期的性关系和亲密关系；早期认为自慰是私密的、可耻的，匆匆忙忙解决，通过后期的文化、信仰影响，逐步改变这种观念。易感因素还包括慢性疾病、儿童期性虐待及其他问题。这些因素会对人的性发育和无意识过程有重大影响，通过心理学上的心理动力学或探索性方法能够很好地解决这方面的问题。

诱发因素是指那些可以"触发"疾病的因素，这些因素很可能是发病前的因素，包括近期患有的某种疾病、用药改变、丧亲之痛、失去工作、生活压力、关系变化、家庭暴力以及家庭关系出现变化等。医生在治疗过程中需要考虑到这些因素，往往（但不完全）会应用认知行为方法。

维持因素是指对疾病有影响，并将疾病"保持下去"的交互模式和（或）行为。这些因素包括沟通困难，性无聊，关系冲突，一方抑郁，认知干扰（例如思想消极、胡思乱想）等。综合治疗模型是在理解这些因素基础上得出的一个模型，通过改变这些影响因素，达到治疗目的。它尤其适合治疗夫妻问题，以及涉及父母/儿童或照顾者/患者各种亲密关系问题。

生物、机体和医疗因素都可能会对性功能产生不利影响，这些因素包括心血管疾病、糖尿病、多发性硬化症等慢性病以及激素不平衡等。除了这些因素外，还有其他因素会对性功能产生不利影响。行为焦虑、性迷信、自主消极思想、外在形象、性自信问题、焦虑、不正确的性教育、贫穷及对性功能的半知半解等心理因素也与性相关疾病有关。

即使在性相关疾病的生理治疗方法越来越多的背景下，公众和临床医生寻找"快速治疗方法"仍有风险。如果在生理治疗的基础上加上心理治疗，形成综合治疗方法，这种方法更有效、更高效，患者更容易耐受和理解（Wylie，2003）。这种综合治疗方法需要获得性史和临床方案方面的可靠信息，根据临床症状采取治疗措施。另外，还需辅助性教育，解除人们在性方面的误解与迷信，解决性相关问题，提供正常性生活的机会，有效应对当今网络提供的压倒性的、有时无用甚至有害的性相关电子信息。

性史相关信息来自珀特布鲁克诊所性史数据（Porterbrook Clinic Female

and Male Sex History Data Collections），具体信息可参看网站：porterbrook@ shsc.nhs.uk。

延伸阅读

［1］Baker, C. D. (1993) A cognitive-behavioural model for the formulation and treatment of sexual dysfunction. In: Ussher, J. M. & Baker, C. D. (eds), *Psychological Perspectives on Sexual Problems*. Routledge, London, pp. 110–128.

［2］Bancroft, J. (2009) *Human Sexuality and It's Problems*. (3rd edition). Churchill Livingstone. Elsevier, Europe.

［3］Basson, R. (2003) Biopsychosocial models of women's sexual response: applications to management of 'desire disorders'. *Sexual and Relationship Therapy*, **18 (1)**, 107–115.

［4］Bhugra, D. & Colombini, G. (2013) Sexual dysfunction: classification and assessment. *Royal College of Psychiatrists Advances in Psychiatric Treatment*, **19**, 48–55.

［5］Goldstein, I., Meston, C. M., Davis, S. & Traish, A. (2006) *Women's Sexual Function and Dysfunction*. Taylor & Francis, London.

［6］Hawton, K. (1985) *Sex Therapy: A Practical Guide*. Oxford Medical Pulbications. Oxford.

［7］Hinchliff, S., Gott, M. (2011). Seeking medical help for sexual concerns in mid and later life: a review of the literature. *Journal of Sex Research*, **48**, 106–117.

［8］Laumann, E. O., Nicolosi, A., Glasser, D. B., *et al.* (2005) Sexual problems among men and women aged 40−80 years. *International Journal of Impotence Research*, **17**, 39–57.

［9］Lebow, J. L., Chambers, A. L., Christensen, A., Johnson, S. M. (2012) Research on the treatment of couple distress. *Journal of Marital and Family Therapy*, **38 (1)**, 145–168.

［10］Leiblum, S. R. (2007) *Principles and Practice of Sex Therapy*, 5th edn. The Guilford Press, New York.

［11］McCabe, M., Althof, S. E., Assaillian, P. *et al.* (2010) Psychological and interpersonal dimensions of sexual function and dysfunction. *Journal of Sexual Medicine*, **7**, 327–336.

［12］Moreria, E., Glasser, D. *et al.* (2005) Sexual behaviour for sexual problems: the global study of sexual attitudes and behaviours. *International Journal of Clinical Practice*, **59**, 6–16.

［13］Wylie, K. R., Hallam-Jones, R. & Walters, S. The potential benefit of vacuum devices augmenting psychosexual therapy for erectile dysfunction: a randomised controlled trial. *Journal of Sex & Marital Therapy 2003*, **29 (3)**, 227–236.

第六章 男性、女性临床检查

大卫·戈德梅尔

英国，伦敦，伦敦帝国大学，圣玛丽医院

概述

1. 临床检查的目的是获得患者相关疾病信息，从而结合性史信息共同做出诊断。

2. 检查医生至少应该具备生殖器解剖结构方面的知识。

3. 在检查前应当告知患者可能会进行哪方面的检查。

4. 在检查的某个阶段，应当尽量检查到相关项目，另外，检查医生还需和患者进行沟通，知道什么时候、哪个科室、哪个医生需要这个检查结果。

5. 检查要在患者可以接受的地方进行，要时时刻刻关注患者的情绪和疼痛状态。

6. 检查医生要向患者明确说明患者可以在任何时候停止。

7. 女性的伴侣应尽可能在场。

一、引言

医生对患者进行性方面的检查时，患者可能是比较尴尬的，甚至是痛苦的。但是，如果医生对生殖器的解剖结构和生理内容非常熟悉，而且对患者具有同情心的话，这方面的检查有助于诊断和治疗。检查时，应当根据患者的节奏进行，要时刻关注患者的情绪，看患者是否有痛苦的表现。下面将会详细介绍男性和女性生殖器检查的相关细节。

临床检查的目的是获得患者相关疾病的信息，从而结合性史信息做出诊断。在很多情况下，医生一做完检查，就会给出治疗方案。生殖器检查多数情况下是指对外生殖器做检查。对于医疗卫生工作者（health care practitioner，HCP）来讲，这是一种常规检查，很常见，而对于有些患者来讲，这种类型的检查最多有些尴尬，但是，对于某些患者来讲，对这些检查有点恐惧，甚至会产生痛苦、疼痛或是羞耻感（专栏 6-1）。在开始检查前，要花时间（最好是每次开始检查的前几分钟）观察、判断患者对检查的看法，这样容易和患者产生共鸣，患者不会认为医生侵犯了他们的隐私和尊严。

专栏 6-1　全科医生在工作中碰到的性健康问题

在英国，有 2/3 的人会去全科医生那里咨询性相关问题。然而，全科医生和护士认为性健康问题涉及的面太广了，这是因为性相关问题是个非常复杂的问题，而且比较敏感，需要花费较长时间并且需要专业人士才能够解决。

源自：Mercer et al., 2003; Gott, 2004

　　负责检查的 HCP 也希望患者能够表达他们对自己外生殖器的看法。当医生对患者的外生殖器进行检查时，患者会感到不自在，这可能与他们的文化或宗教有关。毫无疑问，HCP 至少是懂得性医学和心理方面知识的。

　　医生要求患者脱衣时，要顾及患者的尊严，要保护患者的隐私。医生检查时不要匆忙，要按照患者的节奏，而且在检查时要顾及患者的身体和情绪状况。如果患者有被性骚扰的经历或是感到恐惧，检查可以延缓一段时间。要在温暖、舒适的环境下进行，检查时检查者和患者的手机都要关闭或是静音，而且有人敲门时，不要去管。患者从一开始要理解明白，整个检查在他们控制之下，可以随时要求停止，例如他们感到很焦虑或疼痛时。在检查前，HCP 要尽量向患者解释清楚所要检查的项目。有些患者，尤其是女性，非常喜欢通过镜子观察自己正在进行的检查。另外，灯光照明也很重要。检查时，要有系统性，讲究方法，而且要一丝不苟地进行。HCP 在对相关部位进行检查的同时，还需关注患者的生理反应和心理变化，观察患者的面部表情、动作以及四肢的放置状态。

　　另一个需要考虑的重要方面是合适的伴侣陪伴。参看下面的通用伴侣选择指南（专栏 6-2）。另外，患者可以选择检查医生的性别，虽然体检医生和询问性史的医生最好有连续性。对于信仰宗教的女性，这方面要特别注意。如果患者活动受限，例如患有关节炎，在为患者做检查时，要适当地多为患者考虑。

专栏 6-2　通用伴侣选择指南

做的检查可能会比较私密，有可能的话，你要让第三方（一位"伴侣"）在场，以保证公正性，并为患者提供一种安全感。不管医生的性别和患者的性别是否相同，都最好让第三方在场。

伴侣不需要有多丰富的医学知识，但需具备下列几点：

· 敏感，而且会尊重患者的尊严和隐私。
· 当患者出现不适、痛苦时，会安抚患者。
· 熟悉私密处检查的程序。
· 如果医生操作失误或有不当行为，会提出疑问。

在做检查时，主要关注的部位应当是生殖器区域，但有时候，离生殖器较远的部位也需要做检查。例如女性外阴疼痛（重点是骨盆和生殖器区域）时，需要对其进行一般的神经系统检查；怀疑男性勃起功能障碍是由于动脉粥样硬化引起时，需要进行心血管系统的检查（例如检查腿部外周动脉搏动和测血压）；男性性欲下降时，需要观察他脸部的胡子及阴毛情况。

二、男性

（一）阴茎

检查阴茎时，要让患者站起来。阴茎若有任何明显弯度，都要特别注意。阴茎处于非勃起状态时，正常长度为 5~10cm。但是，如果患者比较紧张或者阴部周围的脂肪比较多的话，阴茎看起来会比较小。检查阴茎时，要有一定的系统性的方法，需要对龟头、尿道口、冠状边缘、冠状边缘下方区域、包皮（没有做包皮环切手术的话）、阴茎背部（阴茎海绵体）及阴茎体（尿道海绵体）触诊。当海绵体部位有硬结或是变硬时（派罗尼病），发现皮肤病（龟头炎）、丘疹（如疣）或溃烂时，医生和患者就要特别注意了。做检查时，如果患者有包皮，医生可以要求患者将包皮退缩回去。这时，医生需要注意患者的反应以及包皮的外观特征。还需要检查阴茎的系带，尤其要查看是否有纤维化，有无纹理、裂隙，牵拉时，患者是否疼痛。还要查看阴茎背面静脉的大小和柔软程度。

（二）睾丸

睾丸表面应该光滑，长约 4cm（容积 15~25ml）。附睾位于睾丸的后下方，摸起来比较软，但没有睾丸光滑。精索位于睾丸与腹股沟之间。附睾囊和精索一般情况是正常的，即使有问题，大部分情况下也是良性的。如果患者患有精索静脉曲张和腹股沟疝，检查时，一般情况下都能发现。

（三）前列腺和盆腔底部

当患者有勃起功能障碍、泌尿系统疾病症状、继发性早泄、生殖器疼痛或是生殖器周围疼痛时，需要检查患者的前列腺。不同个体之间，前列腺大小差异较大，但表面应当光滑，大小应对称，用手指按压时，不能太柔软，不能有剧烈疼痛的症状。存在中央沟，前列腺变硬或是软硬程度变得不规则时，要注意盆腔底部的颜色和柔软程度。

三、男性神经系统检查

如果有性史表明男性的性相关疾病可能是由神经系统问题引起的，就需要重点检查神经系统。多发性硬化、糖尿病，以及酒精引起的神经性病变都可能导致男性勃起功能障碍或射精延迟。腹股沟下半段到肛门（包括生殖器）要重点做感觉神经检查。四肢下段的运动、感觉和反射神经功能检查也有利于提供诊断信息。

检查球海绵体肌反射——挤压阴茎龟头会引起肛门收缩——可以用来检测脊髓反射（通过阴部神经）的完整性（专栏 6-3 和专栏 6-4）。

专栏 6-3　阴部神经

阴部神经能够向上传导来自阴阜下段、阴蒂、会阴和肛门的感觉信号。性高潮时，在阴部神经的支配下，这些部位的肌肉会收缩（球海绵体肌和坐骨海绵体肌收缩），女性阴蒂会勃起。膀胱和括约肌也受阴部运动神经的支配。

专栏 6-4　外生殖器的自主神经分布

肛门、生殖器及膀胱受双重神经支配。

1. 从 T_{11} 到 L_3 的下腹部和盆腔区域的神经支配。这部分主要受交感神经支配，控制液体分泌（将精液分泌到尿道中，不是射精）。
2. S_2、S_3、S_4 的阴部、会阴和阴茎背侧的神经支配。这些神经主要是向上传递来自阴茎、阴囊、会阴及肛门区域的感觉信号。这个区域也有运动神经，支配球海绵体肌和坐骨海绵体肌、阴茎海绵体血管，以及肛门和膀胱括约肌的收缩。

四、女性

女性有性功能障碍时，有时没必要做生殖器的检查。但是，在很多情况下仍需要检查，即使检查后病因还是无法发现，如女性性欲较低。

女性疾病早期有时不适合做检查。但是当患者主诉阴茎插入阴道困难或是插入疼痛时，必须做检查（各种原因引起的阴道痉挛、诱发性前庭痛或是其他局部病变），但患者应该清楚在做检查时，她们的焦虑水平毫无疑问应在可控范围内。如果女性一想到医生要对其生殖器进行检查，就感到恐惧或者是恶心，就需要先让患者接受行为脱敏治疗。如果女性以前遭遇过性骚扰，而且后期还有创伤后应激障碍，需要先对患者进行心理治疗，然后再做生殖器检查。需要注意的是，检查时要让患者安心，例如，要轻轻触诊患者盆腔底部，患者疼痛时，应当告知患者盆腔底部肌肉收缩可能是引发性交疼痛的原因。

（一）外生殖器

要认真检查大阴唇和小阴唇是否有病变，例如湿疹等皮肤病变、萎缩性硬化性苔藓以及生殖器疱疹这种感染性疾病。检查会阴前庭时，要注意观察其外观以及该部位的神经系统（详见下文）。要注意观察巴氏腺及其管道口、阴唇后系带（外阴切开术后所留瘢痕）以及任何有红、肿、痛的地方。另外，还需要检查外阴的雌激素化水平。

（二）内生殖器

有时需要检查阴道，观察阴道壁以及分泌液的情况。另外，检查宫颈是否有异位、子宫内有无避孕器线以及分泌物的多少和类型，若存在脓性分泌物提示患者可能患有淋病或是衣原体感染。如果可能的话，阴部、阴蒂、阴蒂包皮、尿道口、肛门周围都需要做检查。医生检查时要用双手，尤其是有性交困难主诉的患者。

五、女性的神经系统检查

根据症状，对腹股沟下段到肛门这个区域（包括外生殖器）进行神经系统检查。必要时，对下肢也要进行检查。当患者的外阴前庭出现触摸痛或疼痛性触觉过敏、感觉过敏时，要特别注意。

延伸阅读

［1］General Medical Council (2013) Intimate examinations and chaperones. Online http: //www. gmc-uk. org/Intimate_examinations_and_chaperones. pdf_51449880. pdf, March 2013.

［2］Gott, M. (2004) "Opening a can of worms": GP and practice nurses barriers to talking about sexual health in primary care. *Family Practice*, **21**, 528–536.

［3］Mercer, C. H., Fenton, K. A., Johnson, A. M. *et al.* (2003) Sexual function problems and help seeking behaviour in Britain: national probability sample survey. *BMJ*, **327**, 426–427.

第七章　男性皮肤病

马努·沙[1]　克里斯·邦克[2]

1 英国，东兰开夏郡，伯恩利总医院
2 英国，伦敦，切尔西和威斯敏斯特大学医院

概述

1. 男性生殖器疱疹和湿疹、银屑病一样，是一种常见的皮肤病，也可以说是生殖器上的一种疾病。

2. 询问患者的病史，以及做一个完整的身体检查对于正确诊断至关重要。

3. 生殖器皮肤病往往会对男性的性关系、性欲和自尊产生重大影响。

4. 男人不大可能会讨论生殖器皮疹这种症状。

5. 大多数男性皮肤病都很容易治疗，预后良好。

一、生殖器疱疹诊断

如果身体部位出现湿疹或银屑病等皮疹，患者可能会找医生治疗，但是如果这些皮疹出现在生殖器上，很多患者就不会找医生进行治疗了。

仔细询问患者病史后，甚至还没有对生殖器做检查，医生往往就能做出诊断。生殖器皮疹的症状（专栏7-1）不是很典型，与很多皮肤病的症状相似。性史（第五章）和生殖器检查（第六章）是必要的，但需要特别注意的是生殖器皮疹和一般皮肤病的症状区别以及生殖器皮疹所特有的症状体征。我们需要注意常见生殖器皮疹中的各种疾病类型，例如阴茎珍珠状丘疹（图7-1，彩图见书末）。

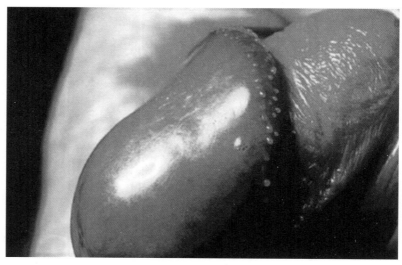

图 7-1　阴茎珍珠状丘疹

专栏 7-1　生殖器皮疹常见症状
· 红疹
· 瘙痒
· 疼痛，尤其男性性交疼痛
· 鳞状皮
· 阴茎分泌物（从包皮分泌而不是尿道）
· 包皮回缩困难

　　生殖器上皮肤病变可分为两大类：一类是只发生于生殖器上的皮肤病变，另外一类是一般的皮肤病变，只是累及生殖器（专栏 7-2）。湿疹、扁平苔藓、银屑病等许多常见的皮肤炎症就只是累及生殖器。

专栏 7-2　生殖器皮疹的分类
只发生于生殖器上的皮肤病变
· 佐恩龟头炎（图 7-2，彩图见书末）
· 硬化性苔藓（图 7-3，彩图见书末）
· 癌前病变
常见炎症性皮肤病累及生殖器
· 湿疹
· 银屑病
· 扁平苔藓（图 7-4，彩色见书末）
非皮肤性生殖器问题（畸形、感觉迟钝）

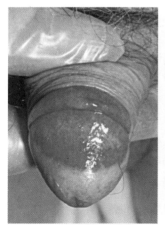 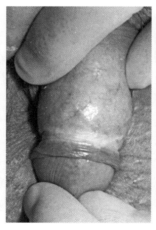 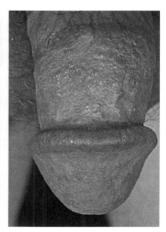

图 7-2　佐恩龟头炎　　　　　图 7-3　硬化性苔藓　　　　图 7-4　扁平苔藓
注：无症状，龟头和包皮湿润　注：包皮的硬化性苔藓导致环　注：龟头和阴茎体丘疹和威克
红斑对称。　　　　　　　　　包皮硬化带和缩窄性包皮炎。　姆环形纹状病变。

　　龟头炎是指龟头的炎症，包皮炎是指包皮的炎症。生殖器皮肤病变的大部分患者都没有进行包皮环切术，因而，龟头炎对于不同的患者来讲是有区别的。龟头炎的大部分患者都是没有进行包皮环切术的，这类患者会患有佐恩龟头炎；做过包皮环切术的患者通常不会患有硬化性苔藓。但是，做过包皮环切术的患者也会患有龟头炎，例如湿疹或银屑病累及生殖器时。诊断时，需要排除糖尿病。

　　包皮龟头炎的症状包括瘙痒、疼痛、阴茎处有分泌物和包皮缩窄。多种原因会导致包皮龟头炎（专栏 7-3）。导致包皮龟头炎的病因不同，临床特征也不同（专栏 7-4）。

专栏 7-3　引起龟头炎、包皮炎的原因

·炎症性皮肤病（如湿疹、银屑病、硬化性苔藓、扁平苔藓、佐恩龟头炎）。

·感染性包皮龟头炎（如念珠菌、传染性性传播病、厌氧菌等引起的感染性炎症）。

·接触性龟头炎（如不良卫生习惯对阴茎的刺激、过量使用清洁剂或接触性过敏反应，如药物和化妆品中含有的橡胶或防腐剂会引起过敏性接触性皮炎）。

专栏 7-4　龟头炎临床特点及治疗

龟头炎的类型	临床特点	治疗
炎症性皮肤病	参看湿疹、银屑病、扁平苔藓、硬化性苔藓	参看湿疹、银屑病、硬化性苔藓
感染性包皮龟头炎	龟头通常有疼痛感／烧灼感	排除免疫抑制（如糖尿病）
	龟头红肿／糜烂	排除性传播疾病
	念珠菌性龟头炎常见于糖尿病和肥胖患者	根据药敏试验结果进行局部和（或）口服药物治疗
		良好的卫生习惯
接触性包皮龟头炎	皮肤干燥、光亮，本质上是一种湿疹	良好的卫生习惯
		局部使用润肤剂
		局部使用糖皮质激素
		避免使用刺激物，例如肥皂

（续栏）

只发生在生殖器上的皮肤病变——佐恩龟头炎（图7-2，彩图见书末）	发生于未做过包皮环切手术的老年患者，皮疹界限清楚、湿润 龟头处有红斑，对应的包皮处有糜烂 内裤处有血渍 常常无症状 诊断是否正确？考虑活检 可能是一种慢性刺激性黏膜炎	良好卫生习惯 局部使用糖皮质激素 +/- 抗感染药物 包皮环切手术

二、硬化性苔藓

硬化性苔藓（lichen sclerosus，LSc）是发生于未行包皮环切手术男性的一种慢性炎性皮肤病，该病不是很常见，可产生瘢痕，进一步恶化发展为鳞状细胞癌的概率较低。但真正的发病率目前还不清楚。虽然很多人认为LSc是一种自身免疫性疾病，但所有的证据都表明LSc是由易感上皮细胞长期浸泡于尿液引起的。LSc患者会有"滴尿"问题，表明其尿道终端微失禁。LSc症状在不同人群中差异较大（专栏7-5和图7-3，彩图见书末），其中发痒、疼痛和包皮问题（例如尿分叉、环状紧缩和性交困难）最为常见。在临床上，虽然可能会出现各种临床表现（专栏7-5），但阴茎上的病变通常主要为白色或红色的斑点和斑块。如果不进行治疗，阴茎上的病变通常会发展为严重的瘢痕。

专栏7-5 硬化性苔藓的临床表现

症状	体征
·无症状	·苔藓样或"增生"或混合感染
·红/白斑块	·萎缩性红/白（硬化）/斑块
·瘙痒/灼热/疼痛/水疱	·毛细血管扩张/紫癜

（续栏）

·性交困难	·糜烂/溃疡
·包皮过紧	·结构受损：尿道口狭窄、系带受损、阴茎珍珠丘疹减少
·尿频	·包皮过长
·排尿困难	

  一般根据临床症状就能够诊断 LSc，但是，如果临床症状不特异或是怀疑有恶变（例如病变为疣状、侵蚀状或是对治疗没有反应），就需要做皮肤活检了。LSc 患者可能需要药物或手术治疗。如果是活动性炎症性疾病，需要在专业医生的监督下使用高效局部外用类固醇进行治疗。建议患者清洁阴部时不要使用肥皂，建议在尿道周围使用屏蔽性药物。如果药物无效，则需要包皮环切手术治疗。这时医生可能需要与泌尿科医生密切联系，因为患者需要的可能不是简单的包皮环切术，而是系带延长术、尿道造口术、尿道扩张术或其他复杂的整形外科修复手术。

三、癌前病变

  阴茎上固定的红色斑点、斑块和丘疹表明病变部位可能发生了癌前病变。癌前病变与阴茎上多种炎症性皮肤病变的鉴别诊断很重要，癌前病变可能与一些炎症性皮肤病变（例如佐恩龟头炎）很相似，因此，有必要做活检。癌前病变容易与阴茎上皮内瘤样病变、增殖性红斑、鲍温样丘疹病和鲍温病混淆。但是，所有病变图片与原位癌组织学图片相似。

  临床上，龟头上出现孤立性病变的患者一般都未进行包皮环切术。然而，红斑也有可能是广泛存在的，与佐恩和其他类型的龟头炎症状相似。孤立性病变的症状也有可能是非特异性的，或是没有症状，其主要症状包括龟头发红、瘙痒、疼痛、出血、溃疡或孤立性病变。当考虑活检时，应当考虑是否是癌前病变，但这种概率比较低（专栏 7-6）。

专栏 7-6　需要做阴茎诊断性活检的人群
· 非对称性病变
· 孤立性病变
· 原因不明的溃疡或角化过度
· 持续性病灶，对药物治疗无反应
· 怀疑诊断

　　癌前病变的治疗是相当专业的医疗活动，患者应当到当地医院寻找专家诊治。癌前病变的治疗方法包括手术（包皮环切术）、局部 5-氟尿嘧啶治疗、激光消融和光动力疗法。

四、常见的有生殖器症状的炎症性皮肤病

（一）湿疹

　　湿疹（皮炎）是一种常见的皮肤病。根据病因，可分为外源性湿疹（过敏性接触性皮炎和刺激性接触性皮炎）和内源性湿疹（脂溢性湿疹和异位性湿疹）。病变可为急性、慢性或急性转慢性。湿疹最主要的症状是痒，急性湿疹的皮疹特征为红色、鳞屑、抓痕，慢性湿疹的皮疹特征为苔藓样变和色素沉着（专栏 7-7）。湿疹可能因为继发细菌、真菌或酵母菌感染而加重。

专栏 7-7　湿疹的症状与体征

	症状	体征
急性湿疹（例如过敏性接触性皮炎）	疼痛、烧灼感、瘙痒	红斑、局部肿胀、小水疱、渗出、包皮嵌顿
慢性湿疹（例如慢性异位性湿疹）	长期瘙痒，尤其在夜间；烧灼痛	抓痕、苔藓样变、结节（尤其是在阴囊上）、身体的其他部位也有湿疹

　　肥皂、沐浴露、化妆品、提升性欲的产品，以及防腐剂等都可以是过敏原、刺激物，使生殖器患上接触性皮炎（专栏 7-8）。

专栏 7-8　导致生殖器上接触性皮炎的过敏原

过敏原来源途径	来源	例子	具体敏化剂
直接接触	药物和护肤产品	外用糖皮质激素、润肤剂、局部镇痛类药物、抗生素、抗真菌药物、洗浴产品	苯甲酸脂类、乙二胺、己二烯酸、丙二醇等
	避孕产品	避孕套	乳胶、杀精子剂、橡胶产品
间接接触	手	工业过敏原	镍、环氧树脂
	性伙伴	女性产品	芳香剂

生殖器区域的典型刺激物
· 肥皂、沐浴露等化妆品
· 尿液、粪便
· 汗水、皮脂
· 避孕套、杀精剂、提升性欲的产品
· 性分泌物
· 紧身衣服和摩擦物

脂溢性皮炎是一种鳞状丘疹性皮肤病，多发于皮脂丰富的区域，包括毛发较多的区域，也可能局限于生殖器区域，但是在头皮、鼻唇褶皱、眉毛和睫毛等典型区域常常会发生脂溢性皮炎。脂溢性皮炎是一种非常常见的皮肤病，一般人群的患病率为5%，而艾滋病患者的发病率为85%。脂溢性皮炎的症状为轻度瘙痒、刺痛，或皮肤有烧灼感。

脂溢性皮炎发展到一定阶段会出现红斑、鳞屑、结痂。脂溢性皮炎用局部糖皮质激素和抗真菌治疗有效，但常常会复发，需要与银屑病进行鉴别诊断。生殖器湿疹的整体治疗方案详见专栏7-9。

> **专栏 7-9 生殖器湿疹的治疗方法**
> ・确定导致湿疹的过敏原或刺激物
> ・避免接触过敏原和刺激物
> ・使用外用润肤剂
> ・使用肥皂的替代品
> ・短期使用外用糖皮质激素（+/- 抗感染药）

（二）银屑病

英国和美国银屑病的患病率为 2%。在生殖器上出现可能是该病的唯一症状。

通常情况下，在皮肤较薄容易破损的部位（如腋下、臀沟、腹股沟和臀部褶皱处）发现有银屑病斑块，才能逆推出生殖器上的皮疹为银屑病。该病的诊断是比较困难的，尤其是那些未进行包皮环切手术的患者。生殖器上的银屑病皮疹通常没有鳞屑，但会发红，而且常常较为光滑有光泽。临床医生需要查看患者身体其他部位的皮肤病变情况（例如指甲上出现坑、甲床剥离症、油滴病变和指甲角化）（专栏 7-10），才能做出诊断。一般情况下，根据临床症状、体征就可以做出诊断，极少情况下需要做皮肤活检。

> **专栏 7-10 银屑病累及的常见部位**
> ・指甲、头皮、耳朵
> ・脐部、骶骨、臀部、臀沟
> ・阴阜、腹股沟、阴茎、龟头、包皮

银屑病的一些传统疗法在生殖器上是不适用的，例如光疗法和原焦油法（增加生殖器患癌的风险），再如外用维生素 A 和维生素 D 类等，对于某些患者来讲，这些药物可能是刺激物。局部疗法主要是经常使用润肤剂和肥皂的替代品，间歇使用局部糖皮质激素。有时还需要局部使用抗真菌药物、消毒剂、抗生素进行治疗。严重的生殖器银屑病需要系统性治疗，治疗药物包括生物因子、维生素A酸、甲氨蝶呤、环孢素。银屑病的治疗方法具体参见专栏7-11。

专栏7-11 银屑病的治疗方法

诊断	治疗方法
病史，包括家族史	局部使用润肤剂
全身检查特别是头皮、指甲等	短期局部使用糖皮质激素
生殖器银屑病的诊断是比较困难的， 　尤其是那些未进行包皮环切手术的患者	避免使用刺激性的产品（例如除臭 剂、性功能增强剂）

· 生殖器上银屑病非常严重时要考虑是否感染了
　艾滋病毒
· 有时皮肤需要进行活检

一般注意事项
· 避免摩擦（如紧身内衣）
· 性交时，使用水基润滑剂

（三）扁平苔藓

扁平苔藓是一种常见的炎症性皮肤病，男性和女性的生殖器往往会被累及。扁平苔藓病因未明，该疾病通常是自限性的。通常情况下，皮疹是对称的，有瘙痒/烧灼感。扁平苔藓经常累及的部位参见专栏7-12。

虽然疗程可能需要延长，但局部使用类固醇激素对于扁平苔藓有效。生殖器产生糜烂时，除了包皮环切术，其他治疗方法效果都不好。

专栏7-12 扁平苔藓的临床特征

症状	常见的累及部位	临床特征
剧烈瘙痒/烧灼感	手掌、足底、手腕和脚踝	顶部扁平且呈紫色/白色光泽 丘疹、花边斑块（威克姆纹）
性交困难	口腔和生殖器	斑块可能是离散，也有可能 汇集到一起
	指甲	非特异性龟头炎、阴茎上离 散型斑块、环形病变、糜 烂性病变

五、畸形恐惧和感觉迟钝

畸形恐惧，又称为身体畸形综合征，主要是指患者并没有身体缺陷，而想象中认为自己有身体缺陷，尤其是认为自己的生殖器有畸形。患者固执地认为自己患有严重的疾病，不断地进行检查。有些患者甚至要求进行手术治疗，以纠正他们所谓的"畸形"。这种疾病很难治疗，而且重复地向患者保证其没有畸形，很少能够有效地改善病情。畸形恐惧与自杀意念、抑郁症、强迫症等精神疾病有很强的关联性（专栏 7-13）。这种疾病很难治好，很多权威专家提倡采用心理、精神、药物相结合的综合疗法进行治疗。

> **专栏 7-13　有助于诊断畸形恐惧的相关问题**
> ·你对你的外表担忧吗？你关注什么？
> ·这种担忧对你造成了很大的困扰吗？你常常担心这个问题吗？你希望减少这方面的担心吗？
> ·你的外表对生活造成了什么样的影响？给你带来了很多痛苦吗？显著地影响了你的正常社交生活、家庭生活、朋友交往、工作，以及生活的其他方面吗？

感觉迟钝综合征主要表现为皮肤瘙痒、灼热、发红、疼痛等无规则的皮肤病症状，是一种缺乏辨识度的皮肤病。可以使用肥皂替代产品、润肤产品、外用保湿剂、口服抗组胺药来缓解症状，避免局部使用类固醇药物；另外，低剂量的度硫平和二苯噻庚英有助于缓解症状，针灸对某些患者也有效。

六、阴茎水肿

很多原因能够导致阴茎水肿（专栏 7-14）。目前这些病因还没有统一的分类。建立一个基本的诊断框架有助于做出最佳的治疗方案并取得良好的治疗效果。有些阴茎水肿是特发性的，只有在排除所有原因后仍然无法确认病因，我们才能确认这种阴茎水肿是特发性的。阴茎水肿可能会引起感染、尿潴留和性功能障碍等很多问题。

专栏 7-14　导致阴茎水肿的原因

原因	举例
恶性肿瘤和癌症治疗	阴茎癌、淋巴瘤、放疗后、淋巴结切除后
感染	性相关感染，如淋病
	非性相关感染，如丝虫病、蜂窝织炎
体液过多	心力衰竭导致的周围水肿
堵塞性疾病	米洛氏病
特发性疾病	慢性特发性阴茎水肿
炎症	汗腺炎、过敏性接触性皮炎、克罗恩病、结节病
创伤／术后	阴茎植入填充手术，闭塞带的使用

阴茎水肿的治疗主要是对因治疗，要记住下列几点：

· 有必要长期使用抗生素。

· 手术帮助淋巴引流。

· 注意皮肤卫生。

· 某些患者可能需要使用医疗胶带。

· 某些男性患者可能需要穿紧身内衣来缓解症状。

· 专业医生治疗淋巴水肿时提出加强锻炼的方法。

延伸阅读

［1］Bunker, C. B. (2004) *Male Genital Skin Disease*. Elsevier Saunders, reprinted 2005.

［2］Bunker, C. B. & Neill, S. A. (2010) The genital, perianal and umbilical regions. In: Burns, T., Breathnach, S., Cox, N. & Griffiths, C. (eds), *Rook's Textbook of Dermatology*, 8th edn. Vol. **71**. Wiley-Blackwell, New York, pp. 1–102.

［3］Shah, M. (2008) *The Male Genitalia: a Clinician's Guide to Skin Problems and Sexually Transmitted Infections*. Radcliffe, Oxford.

［4］Veale, D., Eshkevari, E., Read, J., Miles, S., Troglia, A., Phillips, R., Echeverria, L. M., Fiorito, C., Wylie, K. & Muir, G. (2014) Beliefs about penis size: validation of a scale for men with shame about the size of their penis. *Journal of Sexual Medicine*, **11**, 84–92.

第八章　女性皮肤病

鲁思·墨菲

英国，诺丁汉省，诺丁汉市大学教学医院

概述

1.女性生殖器皮肤病是一类常见的病变，经常被误诊为是由于白色念珠菌感染导致的。

2.外阴只需简单护理即可，避免使用带有香味的洗涤用品，用润肤剂而不是肥皂清洗外阴部，这样有利于外阴皮肤病的痊愈。

3.主要影响外阴病变的是硬化性苔藓性皮肤病。

4.皮炎及银屑病等常见的皮肤病也会导致外阴皮肤病变。

5.局部麻醉膏和女性卫生用品等非处方用品会引起过敏性接触性皮炎。

一、外阴皮肤病的常见症状

外阴炎症很常见。当患者因外阴处出现瘙痒、不适症状而就诊时，首先要做的就是排除感染和恶性肿瘤的可能，并安抚患者。然而，医生如果不具有硬化性苔藓或银屑病这些常见皮肤病的知识，很容易低估这些皮肤病对患者的影响，影响治疗效果。

患者外阴部出现炎症（皮肤病变）时，通常表现为疼痛、瘙痒（外阴瘙痒）和（或）有分泌物。外阴部出现这些症状时，患者会挠抓，常常是在晚上进行，导致苔藓样变、糜烂和继发感染（图 8-1，彩图见书末）。这会引起患者的强烈不适，排尿时有烧灼感，患者不得不改变穿衣习惯甚至出现性交困难等。

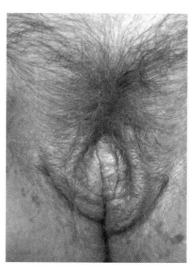

图 8-1　慢性单纯性苔藓伴发糜烂和继发性感染

不幸的是，这些病变往往是慢性的，常常会导致患者及其伴侣多年关系不和，最终关系破裂。然而，大多数的皮肤炎症都是疾病，很容易就能做出准确诊断和治疗，减轻患者不必要的痛苦。

二、外阴的护理

小阴唇的皮肤较薄，因而容易发生激惹病变。外阴卫生选择合适的保健和护理等简单的措施，很快就能够缓解症状，使小阴唇皮肤处于良好状态。简而言之，在平时的护理过程中，避免使用肥皂、带有芳香气味的沐浴露、芳香泡沫剂等常见的刺激物，选择温和的润肤剂。患者可以选择合适的润肤剂，如 diprobase ™，晚上使用，可以使皮肤处于良好状态。

三、外阴皮肤病变的注意事项

患者外阴皮肤出现问题时，一般都是自己判断，往往判断为鹅口疮或非特异性的刺激性炎症，自己去药店买点非处方药进行药疗。因此，医生在问诊时就要特别注意，因为非处方药可能就是导致过敏性接触性皮炎的原因。另外，这种过敏性接触性皮炎可能会掩盖真正的外阴皮肤病变。外阴皮肤处的裂缝或抓痕往往会继发细菌性或酵母性感染，只有先处理了这些问题，才能处理和治疗最初的皮肤病变。

下面将讲述常见的外阴皮肤病变的症状和治疗方法。常见的外阴皮肤病变主要有两大类：第一类是生殖器区域的炎症性皮肤病变，如硬化性苔藓；另外一类是一般的皮肤病变，只累及生殖区域的皮肤。

四、外阴瘙痒

外阴瘙痒并不是一种疾病，而是一种由多种原因引起的症状。一些常见的皮肤问题都可以导致外阴瘙痒，例如慢性单纯性苔藓、皮肤过敏、硬化性苔藓、银屑病以及扁平苔藓等。当这些皮肤病变合并细菌或酵母菌感染，或是患者使用会引起接触性皮炎的非处方药后，病情会变得更为复杂。

五、外阴疼痛

许多疾病都可能导致裂缝和撕裂伤，最终引起外阴疼痛。外阴疼痛不是一种疾病，而是一种症状。需要正确诊断和治疗导致外阴疼痛的疾病，才能真正缓解症状。外阴疼痛是一种排除性诊断，当没有发现其他导致外阴疼痛的疾病时，才能诊断为外阴疼痛。外阴疼痛可分为局部和全身性的、外阴自身或外界其他因素引起的。该症状难以诊断和治疗，通常需要进一步的护理来控制、缓解症状。

六、慢性单纯性苔藓

慢性单纯性苔藓是外阴皮肤的一种慢性刺激性病变，以皮肤表面变化为特征。患者会周期性挠抓该部位。挠抓会暂时缓解瘙痒症状，患者继续挠抓导致皮肤外层抓伤，引起苔藓样变。图8-1显示的是外阴皮肤病变，图中可看到苔藓样变（加厚），上面还可以看到糜烂，这些糜烂往往会继发葡萄球菌、链球菌、白色念珠菌感染。

治疗方法是阻断挠抓这个恶性循环，治疗感染。外用类固醇药物是阻断挠抓恶性循环一个有效的、必需的方法，一般在晚上使用，连续用2周，使用期间不影响白天使用润肤剂。然后，需要继续诊断，找出引起外阴瘙痒的原因。引起外阴瘙痒的原因有多种，常见的是尿失禁或膀胱失禁、缺铁性贫血、轻度过敏性外阴炎及银屑病。

七、硬化性苔藓

外阴瘙痒挠抓后，往往会发展为硬化性苔藓病变，该病变相当常见，特别是绝经后的妇女。在早期阶段，硬化性苔藓经常被误诊为"鹅口疮"。硬化性苔藓一般是从阴蒂周围开始，逐渐蔓延到肛门周围，呈经典"8"形分布。

早期症状一般是顽固性瘙痒，通常晚上更严重。随着病情的发展，皮肤容易被抓伤，尤其是后阴唇系带区，这会导致性交疼痛，常见症状是在性交时，在阴道处会有撕裂伤。该疾病控制不良的三大经典体征为苍白、萎缩、出血（图8-2，彩图见书末）。

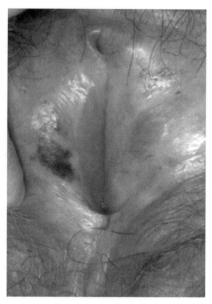

图8-2 外阴后阴唇系带处硬化性苔藓

注：表现体征：苍白、出血和抓伤。

使用局部超强效类固醇激素在控制病情方面的效果非常好（BAD指南，2010）。现在还没有非常权威的研究说明哪种治疗方案更好。常规的治疗方案是每天1次，连续使用1个月；然后每2天1次，连续使用1个月；最后，每周2~3次，长时间使用。

当硬化性苔藓得到控制时，大多数人不知道即使病情得到控制，也不能停止治疗。如果停止使用类固醇激素药膏，大部分情况下，病情会反复。这时应当重新开始一个新的治疗周期，从而完全控制炎症，也就是说，依据治疗方案，在病变区域使用超强效类固醇激素。

有些患者可能担心类固醇激素的局部使用会对皮肤有减薄作用，需要得到保证后，患者才会安心继续使用。类固醇激素对皮肤有减薄作用可能是因为硬化性苔藓控制不良，使用时间较长，产生了不良反应。外阴皮肤在使用类固醇激素治疗时会变薄，而且抓挠伤会导致正常组织结构的缺失，也会导致皮肤变薄（图8-3，彩图见书末）。很多患者误解了疾病的病理，认为皮肤变薄是由类固醇药膏导致的，事实上，皮肤上的这种炎症性疾病也会导致皮肤变薄。

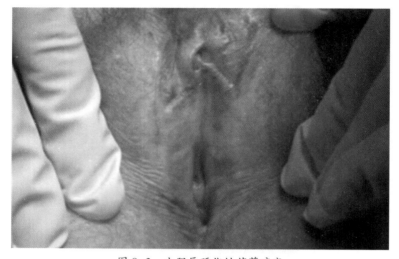

图8-3　小阴唇硬化性苔藓病变

注：该病变为晚期阶段，在炎症后期，小阴唇结构上的色素缺失。

最终，阴道口会变得狭窄，出现粘连，导致假性囊肿，进一步引起阴道感染和疼痛。有一小部分患者（5%）可能发生恶性转化，发展为鳞状细胞癌（图8-4，彩图见书末）。虽然不清楚鳞状细胞癌是否是由硬化性苔藓治疗不及时导致的，但有研究显示，硬化性苔藓这种增生性疾病本身或组织类型会增加会阴内皮发生肿瘤的风险。

儿童也有可能患上硬化性苔藓，因此，他们也需要使用超强效糖皮质激素进行治疗，保护正常的外阴结构和性功能，直到成年。所有的儿童都必须在专家的指导下接受治疗，需要长时间局部使用糖皮质激素，在门诊要经常强调。

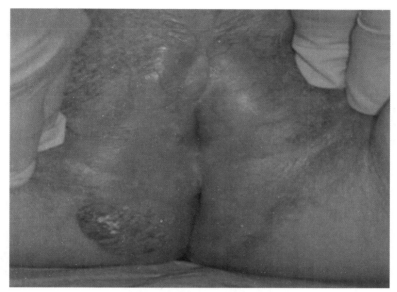

图 8-4 硬化性苔藓晚期病变

注：表现为阴道口缩小、阴蒂被埋。右侧臀部还能够看到鳞状细胞癌病变。

八、影响生殖器部位的过敏性和激惹性接触性皮炎

　　女性外阴部出现问题时，经常会去药店自己购买非处方性膏剂和乳剂。例如，女性瘙痒时会购买局部使用的止痒膏剂。女性经常会购买带有芳香气味的卫生产品或凯妮汀 HC ™的卫生产品。使用这些产品的女性是过敏性和激惹性接触性皮炎的易感人群。使用产品后的48~96h是过敏反应的高峰期。因此，不采用贴片（含有过敏物质）试验法就很难查出接触性皮炎的原因。接触性皮炎有急性和慢性之分，大多数情况下都是慢性的，而且有可能并发慢性单纯性苔藓。有时是在月经期间使用的卫生巾、月经垫导致的外阴激惹性皮炎。月经结束后，外阴皮炎消失，下次月经时，患者又出现皮炎，形成周期性炎症。图 8-5（彩图见书末）显示的是女性对卫生护垫上芳香剂和漂白剂过敏的接触性皮炎。建议女性使用没有芳香剂和漂白剂的卫生巾、卫生护垫。

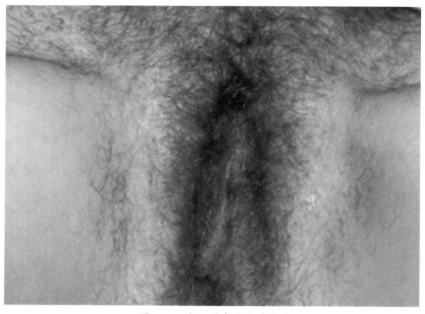

图 8-5　大阴唇部位轻度皮炎

注：表明外阴处接触了过敏物质，导致过敏性接触性皮炎。

九、外阴银屑病

　　银屑病是一种非常常见的炎症性皮肤病。在英国，每 50 个人中就有 1 人患有银屑病。银屑病经常累及生殖器区域，从臀沟蔓延到肛门边缘，病变部位会裂开，往往会继发感染。图 8-6（彩图见书末）显示的是银屑病累及大阴唇。阴阜和阴蒂受到累及时，红斑边界清楚。与典型的银屑病相比，鳞屑较少，主要表现为外阴瘙痒。通常情况下很难将银屑斑块去除掉，然而，外阴处使用润肤剂能够显著改善症状。

　　如果此区域感染，需要治疗，主要的方法同其他部位的银屑病的治疗方法相似，即局部使用糖皮质激素和钙调神经磷酸酶抑制剂进行脉冲式治疗。有时，银屑病只累及生殖器区域、脐部和头皮，人们可能想不到外阴处皮肤病变可能与其他部位的皮肤病变相关。因此，在询问银屑病患者相关问题时，要问他们生殖器区域是否有瘙痒或其他不适感，以免错过治疗时机。

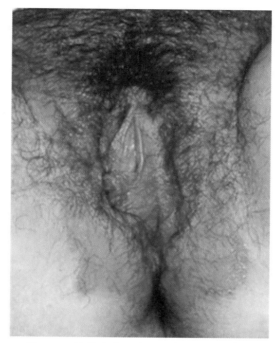

图 8-6 银屑病累及外阴，其红斑边界清楚

十、过敏性外阴炎

外阴湿疹是一种特应性湿疹，尤其常见于儿童。像银屑病患者一样，外阴湿疹患者不容易想到这个部位的湿疹和其他部位的湿疹是有关联的。在外阴部使用外阴卫生护理产品和润肤剂，很容易得到缓解。如果继发了感染，就需要加以治疗，控制炎症。根据过敏性外阴炎的严重程度，局部使用与其相应强度的糖皮质激素进行脉冲式治疗。

十一、结论

外阴不会经常发生皮肤炎症，若不幸出现炎症，通过简单的外阴护理就可以得到显著改善。在外阴护理时，要使用润肤剂，不要使用肥皂。正确的诊断是最大程度控制病情的前提。

延伸阅读

［1］BAD (0000) The British Association of Dermatologists Patient Information Leaflet for;Care of vulval skin/Lichen sclerosus/ Vulvodynia, http: //www. bad. org. uk/ (accessed 4 December 2014).

［2］Neill, S. M., Lewis, F. M., Tatnall, F. M., Cox, N. H. & British Association of Dermatologists (2010) British Association of Dermatologists' guidelines for the management of lichen sclerosus. *British Journal of Dermatology*, **163 (4)**, 672–682.

［3］The British Society for the Study of Vulvo vaginal Disease (0000) http: //www. bssvd. org/ (accessed 4 December 2014).

第九章　性健康相关的内分泌疾病的诊断与治疗

T·休·琼斯[1, 2]

1 英国，巴恩斯利，巴恩斯利医院 NHS 信托基金会
2 英国，谢菲尔德，谢菲尔德大学

概述

1. 疲劳是影响人体健康的一种常见的内分泌症状，可能会影响人体的性健康。

2. 睾酮缺乏症状以及生化指标都存在的情况下，才能诊断为男性性腺功能减退。

3. 男性性腺功能减退的三大症状为性欲下降或消失、晨起勃起较少或消失，以及勃起功能障碍。

4. 睾酮替代治疗必须由一位经验丰富的医生定期监测。

5. 卵巢早衰时可选择激素替代疗法进行治疗，如果激素替代疗法无法改善症状，使用低剂量睾酮进行治疗可提高性欲。

一、引言

内分泌紊乱会导致体内激素失衡，对人体健康和生活质量造成不利，影响人们的性健康和整体健康。睾酮和雌激素在性健康中有着重要、特殊的作用，这些激素的缺乏会影响生理、心理和整体健康。

二、睾酮对男性的影响

（一）生理功能

睾酮由睾丸产生并分泌，但不储存在睾丸。在下丘脑脉冲式释放的GNRH的刺激下，垂体中LH释放，LH直接刺激睾酮的合成与释放。睾酮的合成与释放对下丘脑-垂体-性腺轴具有负反馈作用，最终使睾酮水平在血液中保持平衡。睾丸激素的释放是有生理规律的，6：00～9：00水平最高，然后逐渐下降，18：00～20：00水平最低，这种节律性产生的原因还不清楚，但是，掌握这种节律对于血液中睾酮的测定有重要意义。在11：00前测定的睾酮水平可以作为睾酮是否缺乏的诊断依据。

睾酮在体内有三种存在类型：游离型、白蛋白结合型、性激素结合球蛋白（sex hormone binding globulin，SHBG）结合型。游离型和白蛋白结合型具有生物活性，而SHBG结合型由于与SHBG这一载体蛋白紧密结合，没有生物活性（图9-1）。

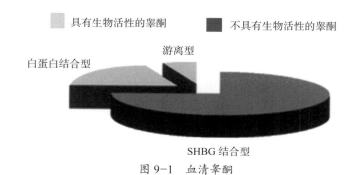

图 9-1　血清睾酮

睾酮的主要生理作用是促进第二性征发育，促进和维持性健康以及生理和总体健康。睾酮除了众所周知的促进肌肉生长和肌肉力量发育外，对于骨骼健康、减少机体脂肪堆积、认知功能、心血管系统、糖和脂肪代谢等都具有重要影响。

性腺功能减退症（有时称为睾酮缺乏综合征）是一种临床综合征。只有同时具有症状（有或无临床体征）和睾酮缺乏的生化证据才能被诊断为性腺功能减退症。

（二）症状与体征

男性性腺功能减退最常见的三种症状为性欲下降或消失、晨起勃起较少或消失及勃起功能障碍，其他常见症状包括疲劳、嗜睡、体力和耐力下降、活力丧失、过度出汗，以及情绪波动较大、暴躁、易怒和抑郁倾向等心理症状（表 9-1）。性腺功能减退症也可能与青春期延迟或不发育、不育和男性乳房发育症有关。

表 9-1　男性性腺功能减退的症状

性欲下降或消失
晨起勃起较少
勃起功能障碍
疲劳
肌肉减少及肌肉力量下降

（续表）

身体和工作能力效率下降

活力下降

体重下降

过度潮红 / 出汗

睡眠不良

注意力不集中和记忆力下降

情绪化、暴躁、易怒

积极性 / 自信减少

情绪低落 / 抑郁

不育

男性乳房不适 / 发育症

低创伤骨折 / 骨密度降低体脂百分比增加

第二性征消失

剃胡子的频率下降

睾丸变小

通常情况下，男性只有在睾酮水平非常低的情况下，性腺功能减退症的体征才会明显。若性腺功能减退发生在青春期前，患者会出现体型女性化、男性乳房发育、"娃娃"脸，以及缺乏第二性征等症状。性腺功能减退若发生在青春期后，患者面部会出现细小皱纹，尤其是口腔周围。

（三）性腺功能减退症的病因

原发性性腺功能减退症可能是由血清中 LH 和促卵泡激素（follicle stim-ulating hormone，FSH）水平过高引起睾丸功能减退导致的。原发性性腺功能减退症最常见的病因是克兰费尔特综合征（Klinefelter's syndrome），患者的染色体是 XXY（表 9-2）。

继发性性腺功能减退症（有时被称为促性腺激素分泌不足导致的性腺功能减退）是由下丘脑或垂体衰竭导致的，伴有或不伴有 LH 和 FSH 降低。继发性性腺功能减退症可能是由垂体肿瘤或其他影响垂体结构的疾病导致的。

另外，继发性性腺功能减退症可能与肥胖、长期使用阿片类药物治疗以及糖皮质激素治疗等有关。患者在肥胖以及长期使用阿片类药物和糖皮质激素进行治疗时，睾酮水平较低，而 LH 水平比较低水平所对应的 LH 还要低。显著的高泌乳素血症（至少需要测量 30min，排除压力作用）会抑制 GnRH 从下丘脑释放，导致 LH、FSF 以及睾酮低水平，这就是继发性性腺功能减退症发生的机理。导致高泌乳素血症发生最常见的原因包括垂体泌乳素微腺瘤（直径小于 1cm）、垂体腺瘤或其他肿瘤导致的脑垂腺柄压迫、原发性甲状腺功能减退症以及服用常用药物（甲氧氯普胺、舒必利、三环类抗抑郁药等）等。原因不明的高泌乳素血症被称为特发性高泌乳素血症。迟发性性腺功能减退症是指随着年龄的增长，出现性腺功能减退症症状以及血清睾酮水平下降的一种疾病，与经典性腺功能减退症的发病原因无关。

表 9-2　性腺功能减退症的常见病因

原发性性腺功能减退症

克兰费尔特综合征（XXY），每 500 个出生男孩中就会有 1 个

隐睾症——睾丸不下降

睾丸炎，例如流行性腮腺炎

酒精

HIV 感染

睾丸损伤 / 扭转

特异性（原因未明）

继发性性腺功能减退症

垂体瘤（腺瘤）

高泌乳素血症（泌乳素瘤、药物、甲状腺功能减退、垂体柄受压）

鞍区脑肿瘤或转移

头部外伤

全身性疾病，例如 2 型糖尿病

血色病（铁贮积症）

慢性阿片类镇痛药物使用或滥用

长期糖皮质激素治疗

前列腺癌使用的雄激素剥夺疗法

（续表）

先天性 GnRH 缺乏，例如卡尔曼氏综合征

迟发性性腺功能减退症

排除引起性腺功能减退常见原因后的睾酮缺乏（参见上文）

（四）性腺功能减退症的诊断

至少需测量两次早晨总睾酮水平，这两次测量必须间隔 1 周。有时为了确定低睾酮水平是否为持续状态，需要测量更多次。例如，总睾酮水平低可能是由病毒感染引起的，如果第一份样本的总睾酮水平低，第二份样本除了测量总睾酮水平外，还需测量 LH、FSH、SHBG 的激素水平（表 9-3）。对于疑似病例，还需要根据韦尔默朗计算公式（Vermeulen's formula）以及总睾酮水平值、SHBG 以及白蛋白计算游离型睾酮水平值。如果 LH 水平低或为正常低值，还需测定泌乳素和铁蛋白（血色病）水平。

表 9-3　性腺功能减退症的诊断

11：00 以前对有性腺功能减退症状的患者测定总睾酮水平（total testosterone，TT）

如果 TT < 12nmol/L，需要再次测量 TT，另外，还需要测量

LH、FSH

催乳素

SHBG

如果 LH、FSH 水平低，催乳素水平高，需要检查垂体是否受到损伤

MRI 检查脑垂体

检查铁蛋白

如果 LH、FSH 水平高，需要检查核型

不同实验室和检验室所获得的总睾酮临界值是不同的，但在正常范围值的低值为 8nmol/L，因此，诊断指南将 8nmol/L 作为标准。当患者有性腺功能减退症状，且总睾酮水平低于 8nmol/L 时，就可以诊断为性腺功能减退症。我们认识到当男性有性腺功能减退症状，且总睾酮水平在正常低值时，也可能患有性腺功能减退症。不同的诊断指南可能会推荐不同的界值，例如

10.4nmol/L 和 12nmol/L。性腺功能减退症诊断也可以使用游离型睾酮水平低于 225pmol/L 来诊断。

有可能的话，最好将性腺功能减退的原因纳入诊断，通过磁共振成像（magnetic resonance imaging，MRI）对下丘脑和垂体的结构进行诊断是重要的。如果怀疑是垂体功能减退症，需要对所有的垂体激素进行测量。如果疑似血色病，需要测量铁蛋白；如果怀疑 LH 水平低，需测量催乳素；疑似克兰费尔特症，需要检查核型。

年龄＞ 40 岁的男性需要做前列腺特异性抗原（prostate-specific antigen，PSA）和直肠指检，排除隐匿性前列腺癌的可能性。所有的性腺功能减退症患者在做睾酮替代治疗（testosterone replacement therapy，TRT）前，均需做全血细胞计数检查（full blood count，FBC）。

低睾酮水平是糖尿病和（或）心血管疾病的生物标志物。在临床上，男性性腺功能减退症患者应充分评估其心血管疾病的危险因素，尤其是要做空腹血糖检查、口服葡萄糖耐量试验和空腹血脂检查。

（五）治疗

一旦被诊断为性腺功能减退症，除了前列腺癌以及有 TRT 治疗禁忌疾病（参看相关国家和国际治疗指南）的患者，其他患者都可以考虑 TRT 治疗。治疗最常用的剂型是凝胶型睾酮，凝胶常见于小袋、管或计量泵。每天的推荐剂量为 50 / 60mg，3 周后需要复查睾酮水平（2~4h 后，使用睾酮凝胶），确保睾丸水平位于中位数附近，通常大于 15nmol/L。测定激素水平时，可以使用滴定法。现在美国已经研制出睾酮溶液，涂抹到腋下进行治疗。十一酸睾酮在一开始和第 6 周肌内注射首剂量后，每隔 10~14 周进行一次肌内注射，可改变注射频率，使睾酮水平保持在正常范围内。其他剂型有短效睾酮酯、肌内注射剂；黏膜口含片、皮肤贴片（某些国家）、微球以及口服药片。除了口含片和皮肤贴片外，其他药物很难达到正常范围内的稳态睾酮水平。

使用睾酮激素的 3、6、12 个月后，患者需要复查，确保患者症状得到改善，无不良反应。如果患者症状没有得到改善，需要暂停治疗。

患者接受治疗 12 个月后，每年都需要去复检，由专业的医生对激素水平进行测定。如果体重减轻，尤其需要通过滴定法测定激素水平。随后每年复检时，还需要测定 PSA 和 FBC 水平。高泌乳素血症需要用多巴胺受体激动剂（卡麦角林、溴隐亭或喹高利特）进行治疗。如果患者患有垂体腺瘤导致促性腺激素细胞产生促性腺激素受到抑制，睾酮水平无法达到正常，那么患者需要补充睾酮激素。

三、睾酮对女性的影响

女性的睾酮是由卵巢和肾上腺合成和分泌的。女性血液中的睾丸激素水平大约是男性的 1/11。卵巢还释放睾酮前体——脱氢表雄酮（dehydroepiandros-tenedione，DHEA）和雄烯二酮。

这些睾酮水平都较低时，测量会涉及精确度问题。因此，睾酮替代疗法可能不会使睾酮水平达到正常范围。另外，SHBG 水平波动会进一步影响睾酮水平。在雌激素、年龄、甲亢（甲状腺功能亢进）的作用下，SHBG 水平会增高，而在肥胖、甲状腺功能减退症的作用下，SHBG 水平会降低。可以使用游离雄激素指数估计（总睾酮 / SHBG × 100）来判断女性的雄激素状态。

随着年龄的增长，肾上腺产生的睾酮及其前体水平会逐渐下降。然而，卵巢产生的睾酮及其前体水平会保持一个稳定水平，直至绝经后，虽然 DHEA 和雄烯二酮水平会下降，但睾酮还会保持一个稳定水平。能导致睾酮水平显著下降的临床疾病或临床状况包括双侧卵巢切除、卵巢早衰和垂体功能减退症。

女性的低睾酮水平可能会对性欲产生不利影响，但是，还没有研究证实这一点。有研究者对卵巢性卵巢功能衰竭患者进行了研究，表明睾丸激素水平最高的女性对性的欲望增加了。

TRT 是否适用于女性是有争议的，现在只有双侧卵巢切除的女性才采用

TRT 疗法。有的安慰剂对照试验研究表明 TRT 能够提高性欲，而有的研究却显示不能，研究结果不具有一致性。这些研究都是短期试验，使用的睾丸剂型主要是贴片或透皮凝胶，因而，TRT 疗法的长期安全性还未知。TRT 疗法可以预期的短期不良反应是痤疮和多毛症。内分泌学会专家组认为由于缺乏明确的治疗指征和长期的安全性研究，不建议针对女性使用睾酮和其他雄激素进行治疗。

雌激素

在绝经期，卵巢功能衰竭可能会过早或自然地发生。卵巢衰竭的症状众所周知，主要包括疲劳、潮热、盗汗、阴道性交疼痛（由于阴道分泌物减少）以及情绪波动较大等。卵巢早衰可能是原发性卵巢疾病（primary ovarian disorder，POF）导致的，例如自身免疫性疾病；也有可能是原因未明的疾病导致的。LH 和 FSH 水平显著升高以及 17β-雌二醇显著减少就可以确诊患者患有卵巢衰竭症。少数（5%）POF 患者的卵巢衰竭症可自然痊愈。导致垂体衰竭的一些疾病也有可能会导致促性腺激素（LH 和 FSH）释放水平下降，导致继发性卵巢衰竭，垂体疾病治疗后卵巢功能可能会恢复。当患者患有原发性卵巢衰竭或垂体疾病无法治疗时，唯一可能的治疗方法是使用外源性雌激素（有或没有孕激素）这种激素替代疗法（hormone replacement therapy，HRT）。当患者长期（>12 个月）存在闭经的状况时，建议患者从低剂量（雌激素）开始进行治疗，逐渐增加剂量。

女性性功能障碍者中，40% 是绝经导致的。绝经的主要症状是阴道干燥，导致性交困难，该症状与 POF 导致的性交困难相似。随着雄激素的减少，女性性欲也会下降。与 POF 相似，绝经的症状也包括潮热、出汗、情绪波动较大（易怒、健忘、注意力不集中和焦虑），同样，尿道感染的概率也会增加。如果考虑 HRT，须权衡 HRT 带来的益处与风险（表 9-4）。HRT 带来的益处包括血管舒缩症状得到控制、尿道抗感染能力增加、阴道症状得到改善以及有助于预防骨质疏松，风险是增加了罹患静脉血栓栓塞、脑卒中、乳腺癌、子宫内膜癌、卵巢癌、偏头痛、胆结石的风险。HRT疗法需要医生和患者在充分考虑上述因素后，共同做出决定。

表9-4　HRT疗法用于女性患者的优点和风险

风险	优点
血栓栓塞	抑制潮热/出汗
脑卒中风险增加	通过改善阴道的润滑性来提高性功能
乳腺癌风险增加	改善骨质疏松
子宫内膜癌和卵巢癌风险增加	可能改善尿失禁，并减少尿路感染
偏头痛？	可能降低心血管疾病风险
胆结石	可能改善情绪，提高生命质量

四、甲状腺疾病

女性甲状腺功能减退症、桥本甲状腺炎、结节性甲状腺肿患者性功能障碍的患病率较高。最近的一项研究显示，女性甲状腺疾病患者性功能障碍的患病率为46.1%，而对照组仅为20.7%。性功能障碍的具体症状包括性欲下降、性觉醒减少以及阴道润滑水平下降。TSH水平较高时，症状可能会更加明显。

在男性，甲状腺功能亢进症和甲状腺功能减退可能会导致男性勃起功能障碍。

甲状腺功能亢进或甲状腺功能减退导致的疲劳可能是引起性欲降低的原因。治疗甲状腺功能亢进或甲状腺功能减退可能会改善性功能。

五、糖尿病

与正常健康人群相比，女性1型糖尿病（27%）和2型糖尿病（53%）患者性功能障碍的患病率较高。这些患者的性欲下降、性觉醒减少、阴道润滑水平下降、性高潮和整体性满意度下降。随着糖尿病病情恶化和年龄的增加，症状会更加明显。

第十章　性健康相关的检查

埃尔文·高斯坦[1]　凯万·维利[2,3,4]

1 美国，加利福尼亚州，圣地亚哥，阿威瑞多医院，性医学科
2 英国，谢菲尔德，珀特布鲁克临床泌尿科，性医学科
3 英国，谢菲尔德大学，性医学名誉教授
4 世界性健康学会

概述

1.患者在治疗性功能障碍之前，需要进行仔细、系统地检查全身。

2.生化和内分泌指标对于某些性功能障碍的诊断有辅助作用。

3.对于某些男性和女性患者，专业的检查在鉴别性功能障碍的病因方面，能够提供有用的信息。

对于有性相关疾病的女性患者来讲，进行性疾病诊断和治疗的资源是有限的，最主要的原因是目前全球缺乏政府批准的治疗女性绝经前（性欲、性兴奋、性高潮和性交痛相关的功能障碍）或绝经后性疾病（除了性交疼痛）的机构。与此相反的是，仅在美国就有 20 多家政府批准的治疗困扰男性的性功能障碍的研究机构。治疗男性性疾病安全有效的药物，从某种程度上来说能够促使临床医生更好地了解男性性健康问题的本质，使医生更了解男性性功能障碍的临床诊断程序。

本章将重点讲述性相关疾病有关的检查和诊断方面的问题，帮助医生做出正确诊断。可参阅后面的章节获取性健康问题和治疗方面的具体内容。

一、女性性欲、性冲动和性觉醒的问题

（一）女性性欲问题的检查

性兴奋和性抑制之间的平衡关系会受到多种因素的影响，其失衡会导致性欲方面的问题（见第十五章）。

性欲减退筛查（decreased sexual desire screener，DSDS）是针对功能减退的性欲障碍（hypoactive sexual desire disorder，HSDD）的一种自我报告的调查问卷，其中有 4 个为"是 / 否"问题。通过回答这几个问题，医生就可以确定患者是否存在获得性的压抑性性欲减退问题，而患者希望能提高性欲。第 5 个问题是一系列导致性欲减退的原因或是使性欲减退加剧的因素。患者对前 4 个"是 / 否"问题持否定答案的，不太可能患有 DSM-IV 所定义

的 HSDD。

另外还需要做临床诊断性检查。性欲问题的相关临床诊断性检查包括一些重点区域的检查，例如盆腔检查，如果有必要，需要使用阴道镜进行检查，尤其是当医生怀疑是局部的生殖器病变导致的性功能障碍时。

诊断性检查应当从外生殖器开始认真检查，包括阴阜、大阴唇、小阴唇、阴蒂和外阴前庭。这种初步检查可发现生殖器上可能的糜烂、红斑性病变，这些病变可能会导致性交疼痛。另外，还有可能发现阴唇增生或外生殖器萎缩，这在绝经后女性以及服用激素类避孕药物的女性中比较常见。

在检查女性外生殖器时，可使用具有摄像功能的双目阴道镜，其放大倍数为 4×、6×、10×、16× 及 25×，另外该阴道镜具有光源。阴道镜图片显示了各种器官的健康状况。例如，通过阴道镜可以观察到阴蒂头、小前庭腺、处女膜组织、小阴唇和大阴唇、系带、尿道周围组织、阴道黏膜和子宫颈。

实验室检测项目包括睾酮、性激素结合球蛋白、游离型睾酮、雌二醇、孕酮、黄体生成素、促卵泡激素、催乳素以及促甲状腺激素。

睾酮是一种由卵巢、肾上腺以及许多其他组织生成的一种类固醇类型激素。睾酮在女性体内有多种生理功能，血液中 50% 的雄激素由肾上腺合成，其余 50% 由卵巢合成。血液中游离睾酮水平与 SHBG 有关。睾酮与 SHBG 结合相对比较弱，与白蛋白结合比较紧密。SHBG 与睾酮结合没有生理活性。睾酮在女性体内发挥着重要作用，与多种生理功能有关，包括性的欲求行为、生殖组织完整性以及性觉醒反应。女性生殖器组织内有雄激素受体分布。低雄激素水平与性活动和性欲下降有关。随着年龄的增长，女性体内的睾酮水平逐渐下降，而在 35 岁以后下降速度减慢。

HSDD 与使用激素类避孕药物有关。使用激素类避孕药物后，女性体内睾酮合成下降，SHBG 增加，游离睾酮水平降低。停止使用激素类避孕药物后，激素类避孕药物导致的 SHBG 高水平还会持续数年。雌激素的缺乏与阴道黏膜变化和性交疼痛有关，阴道黏膜变化和性交疼痛有可能是继发于 HSDD。

（二）女性性觉醒障碍的检查

女性性觉醒障碍的临床诊断（female sexual arousal disorder，FSAD）需要从生物—心理—社会这三个方面进行综合性诊断。首先从患者主观性觉醒是否缺乏，伴或不伴有生殖器性觉醒障碍，性刺激是否充分以及其他诱发因素判断（参见第十五章）。

在诊断性觉醒障碍时，可使用自我报告的诊断方法，例如女性性功能指数（female sexual function index，FSFI）等。

实验室检查项目包括睾酮、SHBG、游离睾酮、雌二醇、孕酮、LH、FSH、催乳素和 TSH。

在 FSAD 中，需要使用阴道镜对生殖器 / 盆腔进行重点检查，尤其在患者生殖器的敏感性下降、阴道润滑程度下降时。

还需要检查患者盆底横纹肌、盆底肌张力、阴道壁脱垂情况、阴道萎缩的迹象、阴道口大小、阴道分泌物、是否有感染（急性或慢性）、上皮性疾病和（或）疼痛情况。另外，还有阴道 pH 值（酸度，正常值 < 4.5）测定，阴道分泌物显微镜下检查和阴道涂片检查。

在某些情况下，其他科室的实验室检查方法也有利于疾病的诊断，例如经颅多普勒超声检查、利用前视红外热成像、盆腔的磁共振成像、阴道光学体积描记法和热间隙法。

客观感觉神经检测可以使用生物震感阈测量器确定其振动阈值，用伏特表示。客观感觉神经使用温度计来确定冷热感知阈值，用摄氏度表示。非生殖器区域以及阴蒂头（阴部神经的分支阴部神经）、左侧和右侧小阴唇（阴部神经分支会阴神经）多个生殖器区域需要检查感觉神经，需要做更多研究检查 FSAD。

（三）持续性兴奋症候群

持续性兴奋症候群（persistent genital arousal disorder，PGAD）是指与性

需求无关的、自发的、持久的，不由自主地感到生殖器官兴奋，例如患者生殖器官［如阴蒂、阴唇、阴道、会阴和（或）肛门］会有压力/不适、充血、脉动、冲击和（或）跳动。

PGAD 往往给患者带来巨大烦恼和痛苦。PGAD 女性患者经常会因自己的生殖器兴奋感到羞愧，往往有自杀的想法。

如果 PGAD 贯穿患者的一生，那么它就是终身性的。PGAD 可以是原发的，也可以是继发的。如果患者是在后期生活中获得的，PGAD 就是继发的。PGAD 与自发的性高潮有关，一般情况下，性高潮释放后，持续的兴奋感就会下降，但 PGAD 患者在性高潮时，持续的兴奋感不会减少。PGAD 的患病率未知。

PGAD 是与心理相关的病理状态。PGAD 女性患者称压力会加重症状，而注意力转移和放松会缓解症状。

PGAD 可能是与机体生理机能有关的病理状态。血管病变、神经病变、药物和激素有可能会与 PGAD 有关。盆腔动静脉畸形会导致外生殖器的动脉血供异常，可能是导致 PGAD 动脉血管方面的原因。盆腔淤血综合征、卵巢静脉功能不全、静脉曲张等导致生殖器内血供消退、减慢可能是导致 PGAD 静脉血管方面的原因。

中枢神经系统病变也有可能导致 PGAD，主要包括抽动秽语综合征、癫痫、后钝性中枢神经系统（CNS）损伤、中央动静脉畸形后的外科干预、塔洛夫囊肿（Tarlov cysts）、颈段和腰骶段手术等。与 PGAD 有关的外周神经病变包括阴部神经卡压、会阴神经及其分支阴蒂背神经过敏或小纤维神经病变。

与 PGAD 有关的药物方面的原因包括某些抗抑郁药物（如曲唑酮）的使用、选择性 5-羟色胺再摄取抑制剂（selective serotonin reuptake inhibitors，SSRIs）突然停药后的撤药反应。

与 PGAD 有关的激素方面的原因可能是绝经后女性开始和停止使用激素。

（四）PGAD 的检查方法

要仔细详细询问 PGAD 女性患者的相关病史，做心理测评、体检和实验室检查。体检时，要仔细检查患者的阴部神经是否受到卡压，判断 PGAD 是不是由阴部神经卡压引起的外周神经病变导致的。

通过血检检测血液中激素水平，以判断绝经后女性开始和停止使用激素是否与 PGAD 有关。

使用超声检查阴蒂内的动脉血管，判断其动脉血供是否由盆腔动静脉畸形导致，从而判断 PGAD 是否与动脉血管异常有关。盆腔超声和阴道超声有助于排除导致生殖器内血供消退、减慢的盆腔淤血综合征、卵巢静脉功能不全、静脉曲张等。

神经科问诊、脑电图（EEG）、计算机断层扫描（CT）和 MRI 可用于诊断中枢神经系统病变，例如抽动秽语综合征、癫痫、后钝性中枢神经系统损伤、中央动静脉畸形后的外科干预、塔洛夫囊肿、颈段和腰骶段手术等导致的中枢神经系统病变。

心理治疗主要是治疗患者的抑郁症，通过转移注意力和（或）催眠等方法使患者达到最大限度的放松。

（五）女性性高潮障碍的检查方法

女性性高潮障碍（female orgasm disorder，FOD）的临床检查方法是在生物、心理、社会综合评价模型中形成的（见第十八章）。改善高潮功能的生物生理学方法主要是排除导致性高潮障碍生理方面的原因，检查方法与女性性觉醒障碍的诊断方法相似，需要做体检、血液中激素水平检测、神经系统检查和血检。

具体来讲，血检应当检测睾酮、SHBG、游离睾酮、黄体生成素、FSH、雌二醇、孕酮、催乳素、促甲状腺激素等激素的水平。血检结果有助于评价卵巢功能、垂体功能和甲状腺功能。如果怀疑患者有神经方面的病变，还需要测定 FBC，测定 B_{12}、叶酸和葡萄糖水平。

（六）女性性交困难的检查方法

在用阴道镜给性交困难的女性患者做体检之前，医生要详细询问该患者的相关病史（见第十九章）。阴道皮肤病变是一种常见的问题，可导致各种性问题，尤其是性交疼痛。阴道皮肤病变包括一般的皮肤病变，例如湿疹、银屑病、接触性皮炎、真菌感染、接触性溃疡和药物反应等，也有些病变只局限于阴道，这些皮肤病变包括单纯苔藓、硬化性苔藓和扁平苔藓（详见第八章）。

外生殖器检查完毕后，需要对内生殖器和阴道进行检查。检查时应用双手对盆腔内器官脱垂情况和卵巢疾病状况做出判断。盆腔内器官脱垂和卵巢疾病可能是引起性交疼痛的原因之一。

对肛提肌的检查应包含在双合诊检查内。另外，还需要对盆底肌松弛或紧张程度以及压痛点进行评估，这些都与性交疼痛有关。最后，还需要考虑阴道镜检查以排除宫颈病变。

阴道 pH 检测是一项简单、成本较低的检查方法。pH 高表明患者体内雌激素缺乏和（或）阴道微生物环境破坏，而且阴道高 pH 可能与阴道反复感染、阴道萎缩以及其他问题有关。因为阴道 pH 检测是一种微创、安全的检测方法，应当将其作为一项常规检测项目。

可能还会涉及其他科室专业化的检查，包括（皮肤病变或发育异常）皮肤活检，（阴道、腹部）超声检查和 X 线检查，背部和（或）骨盆的 MRI 检查。

二、男性性欲、勃起功能障碍、射精功能障碍、性交困难的问题

（一）男性性欲问题的检查方法

首先要仔细询问患者相关临床病史（见第十四章），使用医院焦虑和抑郁量表（临界值为 8/21，达到临界值时，患者可能有焦虑或抑郁方面的问题）调查问卷排除导致患者性欲问题心理情绪方面的因素。一般情况下，需要做

临床检查，尤其是患者有并发症时。

排除激素干扰——主要雄激素和甲状腺不足以及高泌乳素血症（全部都是非空腹样本）。如果怀疑患者睾酮水平较低，有必要让患者做一份老年男性雄激素缺乏问卷。项目 1 或 7 的答案为肯定或是任意 3 个项目答案为肯定，提示患者可能患有（但不一定诊断）性腺功能减退症。

（二）男性勃起功能障碍检查

医生应当详细询问患者的病史（见第十六章），然后再进行体检。应当重点对勃起功能障碍（ED）患者的生殖器进行检查。另外，还需要考虑以下检查项目：一般的外观检查，性腺功能减退症患者需要检查其第二性征；血压和外周脉搏等心血管检查；包括包皮和龟头在内的生殖器检查；睾丸的大小和一致性；阴茎大小和形状，拉伸阴茎查看是否有纤维化斑块，是否符合派罗尼病的特征；对 40 岁以上的患者要进行直肠指检，判断前列腺的大小、形状、均一度以及是否有肿块；神经系统检查，判断会阴、阴茎的敏感度；直肠触诊时，压迫龟头，使肛门收缩，判断肛门括约肌张力和球海绵体肌神经反射情况。

医生必须根据患者的主诉和危险因素暴露情况确定实验室检查项目，如糖尿病检测血糖和糖化血红蛋白，高脂血症检测各种脂和内皮功能的血液测试，高血压检查血压、脉搏、血肌酐、血尿素氮，冠状动脉疾病查心电图。

50 岁以下的男性患者需要在上午测定总睾酮和游离睾酮水平，尤其是勃起功能障碍和性欲低的患者。年龄超过 50 岁的男性患者，其睾酮水平在白天的波动不大，因此，这类患者的睾酮水平也可以在下午测。随着年龄的增长，SHBG 增加，与 SHBG 紧密结合的睾酮也增加，游离睾酮水平下降，生物利用度下降，因而判断患者是否患有性腺功能减退症更可靠的睾酮水平指标为游离睾酮水平，通过总睾酮与 SHBG 的比值来反映。总睾酮并不能真正反映男性的雄激素水平，尤其是对于中年男性来讲。肥胖以及甲状腺功能减退和糖尿病等都可以使 SHBG 水平降低。

其他血检项目，如 FSH 和催乳素等，有助于医生判断患者的内分泌环境。另外，检测 TSH 水平，可以将甲状腺功能低下的患者从看似正常的人群中检测出来。如果男性患者体内芳香化酶活性较高，雌二醇就可能较高，导致患者体脂指数高，患者有较多的脂肪组织。检测双氢睾酮有助于判断 5-α 还原酶的功能。为年龄超过 50 岁的男性患者做前列腺癌方面的诊断时，需要检测前列腺特异性抗原以及做直肠指检。

在某些情况下，可以做勃起功能检测。在临床上，如果怀疑患者的勃起功能障碍是心理因素导致的（患者没有明显的生理上的问题），可以使用硬度测试仪测量夜间阴茎勃起程度和硬度。如果结果为阳性（正常），那么可以证明患者身体没问题，建议患者做心理治疗。

在临床上，如果怀疑患者的勃起功能障碍是神经系统问题导致的，需要做神经传导方面的检查。如果患者主诉有"软尖"综合征，医生可以使用数字变形刚度测定仪来判断阴茎远端的硬度。

还有许多专门检查勃起的方法，有助于医生更为详细地了解勃起过程。但是这些检查对于大部分勃起功能障碍患者来讲，价值是有限的，应当把这些医疗资源留给那些由于阴茎受伤或会阴创伤造成勃起功能障碍的年轻人。

将动脉功能不全性 ED 与静脉功能不全性 ED 鉴别出来的检查方法是向阴茎海绵体内注射血管扩张剂［一般是前列腺素 E_1 或前列腺素 E_1、罂粟碱和（或）酚妥拉明联合应用］。使用血管扩张剂后，如果患者能够持续勃起，就能排除静脉功能不全性 ED 的可能性。如果患者不能够完全勃起或勃起持续时间很短，医生可以通过增加刺激改善情况。该测试对焦虑症患者或针恐惧症患者无效。阴茎海绵体内注射血管扩张剂这个检查方法并不能判断动脉灌注压。如果静脉闭塞机制完善的话，动脉功能不全性 ED 患者在使用血管扩张剂后，仍然可以完全勃起。在应用动态药物性海绵体测压术时，可以通过彩色多普勒超声或者直接记录海绵体动脉灌注压来评价海绵体动脉的完整性。

在诊断血管源性 ED 时，使用彩色多普勒超声检测联合海绵体血管活性剂要比只注射海绵体血管活性剂能够获得更多血管病变方面的信息。这种联合检查方法可能会检查出 ED 患者患有动脉粥样硬化，且这个过程还在继续，而患者还没有意识到。如果患者患有动脉粥样硬化，建议患者做心血管方面的检查。向患者阴茎海绵体内注射血管活性剂后，探头横向或斜纵向放置，在阴茎基底部做背侧或腹侧扫描。在药物注射的 5min 内，记录阴茎海绵体动脉收缩与舒张时的血流速度。在一般情况下，动脉发生病变时，收缩期最高流速小于 30cm/s。血管阻力较大时，例如，阴茎勃起充血时，只有在心脏收缩、压力较大时，血液才能流入阴茎海绵体。心脏舒张时，压力较小，不足以克服外周血管阻力，舒张期血流速度很低（一般为 3cm/s 以下）。阴茎海绵体动脉收缩期灌注压测定值和该值与肱动脉收缩期灌注压值的比值是判断动脉结构与功能的另外一种方法。这些值最好在动态药物性海绵体测压术中进行测定。如果 ED 患者比较年轻，会阴、阴茎有外伤史，静脉闭塞机制完善，收缩期最高流速降低（与同龄人相比），阴茎海绵体动脉收缩闭塞压力下降，则患者需要做选择性阴部内动脉造影，尤其是在其做微血管动脉旁路手术治疗时。

（三）男性射精功能障碍检查

医生应当仔细询问早泄患者，获取完整病史（第十七章），随后对患者进行体检（尤其是与早泄可能相关的部位，在开所有外用药物之前）。TSH 检测会排除甲状腺功能问题，（用秒表）测定在阴道内射精延长的时间有助于诊断导致早泄的原因。

医生应当仔细询问射精延迟或抑制患者，获取完整病史（见第十七章），随后对患者的睾丸、附睾、前列腺和精囊进行检查。如果没有血管方面的病变，进行肾扫描，排除囊性纤维化病变。检查提睾肌（L1）和球海绵体肌（S2～4）反射是否存在。DRE 后，培养前列腺分泌物，可排除慢性前列腺炎，尿脱落细胞学检查可排除膀胱癌。射精后尿液分析是通过离心射精后 10min 尿液样本，发现精子提示患者可能存在逆行射精。在某些情况下，需要进行睾丸和附睾的超声检查或全膀胱 CT 扫描。经直肠超声可以发现射精管结石、米勒管囊肿以及精囊扩张等结构异常。

（四）男性性交困难问题诊断

医生应当仔细询问患者，获取详细临床病史（见第十九章），然后通过泌尿系统检查排除射精痛和血精症，在门诊排除性传染疾病（sexually transmitted infection，STI）。上述体检由内科医生安排，建议做阴囊超声检查，无对照剂 CT 扫描可发现泌尿系统结石。

三、结论

在大多数情况下，性相关疾病要通过体检和实验室检查才能确诊，这些工作应当由内科医生和其他医生合作进行。

延伸阅读

［1］Bachmann, G. A., Rosen, R., Pinn, V. W. *et al.* (2006) A state-of-the-art consensus on definitions, diagnosis and management. *Journal of Reproductive Medicine*, **51 (6)**, 447–56.

［2］Clayton, A. H., Goldfischer, E., Goldstein, I. *et al.* (2013) Validity of the decreased sexual desire screener for diagnosing hypoactive sexual desire disorder. *Journal of Sex and Marital Therapy*, **39 (2)**, 132–43.

［3］DeRogatis, L., Rosen, R. C., Goldstein, I., Werneburg, B., Kempthorne-Rawson, J., Sand, M. (2012) Characterization of hypoactive sexual desire disorder (HSDD) in men. *Journal of Sexual Medicine*, **9**, 812–20.

［4］Gelbard, M., Hellstrom, W. J. G., McMahon, C. G. *et al.* (2013). Baseline characteristics from an ongoing phase 3 study of collagenase clostridium histolyticum in patients with Peyronie's disease. *Journal of Sexual Medicine*, **10**, 2822–31.

［5］Goldstein, A., Burrows, L., Goldstein, I. (2010) Can oral contraceptives cause vestibulodynia? *Journal of Sexual Medicine*, **7 (4 Pt 1)**, 1585–7.

［6］Goldstein, I. (2010) Recognizing and treating urogenital atrophy in postmenopausal women. *J Womens Health (Larchmt)*, **19 (3)**, 425–32.

［7］Goldstein, I. (2007) A clinical paradigm for the combined management of androgen insufficiency and erectile dysfunction. *Endocrinology of Metabolism Clinics of North America*, **36 (2)**, 435–52.

［8］Goldstein, I., Lurie, A. L., Lubisich, J. P. (2007) Bicycle riding, perineal trauma, and erectile dysfunction: data and solutions. *Current Urology Reports*, **8 (6)**, 491–7.

［9］Goldstein, I., Alexander, J. L. (2005) Practical Aspects in the Management of Vaginal Atrophy and Sexual Dysfunction in Perimenopausal and Postmenopausal Women. *Journal of Sexual Medicine*, **s3**, 154–165.

［10］Isidori, A. M., Buvat, J., Corona, G. *et al.* (2014) A Critical Analysis of the Role of Testosterone in Erectile Function: From Pathophysiology to Treatment-A Systematic Review. *Europena Urology*, **65**, 99–112.

［11］Jackson, G., Nehra, A., Miner, M. *et al.* (2013) The assessment of vascular risk in men with erectile dysfunction: the role of the cardiologist and general physician. *International Journal of Clinical Practice*, **67**, 1163–72.

［12］Kottmel, A., Goldstein, I Vulvoscopy. (2012) *Journal of Sexual Medicine*, **9 (12)**, 2990–3.

［13］Miner, M., Nehra, A., Jackson, G. *et al.* (2014) All men with vasculogenic erectile dysfunction require a cardiovascular workup. *American Journal of Medicine*, **127 (3)**, 174–82.

［14］Montorsi, F., Adaikan, G., Becher, E. *et al.* (2010) Summary of the recommendations on sexual dysfunctions in men. *Journal of Sexual Medicine*, **7 (11)**, 3572–88.

［15］Mulhall, J., Althof, S. E., Brock, G. B., Goldstein, I., Junemann, K. P., Kirby, M. (2007) Erectile dysfunction: monitoring response to treatment in clinical practice–recommendations of an international study panel. *Journal of Sex-ual Medicine*, **4 (2)**, 448–64.

［16］Nehra, A., Jackson, G., Miner, M. *et al.* (2012) The Princeton III Consensus Recommendations for the Management of Erectile Dysfunction and Cardiovascular Disease. *Mayo Clinic Proceedings*, **87**, 766–78.

［17］Rosen, R. C., Maserejian, N. N., Connor, M. K., Krychman, M. L., Brown, C. S., Goldstein, I. (2012) Characteristics of premenopausal and postmenopausal women with acquired, generalized hypoactive sexual desire disorder: the Hypoactive Sexual Desire Disorder Registry for women. *Menopause*, **19**, 396–405.

［18］Sommer, F., Goldstein, I., and Korda, J. B. (2010) Bicycle riding and erectile dysfunction: A review. *Journal of Sexual Medicine*, **7 (7)**, 2346–2358.

第十一章 性问题的定义与诊断

约翰内斯·比泽尔

瑞士，巴塞尔省，巴塞尔大学医院

概述

1. 大多数男性和女性在一生中至少都会经历一次性方面的问题，性问题是人类疾病的一部分。

2. 如果患者不能够进行正常的性生活，或大部分性生活以失败告终，而且这个问题持续的时间较长，且具有临床特征，需要进行临床诊断和治疗。

3. 性问题有两大分类系统：一是由 WHO 提供的 ICD-10；另一个是由美国精神病学协会提供的 DSMIV/DSM-5。

4. ICD-10 将性问题分成四类：性功能障碍、性别认同障碍、性偏好障碍以及与性发展和性取向有关的心理和行为障碍。

5. DSM-5 将性问题分成三类：性功能障碍、性别焦虑症和性倒错障碍。

一、性问题的定义是什么？

一个能够阻碍某个特定目标或者目的实现的障碍就是问题。

根据上面的定义，性问题是指阻碍个人性欲实现的障碍。性现实与性理想是存在差距的，换句话说，个人性欲实现与期望之间是有差距的。从该定义可知，所有人在一生中至少会遇到一次性问题。但是，这个问题什么时候会成为一个医疗问题？

例一： 约翰，16岁，深深地爱上了朱莉，但朱莉没有回应他的追求。他想与朱莉进一步发展的愿望受挫，他很痛苦、悲伤。他无法表达自己的性幻想，无法实现自己的梦想。

约翰的这个经历是生活的一部分，还是一个"医疗问题"？

例二： 弗兰克，63岁。他和玛丽结婚35年了。大约1年前，当他想与妻子发生性关系时，发现阴茎不能像以前那样勃起，而且勃起的时间也较短，不能达到性高潮。对此，他和妻子都苦恼痛苦，最后导致双方都避免发生性行为。

弗兰克这个问题是年老过程中的正常问题，还是一个"医疗问题"？

例三： 克莱尔，46岁。有一段时间她对性生活失去了兴趣。当她的丈夫想和她发生性关系时，她极力抵触。她现在很少会体验到以前的那种性反应，很少会达到性高潮。她想感受到更好的性欲，享受性生活，不仅是为了取悦她的丈夫，而是为了感觉更年轻，更像一个女人。

缺乏性冲动是否是一个医疗问题？

例四：从青春期开始，爱丽丝就觉得自己生错了性别，很讨厌乳房发育和臀部发育。她喜欢训练自己，使得自己腹部有"六块"腹肌。感觉自己不像个女孩，喜欢和男孩踢足球。她不太清楚自己是喜欢女孩还是男孩。

爱丽丝这个问题只是青春期发育问题还是医疗问题？

例五：在地铁里，当彼得接近女乘客时，就会断断续续地感觉到有摩擦女乘客身体的冲动。冲动如此强烈，彼得冒着被众人指责的风险去摩擦女乘客的身体。

这只是一个不良行为还是一个医疗问题？

从这些例子中，可以看出生活中存在着各种各种的性问题，而且程度也会不同。

1. 性欲受挫，无法满足。

2. 无法进行性行为。

3. 缺乏性动机和性兴趣。

4. 身体是男的，感觉自己应该是女的；或者身体是女的，感觉自己应该是男的。

5. 性行为给其他人、社会带来了问题。

二、性问题分类系统

性问题有两大分类系统：一是由 WHO 提供的国际疾病分类（international classification of disease，ICD）；另一个是由美国精神病学协会（American Psychiatric Association，APA）提供的多相诊断与统计手册（Multiaxial Diagnostic and Statistical Manual，MDSM）。

（一）性问题 ICD-10 分类系统

ICD-10 将性问题分为四类：性功能障碍、性别认同障碍、性偏好障碍以及与性发展和取向相关的心理行为障碍（表 11-1）。

表 11-1   ICD-10 性问题分类

F52 非器质性性功能障碍

F52.0 性欲缺失

F52.1 性厌恶与性愉悦缺乏

10 性厌恶

11 性愉悦缺乏

F52.2 生殖器反应性功能障碍

F52.3 性高潮功能障碍

F52.4 早泄

F52.5 非器质性阴道痉挛

F52.6 非器质性性交疼痛

F52.7 性欲亢进

F52.8 其他非器质性性功能障碍

F52.9 未分类型非器质性性功能障碍

F64 性身份障碍

F64.0 易性症

F64.1 双重异装症

F64.2 童年期性身份障碍

F64.8 其他性身份障碍

F64.9 未分类型性身份障碍

F65 性偏好障碍

F65.0 恋物症

F65.1 恋物性异装症

F65.2 露阴症

F65.3 窥淫症

F65.4 恋童症

F65.5 施虐受虐症

F65.6 性偏好多相障碍

F65.8 其他性好多相障碍

F65.9 未分类型性偏好障碍

F66 与性发展和取向相关心理行为障碍

F66.0 性成熟障碍

F66.1 自我不相容的性取向障碍

（续表）

F66.2 性关系障碍

F66.8 其他性心理发育障碍

F66.9 未分类型性心理发育障碍

注：来源：WHO，1993。获得世界卫生组织许可复制发表。

性功能障碍可以根据马斯特斯和约翰逊的线性模型（性兴奋、性平台、性高潮）和性欲障碍的含义进行进一步分类。男性和女性性功能障碍都可分为性欲功能障碍、生殖器反应功能障碍和性高潮功能障碍。男性性功能障碍包括早泄，而女性性功能障碍包括非器质性阴道痉挛和器质性性交疼痛。性欲亢进还没有确切定义，还处于研究阶段。

性别认同障碍包括易性癖、双重角色易装癖和儿童性别认同障碍。

性偏好障碍主要是指经典性反常行为，主要包括恋物性异装症、恋童癖、施虐受虐狂。

与性发展和取向相关的心理行为障碍包括自我不相容的性取向障碍。

（二）性问题 DSM-5 分类系统

《精神疾病诊断与统计手册》第 5 版（DSM-5）将性功能障碍分为性功能障碍、性焦虑和性倒错症（表 11-2）。

表 11-2　DSM-5 分类

302.74	（F52.32）	延迟射精
	ICD-10	
302.72	（F52.21）	勃起障碍
302.73	（F52.31）	女性性高潮障碍
302.72	（F52.22）	女性性兴趣 / 性觉醒障碍
302.76	（F52.6）	生殖器-盆腔疼痛进入障碍
302.71	（F52.0）	男性性欲减退

（续表）

302.75	（F52.4）	早泄
302.79	（F52.8）	其他性功能障碍
302.70	（F52.9）	未分类型性功能障碍
性焦虑		
302.6	（F64.2）	儿童性别焦虑
302.85	（F64.1）	青春期、成人性别焦虑
302.6	（F64.8）	其他性别焦虑
302.6	（F64.9）	未分类型性别焦虑
性倒错症		
302.82	（F65.3）	窥淫症
302.4	（F65.2）	露阴症
302.89	（F65.81）	摩擦癖
302.83	（F65.51）	性受虐症
302.84	（F65.52）	性施虐症
302.2	（F65.4）	恋童症
302.81	（F65.0）	恋物症
302.3	（F65.1）	异装症
302.89	（F65.89）	其他性倒错症
302.9	（F65.9）	未分类型性倒错症

在临床上，性功能障碍主要根据临床描述进行分类。男性性功能障碍包括性欲障碍、勃起功能障碍和早泄——马斯特斯与约翰逊已经对此做出了明确诊断。女性性功能障碍中的性欲障碍和性觉醒障碍为一个类别，除此之外还包括女性性高潮障碍。生殖器-盆腔疼痛和进入障碍是性功能障碍中的一个新类别，很难与阴道痉挛和性交疼痛区别开来。

性别焦虑中，青少年与成人性别焦虑存在较大差异。性倒错症又是DSM-5中的一个经典类别，性倒错症除了ICD-10中的恋物症和易装癖外，还包括其他病症。

三、性功能障碍的诊断

对于全科医生来讲最常见的性问题就是性功能障碍。

实践中通常是通过 3 步来诊断性功能障碍。

步骤 1：定性和描述性诊断

在欧洲，医疗卫生工作者常根据 ICD-10 诊断标准来做出描述性诊断。但是，医疗卫生工作者在参照 ICD-10 诊断标准做诊断的同时，也需要参照 DSM-5 中其他的诊断标准（参见下文）。

ICD-10 中性功能障碍的一般诊断标准：

G1. 患者无法实施他或她所希望的那种性行为。

G2. 性功能障碍经常发生，但在某些情况下性功能可能正常。

G3. 性功能障碍至少已经持续 6 个月。

G4. 排除 ICD-10 中其他精神行为障碍、其他机体障碍（如内分泌失调）或药物治疗。

DSM-5 中性功能障碍的其他诊断标准：

终身性：患者自性行为开始时就出现了性行为障碍。

获得性：患者有一段相对正常的性功能期后才出现性行为障碍。

广义性：不局限于某种类型的刺激、环境或性伴侣。

特定性：只发生于某种类型的刺激、环境或性伴侣。

轻度、中度和重度症状。

根据患者的病史和检查结果，可以做出以下一个或数个描述性诊断。

1. 性欲缺失

· 性欲缺失主要表现为性寻求行为减少，与性相关的感觉、欲望和幻想减少。

· 缺乏引起性活动的兴趣，不管是与他人进行性行为还是自己进行的自慰行为，（考虑到年龄和环境因素后）频率明显低于预期，或是比先前性行为的频率明显要低。

2. 性厌恶

· 与性伴侣进行性互动时，患者会有厌恶、恐惧或焦虑的情绪，以至于患者尽量避免性行为，或是患者在发生性行为时，会产生不良的负面情绪，无法体验到性愉悦。

·这种性厌恶与行为性焦虑无关（先前性行为失败）。

3. 性愉悦缺乏

·在整个性刺激过程中，机体一直有反应［性高潮和（或）射精］，但没有伴随着愉快的感觉或愉快的兴奋感。

·在性活动中存在持续的恐惧感或焦虑感。

4. 生殖器反应性功能障碍

男性：在性交时，男性阴茎无法充分勃起或勃起失败。勃起功能障碍表现为下列之一。

·在性行为的早期阶段能够完全勃起，但是在性交时，勃起功能下降或消失（在射精之前发生）。

·只有在非性交行为时，阴茎才能够勃起。

·性交时，部分勃起，不完全勃起。

·阴茎完全没有勃起。

女性：阴道润滑不足、阴唇肿大时，女性生殖器反应障碍。女性生殖器反应功能障碍表现为下列之一。

·常见情况：各种情况下的阴道润滑不足。

·一开始阴道会有润滑液产生，但是产生不会持久，不能让阴茎舒适进入。

·特定性：只有在某些情况下才会润滑充足（例如不发生阴道性交，只意淫某个性伴侣，就会导致阴道充分润滑）。

5. 性高潮功能障碍

性高潮功能障碍（缺失或明显延迟）表现为下列之一。

·从未经历过性高潮。

·在相对正常的性高潮后，才发生性高潮功能障碍。

·广义性：在任何情况下，与任何性伴侣都无法产生性高潮。

·特定性：女性在某些情况下会发生性高潮（例如，当自慰或与性伙伴发生性关系时）。

男性在某些情况下，会有性高潮。

（1）不在清醒状态而在睡眠期间发生性高潮。

（2）只有在性伴侣不在的情况下才发生性高潮。

（3）在性伴侣在的情况下，在阴道以外的部位发生性高潮。

6. 早泄

不能充分延迟射精享受欢爱的乐趣，主要表现为：

·在进入阴道之前或刚进入阴道就发生射精（如果计时的话，就是进入阴道之前或刚进入阴道 15s 内就发生射精）。

·没有充分勃起的情况下就发生射精，导致阴茎无法进入阴道。

·并不是由于长时间没有性生活体验造成的。

7. 非器质性阴道痉挛

阴道周围肌肉痉挛会让阴茎无法进入阴道或使阴茎不舒服。

非器质性阴道痉挛主要表现为：

·从来没有体验过正常的性生活。

·在相对正常的性生活后，才发生非器质性阴道痉挛。

·在阴茎进入阴道之前，可能会有正常的性反应。

·任何性接触尝试都会导致对性的恐惧，并试图避免阴茎进入阴道（例如大腿内收肌发生痉挛）。

8. 非器质性性交疼痛

女性：

·在阴茎进入阴道时，或阴茎在阴道内的整个过程，或是只有在冲刺时，才会发生非器质性性交疼痛。

·与阴道痉挛或阴道润滑不足无关。

·那些由器质性病变导致的性交疼痛，应当根据潜在的病因进行分类。

男性

·男性在性交过程中疼痛或不适。需要仔细记录疼痛的时间，以及疼痛的具体部位。

·排除局部病变因素。如果发现相关病变，应当根据潜在的病因进行分类。

步骤2：解释性的病因假设

结合 ICD-10 和 DSM-5 诊断标准确定描述性诊断后，医生可以根据生物—心理—社会病因模型探寻导致上述疾病的病因。

该模型通过综合分析生物、心理和社会因素，以及易感因素、诱发因素、维持因素这些有时间关联的因素，有利于医疗卫生工作者和患者理解这类疾病以及导致这些疾病的原因（图 11-1）。

	生物		心理因素		社会文化
	慢性疾病与药物治疗	激素	患者本身	人际关系	
易感因素——远因、间接					
诱发因素——触发					
维持因素——近因、直接					

图 11-1　性功能障碍生物—心理—社会病因假设模型

步骤3：综合诊断

结合描述性诊断和病因假设模型，医疗卫生工作者可以做出综合诊断，为以后的治疗计划提供基础。

延伸阅读

［1］American Psychiatric Association (2013) *Diagnostic and Statistical Manuel of Mental Disorders*, 5th edn. American Psychiatric Press, Washington, DC.

［2］Bitzer, J., Giraldi, A. & Pfaus, J. (2013) Sexual desire and hypoactive sexual desire disorder in women. Introduction and overview. Standard operating procedure (SOP Part 1). *Journal of Sexual Medicine*, **10**, 36–49.

［3］Bitzer, J., Giraldi, A. & Pfaus, J. (2013) A standardized diagnostic interview for hypoactive sexual desire disorder in women: standard operating procedure (SOP Part 2). *Journal of*

Sexual Medicine, **10**, 50–7.

［4］Brotto, L. A., Bitzer, J., Laan, E., Leiblum, S. & Luria, M. (2010) Women's sexual desire and arousal disorders. *Journal of Sexual Medicine*, **7**, 586–614.

［5］Kaplan, H. S. (1977) Hypoactive sexual desire disorder. *Journal of Sex and Marital Therapy*, **3**, 3–9.

［6］Lief, H. I. (1977) Inhibited sexual desire. *Med Aspects Hum Sex*, **7**, 94–5.

［7］Masters, W. H. & Johnson, V. E. (1966) *Human sexual response*. Bantam Books, New York.

［8］Masters, W. H. & Johnson, V. E. (1970) *Human Sexual Inadequacy*. Little Brown, Boston, MA.

［9］World Health Organization. The ICD-10 International Classification of mental and behavioral disorders. Geneva 1993

第十二章　性与精神疾病
（包括创伤和虐待）

理查德·巴隆

美国，密歇根州，韦恩州立大学医学院

概述

1. 与精神疾病、药物滥用以及性创伤/虐待有关的性功能障碍是很难进行诊断治疗的，需要咨询相关专家。

2. 许多性功能障碍与精神疾病和精神药物有关。

3. 询问临床相关问题是诊断和治疗的基石。

4. 与精神疾病、药物滥用以及性创伤/虐待有关的性功能障碍的治疗首先应当解决可能的潜在原因（主要是进行心理治疗和性相关治疗或去除可能存在的病因）或是解决性功能障碍临床症候（药物治疗）。

一、引言

许多精神疾病与性功能障碍有关。精神病患者发生性功能障碍可能与精神疾病（例如抑郁症患者会缺乏性欲）、治疗药物的不良反应（例如抗抑郁的血清制剂会导致患者延迟射精或性冷淡）、药物滥用（例如长期可卡因滥用会导致性欲低下）以及慢性躯体疾病（与精神疾病无关或是精神疾病治疗的不良反应导致的机体问题，如某些抗精神病药物导致的代谢综合征或糖尿病）有关，甚至治疗一种性功能障碍也会导致另外一种性功能障碍。当然，性功能障碍可能与上述原因中的一个或多个因素有关。

医生不可能将导致性功能障碍的病因全部确切地诊断出来，因而，治疗性功能障碍可能是对因治疗，也有可能是对症治疗，例如，治疗某种性功能障碍的常用方法［如使用药物西地那非（伟哥）治疗勃起功能障碍］。一般情况下，医生仔细问诊后就能做出诊断。临床医生应该根据性功能的相关问题进行针对性询问，例如性欲、性觉醒（勃起）、性高潮（射精）以及与性活动相关的疼痛，这些方面的问题有助于后续药物的治疗。性功能障碍没有专门的检查方法，但在某些情况下，某些实验室检查有助于性功能障碍相关疾病的诊断，例如，测量催乳素水平有助于确认是否是抗精神病药物导致的性功能障碍。

二、与性功能障碍相关的精神障碍

几乎所有的精神障碍都有可能会导致性功能障碍或性功能改变。

（一）情绪障碍与性功能障碍

抑郁症患者最常见的主诉是性欲下降（一项研究表明高达 72% 的抑郁症患者都有性欲下降问题），抑郁症越严重，性欲下降越厉害。另外，抑郁症还会导致其他性功能方面的问题，例如勃起功能障碍、女性性觉醒异常、射精延迟 / 性高潮障碍以及性冷淡，虽然这方面的问题发生的概率要比性欲下降要低。抑郁症患者也有可能是焦虑症患者，焦虑也会导致性功能障碍。抑郁症患者可能会发生性功能障碍，良好的性功能对他们的痊愈很重要。另外，大多数用于治疗抑郁症的药物都有可能会导致性功能障碍，这会使性功能障碍这个问题变得更为复杂（表 12-1）。

表 12-1 与性功能障碍相关的抗抑郁药

・杂环类抗抑郁药（阿米替林、阿莫沙平、氯丙咪嗪、地昔帕明、多虑平、丙咪嗪、去甲替林、普罗替林、丙咪嗪、盐酸曲唑酮）
・选择性 5-羟色胺再摄取抑制剂（西酞普兰、艾司西酞普兰、氟西汀、氟伏沙明、舍曲林、帕罗西汀、沃替西汀[a]）
・单胺氧化酶抑制剂（异卡波肼、吗氯贝胺[a]、苯乙肼、司来吉兰[a]、反苯环丙胺）
・其他（阿戈美拉汀[a]、安非拉酮、去甲文拉法辛、度洛西汀、左旋体米那普仑[a]、米那普仑、米氮平[a]、奈法唑酮、瑞波西汀[a]、文拉法辛）

注：[a]表示导致性功能障碍的概率较低（大部分资料认为安非他酮、米氮平和奈法唑酮导致性功能障碍的概率较低）。

双相情感障碍患者也有可能发生性功能障碍，据报道，30%~65% 的躁狂患者可能发生性欲减退。躁狂抑郁症患者或循环情感障碍（轻度躁狂症）患者有可能会发生性滥交或出轨事件。

（二）焦虑障碍与性功能障碍

前文已经讲到，焦虑症患者会有性功能障碍，焦虑症越严重，性功能障碍的发生率越高。越来越多的研究报道表明，广义的焦虑症、惊恐障碍、强迫症创伤后应激障碍和社交恐惧症会导致性功能障碍。性欲下降是最常见的性功能障碍。

（三）精神分裂症与性功能障碍

精神分裂症患者往往会发生性功能障碍，甚至在精神病发病以及治疗之前就会发生性功能障碍，某些精神分裂症缓解期的患者也有可能会发生性功能障碍。性欲下降是精神分裂症患者最常见的性功能障碍。某些慢性精神分裂症患者会有过度自慰的问题（原因不明）。精神分裂症患者会因为自身的妄想、偏执等特点使得性功能评估变得更为复杂困难。需要注意的是，一些抗精神病药物会导致催乳素水平升高，进而导致性功能障碍。

（四）其他精神疾病与性功能

与性功能障碍有关的精神疾病包括饮食失调（例如厌食—性欲减退、害怕亲密接触、性行为退缩、自慰频率下降和性行为减少）、人格障碍（如边缘性人格障碍）和更具争议的阻塞性睡眠呼吸暂停（如勃起功能障碍）。

（五）物质滥用和性功能

药物滥用和物质滥用会导致性功能方面的变化。有些药物在使用早期可能会增加机体的性功能，而长期使用会导致性欲降低、性高潮障碍等性功能的全面损害。例如，酒精通常被认为是一种社会的"润滑剂"，但是长期摄入会导致勃起功能、阴道润滑和性高潮障碍。长期摄入酒精会导致男性睾丸萎缩和女性雌二醇水平下降（导致阴道润滑障碍和性交疼痛），进而导致性功能长期缓慢变化。与性功能障碍有关的其他药物还有阿片类药物（长期使用可能导致性功能的全面损害）、兴奋剂/可卡因（短期使用可以使机体性反应增强，但长期使用可能会导致勃起功能障碍和性高潮延迟）。短期使用大麻可增加性生活的满意度和愉悦感，但慢性使用的影响还没有得到充分研究。致幻剂（3，4-亚甲氧基苯乙胺，摇头丸）可能会增加性欲和性愉悦感，但会抑制性高潮。吸烟对性功能有不利的影响，尼古丁是一种强效的血管收缩剂，因此，男性烟民中勃起功能障碍的患病率较高。

（六）创伤与性功能

性创伤，无论是童年的还是成年的，对成人的性功能往往会造成严重影响。可以从多个角度来分析性创伤，例如性创伤的类型和相关的影响因素（例如暴力与非暴力创伤、被熟悉亲密的人还是被陌生人施虐），性创伤发生后受害人当时的处理方式（闭口不谈？成为秘密？感到羞耻？）以及受害人现在的态度。性创伤引起的不信任可能会导致心理障碍和性亲密障碍，进而导致性欲减退和性逃避。性创伤和（或）性虐待可能导致性欲缺乏、性冷淡、性交时疼痛等其他性功能障碍。

三、诊断与评价

在治疗性功能障碍之前，医生必须对患者的性功能、精神疾病／药物滥用／性创伤进行详细的评估与诊断。但是，在性功能障碍评价诊断方面，专业的评价诊断方法不是很多，只有评价勃起功能有专门针对性的方法（如体积描记法或 NPT）或某些激素水平测定（如催乳素、睾酮）。因此，完整详细的临床问诊记录是进行评价诊断的基石。

临床问诊的重点应该围绕性功能展开，确定患者是否真的有性功能障碍，是哪种性功能障碍（性欲降低？性觉醒障碍？两者都有？），还是精神障碍／物质滥用／性创伤导致的性功能障碍。精神障碍／物质滥用／性创伤与性功能障碍之间的时间关系有时候很难确认，然而，需要认识到性功能障碍可能与精神疾病／物质滥用／性创伤无关，患者有可能在发生上述疾病前就患有性功能障碍。

在评价药物（如抗抑郁药、抗精神病药物、抗高血压药和抗癌药物）相关性功能障碍时，性功能基线很重要。

临床医生和患者在谈论性问题方面的舒适度对于临床诊断很重要，与某些精神病患者讨论尤其困难。抑郁症患者或性创伤患者可能不愿意与医生谈论性方面的细节或是根本不愿意谈性，而轻度躁狂症患者恨不得告知医生性功能的每一个细节。临床询诊的氛围应该是非侵入性的、舒适的，让患者感觉自己告知医生的信息不会被透漏出去，会严格保密。相关问题应该是半结构化的，逐步深入到性功能的各个方面（性欲、性觉醒、性高潮）。医生要牢记生物—心理—社会医学模式，根据该模式对患者进行提问，询问有关生物、心理、社会或人际关系方面可能与性功能有关的问题。临床医生不要想当然地认为，因为患者患有精神疾病，他/她就对性不感兴趣。例如，众所周知，许多抑郁症患者性欲比较低，但他们也渴望"正常"的性功能。

性功能障碍诊断评价应当包括问诊、身体检查和实验室检查（表12-2）。如果可能的话，也可以对患者的性伴侣进行问诊。

表 12-2　检测性功能障碍的实验室方法

推荐	选择
睾酮（游离型和总睾酮）	空腹血糖
促甲状腺激素（TSH）	糖化血红蛋白A1c
催乳素	血脂
性激素结合球蛋白	全血细胞计数
雌二醇	促卵泡激素，促黄体生成激素，脱氢表雄酮

四、精神疾病、药物滥用、性创伤/虐待相关性功能障碍的治疗

患者在有精神疾病、药物滥用、性创伤的情况下，又患有性功能障碍，对性功能障碍的治疗是比较困难的。治疗的首要目标——治疗或去除导致性功能障碍的潜在病因——不一定总能实现，也有可能会适得其反。

就精神疾病或物质滥用导致的性功能障碍而言，其治疗方法首先应当考虑的是去除病因。但是，就治疗精神病药物导致的性功能障碍而言，停药有时也是不可取的，尤其是对于抗抑郁药相关的性功能障碍而言，需要采取多种治疗方法（表12-3）。临床医生应当从控制肥胖、戒烟、均衡饮食（地中

海式饮食）以及运动等方面来降低风险。

表 12-3　药物相关性性功能障碍的治疗策略

- 选择性功能障碍发生风险较低的药物（如安非他酮、抗抑郁药中的米氮平、第二代抗精神病药物，利培酮除外）
- 等待性功能障碍自行缓解（不常用这种方法，有时患者难以接受）
- 减少剂量（该方法有时不可取，因为精神疾病症状可能会反复）
- 根据性活动，确定用药方案（例如，晚上性行为完成后，服用一整天的剂量，但该方法并不总是有效）
- 间隔用药（例如，停止药物治疗 2~3d，在这期间内进行性行为，然后恢复药物治疗；该方法还存在疑问，通常不推荐）
- 换药，将药物换为性功能障碍发生风险较低的药物（例如，抗抑郁药中的安非他酮与米氮平，除利培酮以外的其他第二代抗精神病药物）
- 使用各种"解毒剂"，包括 PDE-5i、真空勃起装置或假体

　　建议患者改变性行为——例如，患者应当注重感觉、非生殖器性快感以及亲密感，忽略性交和性高潮。或是建议患者使用其他方法实现非性交性高潮［例如，即使患者有性功能障碍，可以借助于振动棒、真空泵（有适用于女性的小真空泵）和阴蒂治疗仪等助兴器材］。在治疗时，应当让患者的性伴侣参与其中，可以与患者及其性伴侣讨论尝试不同的性行为，尝试不同的性交体位以及避免在疲劳、有矛盾冲突时进行性行为。

　　心理治疗和性治疗是主要的治疗方法，随时都可以实施。认知行为疗法可用于焦虑症、抑郁症和其他精神疾病的治疗。有些患者，尤其是那些有性创伤 / 虐待史的患者需要进行高强度、长期的个体化治疗。

　　精神病或药物相关性性功能障碍也可以用药物进行治疗。例如，精神疾病（如抑郁症）或药物（抗抑郁药、抗精神病药）导致的勃起功能障碍可以用阿伐那非、西地那非、他达拉非以及伐地那非等磷酸二酯酶-5 抑制剂（PDE-5i）进行治疗。有时，PDE-5i 也可以用于治疗因抗抑郁药导致的女性性功能障碍。再加上抗抑郁药安非他酮有时也能够治疗性欲低下（特别是抑郁症患者）。患者使用激素时要有严格的用药指征，例如睾酮只能用于确

诊的性腺功能减退症。精神药物导致的性功能障碍应当通过相应的拮抗剂来缓解（表12-4）。

表 12-4　用于治疗药物相关性性功能障碍的拮抗剂

金钢胺	哌醋甲酯
氨甲酰甲胆碱	米尔塔扎平
安非拉酮	米安色林
丁螺环酮	奈法唑酮
赛庚啶	新斯的明
右旋安非他命	普拉克索
盐酸麻黄素	罗匹尼罗
银杏叶提取物	西地那非和 PDE5i
格拉司琼	曲唑酮
氯雷他定	育享宾碱

注：这些拮抗剂可用于各种功能障碍，可以以不同的频次给药。其证据来源于一些对照研究，但大多数证据还是来源于病例研究或横断面研究。

当然，可以联合多种治疗方式治疗性功能障碍，例如，性治疗与 PDE-5i 的联合。

延伸阅读

[1] Balon, R. (2006) SSRI-associated sexual dysfunction. *American Journal of Psychiatry*, **163**, 1504–1509.

[2] Casper, R. C., Redmond, D. E., Katz, M. M., Schaffer, C. B., Davis, Z. J. M. & Koslow, S. H. (1985) Somatic symptoms in primary affective disorder. Presence and relationship to the classification of depression. *Archives of General Psychiatry*, **42**, 1098–1104.

[3] Marques, T. R., Smith, S., Bonaccorso, S. *et al.* (2012) Sexual dysfunction in people with prodromal or first episode psychosis. *British Journal of Psychiatry*, **210**, 131–136.

[4] McCarthy, B. & Farr, E. (2011) The impact of sexual trauma on sexual desire and function. *Advances in Psychosomatic Medicine*, **31**, 105–120.

[5] Pacheco Palha, A. & Esteves, E. (2008) Drugs of abuse and sexual functioning. *Advances in Psychosomatic Medicine*, **29**, 131–149.

[6] Seeman, M. V. (2013) Loss of libido in woman with schizophrenia. *American Journal of Psychiatry*, **170**, 471–475.

［7］Stevenson, R. & Elliott, S. (2009) Sexual disorders with comorbid psychiatric or physical illness. In: Balon, R. & Segraves, R. T. (eds), *Clinical Manual of Sexual Disorders*. American Psychiatric Publishing, Inc., Arlington, VA, pp. 59–94.

［8］Zemishlany, Z. & Weizman, A. (2008) The impact of mental illness on sexual function. *Advances in Psychosomatic Medicine*, **29**, 89–106.

第十三章　药物与性功能障碍

约翰·迪安

英国，埃克塞特，德文合作 NHS 信托基金会，性与性医学科，医疗主任

概述

1. 虽然多种因素都可能导致性功能障碍，但在诊断性功能障碍时，往往要考虑患者是否正在使用处方药或娱乐性药物。

2. 虽然很多药物可能导致性功能障碍的不良反应，但是有关这方面的证据是有限的，而且往往是传闻。

3. 常用的精神疾病药物往往会导致性功能障碍。

4. 某些处方药物的药理特性可能会导致性功能障碍。

5. 心血管疾病本身比用药更容易导致性功能障碍。

6. 阿片类药物以及一些内分泌疾病用药可能会导致睾酮缺乏和性功能障碍。

一、引言

性功能障碍往往是多种因素共同作用的结果，而不是单一因素导致的。处方药或娱乐性药物的使用往往会对男性和女性性功能造成生物—心理—社会综合影响。很多药物有导致性功能障碍的不良反应，某些处方药物的药理特性可能会导致性功能障碍。

一般而言，如果新药的使用与性反应的变化、性功能障碍或紊乱存在时间上的关联，那么可以认为新药的使用很有可能是导致性功能障碍的原因。如果该药物是在性功能障碍发生1个月以前使用的，那么这个可能性大大降低。医生在开一些会导致性功能障碍的处方药前，应当询问患者性功能相关的问题，这样医生在开这类药物时就会注意。如果患者在使用药物之前就有性功能障碍，医生可能会开一些不太影响性功能的药物，或者能够更容易地识别出药物引起的性功能障碍的药。

药源性性功能障碍的治疗策略可参见表13-1。这些治疗策略基于专家的意见，几乎没有经过随机、对照试验的验证，每种治疗策略都有其优点和缺点。

表13-1 药源性性功能障碍的治疗策略

策略	优点	缺点
等待患者自行缓解	操作简单	成功率低
减少用药剂量	操作简单	患者病情容易反复
间歇用药	避免药物的不良反应	患者病情容易反复

（续表）

替换药物 专门的拮抗剂	避免药物的不良反应 在某些情况下效果很好 （如针对 ED 的 PDE-5i）	可能病情会反复 产生多种药理作用，增加了药物 的不良反应，治疗成本增加

预防和改善性功能障碍虽然重要，但是平衡药物治疗效果与改善性功能障碍之间的关系更为重要。

二、精神疾病用药

精神疾病、治疗药物以及性功能障碍之间的关系是非常复杂的，也有可能是双向的。患者在用药后感觉到性功能发生变化，有可能是患者在用药前就有性功能障碍的问题，也有可能是性功能障碍本身就是抑郁症和焦虑症的一个症状，或是精神疾病用药的不良反应，或是药物导致的其他问题，或是药物误用，或是社会心理和人际关系压力导致的。

（一）抗精神病药物

性问题是精神病患者以及那些服用抗精神病药物患者常见的问题。不管性问题是否是抗精神病药物导致的，都会导致患者使用抗精神病药物的依从性下降。与精神病有关的情绪失调也会导致性问题和关系问题。

所有类型的性功能障碍（性欲下降、性觉醒受损/勃起功能障碍、逆行射精、射精延迟、阴茎异常勃起等）都与抗精神病药物有关。据报道，能够增加泌乳素的抗精神病药物导致性问题的风险较高，第一代抗精神病药物氨磺必利和利培酮会导致剂量相关性高泌乳素血症。据估计，精神分裂症用药导致的性功能障碍中 40% 与催乳素升高有关。抗精神病药物有效时，催乳素会增加，情绪会改善，性功能也有可能会得到改善，然而在所有因素中，1/3~2/3 的性功能障碍与高泌乳素血症有关。

在相关药物使用后的几个小时内，催乳素就会增加，而且随着药物的持续使用，催乳素会继续增加。长期使用药物治疗精神病时，催乳素会下降，但是大部分患者体内的催乳素都比较高。如果停止服用口服药物，根据药物及其代谢物的半衰期，在 2~3 周内，催乳素会下降到正常水平。如果是停止肌内注射药物，高催乳素水平会持续 6 个月，随后才会下降。

奥氮平、喹硫平、阿立哌唑以及氯氮平等此类抗精神病药物会导致催乳素水平略微下降或不会导致催乳素水平变化。非典型抗精神病药物（除氨磺必利和利培酮以外）会导致性问题，但这种风险是非常低的。虽然氯氮平对催乳素的影响不大，但其导致性功能障碍的报道却很常见。

持续性性觉醒障碍（persistent genital arousal disorder，PGAD）是一种极为罕见的女性性觉醒障碍，具有自发性、持续性和痛苦的特征。抗精神病药物的使用和停止都会导致 PGAD，这种疾病类似于男性阴茎持续勃起症（在非性刺激的情况下发生的刚性勃起，持续 4h 以上），阴茎持续勃起症也与抗精神病药物使用有关。PGAD 需要专业的医生进行诊断和治疗，其治疗比较困难。阴茎持续勃起症是泌尿外科急症，需要即刻诊断和治疗。

等待患者自行缓解的治疗方法几乎没有效果，对于抗精神病药物相关性性问题患者而言，一般不推荐使用。奥氮平、喹硫平、阿立哌唑和氯氮平等治疗精神病的一线药物发生药物相关的性功能障碍的风险较低。间歇用药会增加精神病复发的风险，通常也不推荐。

医生可以根据现有的抗精神病药物治疗方案和药品说明书，为精神病相关性勃起功能障碍（erectile dysfunction，ED）患者开具枸橼酸西地那非 100mg 片剂 8 片，来拮抗抗精神病药物导致的不良反应。对于性欲低下、性功能障碍和（或）高泌乳素血症的男性、女性患者，医生可以考虑在抗精神病药物治疗方案的基础上开具阿立哌唑 15~30mg/d。一些小型研究表明，在抗精神病药物治疗方案的基础上使用阿立哌唑后，能够显著改善性功能和高泌乳素血症。阿立哌唑已经被批准用于精神病的治疗，而没有被批准用于性功能障碍的治疗。目前并没有充足的证据支持使用其他的拮抗药物，如赛庚啶、司来吉兰。

可以考虑使用卡麦角林和溴隐亭治疗严重的高泌乳素血症（＞735min/L）。

医生在开具处方时，应当与内分泌医生讨论确定最低有效剂量，另外，必须严密监测患者的心理健康状况，因为卡麦角林和溴隐亭会对抗精神病药物的疗效产生影响。严重的高泌乳素血症，即使没有性功能障碍，也应当治疗，因为严重的高泌乳素血症会导致性腺功能减退和其他有害的代谢性疾病。性腺功能减退症是一个重要的健康问题，会增加心血管疾病、抑郁症、糖尿病、肥胖和骨质疏松症的风险，需要采取措施积极进行治疗。

（二）抗抑郁药

有研究表明，有90%的抑郁症患者主诉性欲降低。另外，抑郁症也与其他性问题有关，如勃起功能障碍、阴道润滑性下降、性高潮延迟和性冷淡。一现况研究对6297例严重抑郁症患者进行了调查，这些研究对象均使用单药进行治疗，通过有效问卷调查，表明37%的抑郁症患者有性功能障碍。西酞普兰、氟西汀、帕罗西汀、舍曲林等选择性5-羟色胺再摄取抑制剂（selective serotonin reuptake inhibitors，SSRIs）和文拉法辛等5-羟色胺-去甲肾上腺素再摄取抑制剂（serotonin noradrenaline reuptake inhibitor，SNRI）在性功能障碍的患病率方面没有差异，这提示5-羟色胺再摄取抑制药会导致性功能障碍。

SSRIs的使用和停用均与女性的持续性PGAD有关。据报道，三环类和单胺氧化酶抑制剂类抗抑郁药均可能导致性欲减退、勃起功能障碍、射精延迟和疼痛射精等性功能障碍。氯咪嗪与性高潮延迟和性冷淡显著相关，曲唑酮很少引起性功能障碍。

等待患者自行缓解的治疗方案对于解决SNRI/SSRI相关性性功能障碍通常无效。一非盲研究对减少抗抑郁药剂量进行了研究，在该研究中，抗抑郁药剂量减少到最低有效剂量。研究发现，只有那些半衰期短的药物如帕罗西汀和舍曲林在减少剂量的情况下，才会降低性功能障碍的发生风险，而那些半衰期长的抗抑郁药（如氟西汀）减少剂量后，其性功能障碍的发生风险也不会降低。专家支持用米氮平、瑞波西汀和阿戈美拉汀这些对性功能影响较小的药物代替其他药物治疗抑郁症。西地那非可专门用于治疗勃起功能障碍。

现在正对丁螺环酮和安非他酮进行研究，研究丁螺环酮和安非他酮是否能够拮抗 SSRI / SNRI 导致的性功能障碍，但结果却相互矛盾，因而没有被批准用于治疗 SSRI / SNRI 相关性性功能障碍。

（三）抗焦虑药

苯二氮䓬类药物会导致女性性功能障碍，这可能与苯二氮䓬类药物本身所具有的镇静效果有关。但是苯二氮䓬类药物很少会导致男性性功能障碍，这可能与苯二氮䓬类药物本身所具有的抗焦虑作用有关。丁螺环酮对性功能影响较小。

（四）阿片类药物

长期使用阿片类药物会破坏下丘脑-垂体-性腺轴，导致性腺功能减退症，进而引起性功能障碍。长期使用阿片类药物会导致性行为和性关系障碍，进而影响性满意度。人工合成的阿片类药物曲马多是一种常用的药物，具有明显的血清素活性，可能导致性高潮延迟或性冷淡。

三、心血管药物

心血管药物可能通过多种机制对性功能造成影响，其机制包括对血流动力学、神经递质、激素和心理造成影响以及通过其常见的不良反应（如疲劳、口干）对性功能造成不利影响。心血管疾病本身通过各种机制也会导致性功能障碍。心力衰竭和冠心病（冠状动脉粥样硬化性心脏病）患者本身就很容易疲惫和抑郁，这些患者（及其性伴侣）可能会担心，他们的性行为加上心脏疾病会导致生命危险，以及担心治疗性功能障碍的药物可能会增加这种风险。

在未接受治疗的高血压患者中，ED 的患病率为 17%，而在接受治疗的高血压患者中，ED 的患病率为 25%。有一项研究表明，接受治疗且年龄超过 60 岁的女性高血压患者中，有 50% 的患者患有性功能障碍，其中 25% 有性高潮延迟或无性高潮，23% 有阴道润滑性下降，15% 有性欲下降。随着使用抗高血压药物种类的增多，发生性功能障碍的风险也在增加。

噻嗪类利尿药物是否会导致性功能障碍，其研究结果具有争议性，发病率为 0~31%。ED 是最常见的性功能障碍。

血管紧张素转换酶抑制剂（angiotensin-converting enzyme inhibitor，ACEI）和钙通道阻滞剂对性功能影响不大，一般不会引起 ED。

α-受体阻滞剂对勃起功能影响也比较小，但这类抗高血压药物会导致逆行射精，导致某些男性非常痛苦。α-受体阻滞剂会导致阴茎持续勃起症，但这种情况非常罕见。

一些研究表明，血管紧张素受体拮抗剂（angiotensin receptor blockers，ARB，沙坦类）在治疗高血压时，能够改善男性的勃起功能。ARB 可以作为治疗有勃起功能障碍的男性高血压患者的一线药物，这个建议是合理的。另外有证据表明，这类药物对女性的性功能影响也比较小。

非选择性 β-受体阻滞剂普萘洛尔会导致 ED 和性欲下降等性功能障碍。但是，选择性 β-受体阻滞剂（如阿替洛尔）导致性功能障碍的风险比较低。螺内酯是雄激素受体拮抗剂，会导致雄激素相关性功能障碍，如性欲下降和 ED。

四、下尿路症状的治疗药物

有下尿路症状（lower urinary tract symptoms，LUTSs）的男性患者，未经药物治疗时，更容易发生性功能障碍，尤其是 ED、不射精症、逆行射精和早泄。治疗下尿路症状的药物也有可能会导致性功能障碍。

（一）α-受体阻滞剂

α-受体阻滞剂可用于高血压和 LUTSs 的治疗。α-受体阻滞剂与男性的"干性"性高潮（逆行射精和不射精症）有关，一项研究表明，α-受体阻滞剂发生"干性"性高潮的风险高达 30%。选择性 α₁-受体阻滞剂（如坦索罗辛）比非选择性药物（如阿夫唑嗪、特拉唑嗪、多沙唑嗪）更容易发生射精功能障碍。停止使用 α-受体阻滞剂后，射精功能障碍会迅速得到缓解。

（二）5-α 还原酶抑制剂

5-α 还原酶抑制剂（非那雄胺和度他雄胺）用于治疗良性前列腺增生，另外，非那雄胺也可用于治疗雄激素性脱发。5-α 还原酶抑制剂抑制睾酮向二氢睾酮转换，二氢睾酮是一种效果更强的雄激素。非那雄胺和度他雄胺这两种药物均会导致 ED、性欲下降、射精功能障碍和精液质量下降，患病率高达 40%。对于大部分患者来讲，停止使用这些药物后的几个星期，患者的性功能就会改善、缓解，但是仍有 2% 的患者会发生持续性性功能障碍，会持续数月甚至数年。导致持续性性功能障碍的机制目前尚不清楚，可能与脑内神经甾体代谢变化有关。

五、内分泌疾病药物

（一）抗雄激素类药物

抗雄激素药物通常用于治疗前列腺癌，该药物会导致 ED 和性欲降低，其机制可能与雄激素在中枢神经系统和外周神经系统中的作用下降有关。促性腺激素释放激素激动剂对性功能的影响似乎要比非甾体抗雄激素（比卡鲁胺）的影响更大，这类药物即使停药后，对性功能的影响还会持续几个月，有些不良影响甚至是永久性的。PDE5i 可用于男性 ED 的治疗，但是对于治疗抗雄激素药物导致的 ED 效果不明显。

（二）抗雌激素类药物

抗雌激素他莫昔芬和芳香化酶抑制剂阿那曲唑均与阴道干涩、性交疼痛有关，与这类药物拮抗雌激素对阴道黏膜的作用有关。某些女性可以通过使用持续时间较长的水基-硅基润滑液来缓解这些症状，虽然这类润滑液并不总能够恢复性交快感。女性患者性功能受到影响，会感到痛苦，而且这种性功能障碍很难解决。患者咨询专家后采用雌激素局部疗法，虽然这种方法会增加癌症复发的风险。

（三）激素类避孕药

与激素类避孕药有关的性功能障碍还没有进行充分的研究。激素类避孕药可能会降低性欲，也有可能会增加性欲。激素类避孕药会导致一小部分女性的性欲增加或降低，但大多数女性不受影响。有证据表明，乙炔雌二醇会导致性激素结合球蛋白持续或永久性增加，降低游离睾酮水平，临床意义目前还不清楚，这提示该机制可能与女性长期的性欲低下有关。

六、降脂类药物

他汀类和贝特类降脂药物对勃起功能的影响可能是双向的，这些药物能够改善血管内皮功能。有一些证据表明，这些药物与 PDE-5i 合用对于改善勃起功能具有协同作用，另外，这类药物也能够降低睾酮水平。总之，降脂药物对性功能没有明显的不利影响。

延伸阅读

［1］ Clayton, A. H. & Balon, R. (2009) The Impact of mental illness and psychotropic medications on sexual functioning: The evidence and management. *The Journal of Sexual Medicine*, **6**, 1200–1211.

［2］ Hackett, G. (2011) Cardiovascular drugs and sexual dysfunction. *Primary Care Cardiovascular Journal*, **4 (3)**, 124–126.

［3］ Maggi, M., Buvat, J., Corona, G., Guay, A. & Torres, L. O. (2013) Hormonal causes of male sexual dysfunctions and their management (hyperprolactinemia, thyroid disorders, GH disorders, and DHEA). *The Journal of Sexual Medicine*, **10 (3)**, 661–77.

［4］ Montorsi, F., Basson, R., Adaikan, G., *et al.* (2010) *Sexual Medicine, Sexual Dysfunctions in Men and Women*. Health Publications Ltd.

第十四章　男性性欲望问题

雅各布·瑞斯曼 [1]　　弗朗西丝卡·特里波迪 [2]

1 荷兰，阿姆斯特丹，阿姆斯特尔芬-博瓦尼医院，阿姆斯特尔芬医院，男性健康诊所
2 意大利，罗马，临床性学研究所

概述

1. 在男性性功能障碍中性欲减退被认为是最难以定义、诊断和治疗的一种疾病。

2. 如果医生直接询问男性患者关于性欲、性兴趣以及性期望方面的问题，性欲减退的诊断就没有那么困难了。

3. 询句病史是正确诊断和发现原因的关键步骤。

4. 需要用生物—心理—社会模式进行性欲减退诊断。

5. 应当根据病因治疗性欲减退。

6. 治疗的目的是改善性愉悦和性享受以及性伴侣之间的沟通。

一、引言

有关女性性欲减退（hypoactive sexual desire disorder，HSDD）的研究有很多，但是，关于男性 HSDD 的研究却很少。此外，很多患有 HSDD 的男性患者被误诊为其他疾病进行治疗，这主要是因为性方面的教育缺失，让人们一直有这样的误解——男性总是会对性行为感兴趣，不会出现问题。另外，缺乏有效的临床诊断工具也是造成 HSDD 误诊的原因之一。

性欲是内部认知过程（思想、幻想和想象），神经心理机制（中央觉醒）和情感（情绪和情绪状态）相互作用的结果。但是，性欲的生物学基础目前还未知。

虽然性欲还没有统一公认的定义，但为了探讨性欲的复杂本质，莱文（Levine）将性欲定义为"欲发生性行为的动机或倾向"，且该定义认为性欲由以下几个部分构成，这与不同的理论观点有关。

1. 冲动：生物成分，包括解剖学和神经内分泌生理学。

2. 动机：心理成分，包括个人的心理状态（情绪），人际交往状态（如相互影响、分歧）和社会背景（如关状态系）。

3. 愿望：文化成分，是个人外部性表达的理想状态、价值观和规范。

二、男性性欲减退的定义

男性性功能障碍中 HSDD 被认为是最难以定义、诊断和治疗的疾病之一，其主要问题是 HSDD 没有一个统一公认的定义。根据《精神疾病诊断与统计手册》（DSM-5）的分类，男性 HSDD 是指性功能障碍的一种，持续性或周期性缺乏（或没有）性幻想或没有想进行性行为的愿望。医生通过考虑影响性功能的因素（如年龄、个人生活的一般社会文化环境）来判断患者是否患有男性 HSDD。男性 HSDD 的症状至少持续 6 个月。男性性欲减退会导致严重的困扰和人际交往困难，而且症状无法用其他精神疾病（除另外一种性功能障碍）解释，不会是一种物质导致或无法用常见的疾病解释。

DSM 定义的 HSDD 引起了很多争议，其主要问题是性欲的概念在诊断以及在目前文献中界定不清。

患者患有抑郁症、勃起功能障碍等疾病时经常有 HSDD 的问题。DSM 性欲减退的定义是根据海伦·辛格·卡普兰关于性反应模型做出的。海伦·辛格·卡普兰的线性模型忽略了男性和女性在性方面的差异。现在人们认识到性欲具有反应性的特征，可以发生在性觉醒或物理刺激后，而不仅仅在性觉醒前自然而然发生。因而，性欲的最新定义是：能够对产生性觉醒的性刺激回应的主观倾向。这表明性欲是对性觉醒的一种认知程度。最近的研究发现，性欲和性觉醒在内容方面有重叠的地方，重叠的多少与人们在性活动中对性相关信息理解的程度有关。

关系维度、心理适应、认知因素和生物因素都与性欲望有关。

2013 年，鲁维奥、奥里奥莱斯等人提出一个新的分类方案：性欲 / 性兴趣低下（LSD/I）是一个大类，而 HSDD 是 LSD/I 下面的一个小分类。HSDD 是指患者主诉其性兴趣或性欲低于平常水平的一种临床症状，而不是一种疾病。LSD/I 定义如下：

性兴趣或性欲下降或缺失，没有性想法或幻想，或对性刺激缺乏反应，唤起性觉醒的动机（定义为原因 / 诱因）缺少或缺失。

另外，以患者感到痛苦以及对其人际关系造成不利影响作为性功能障碍中进行临床干预的一个先决条件。患者患有 LSD/I 的同时，经常会有其他性功能障碍。国际性医学学会（International Society for Sexual Medicine）认为，抑郁、内分泌异常、人际关系、药物、药物滥用等疾病导致的症状 / 综合征就是 LSD/I，其他的是 DSM V-TR HSDD，并排除了其他病因。

三、流行病学

HSDD 不是没有被诊断出来，就是被误诊为其他性功能障碍（如勃起功能障碍）。以人口为基础的重要研究报告显示，HSDD 的患病率为 3%～50%。有趣的是，从青少年到 60 岁人口的性欲水平都非常稳定，60 岁以后性欲水平迅速下降。

一项多中心研究对 374 名男性（平均年龄 48.8 岁）进行了药物研究。初步诊断，30% 的研究对象符合 DSM 关于 HSDD 的诊断标准。2004 年，一项研究对美国的 1455 名男性（年龄 57~85 岁）进行了研究，结果显示，28% 的研究对象缺乏性欲，其中 65% 的人对此感到烦恼。根据专家意见，后天获得性和情境性 HSDD 在男性中最常见。

四、病因学

一般来讲，男性最常见的 HSDD/LSD 有 3 个亚类：

1. 终身性 / 普遍性：男性对性刺激（与伴侣或单独）很少产生性欲或根本就不产生性欲，以及从未有过性欲。

2. 获得性 / 普遍性：男性患者以前对现在的性伴侣有过性欲，但是，对性活动缺乏兴趣，不管是和性伴侣一起时还是单独一个人时。

3. 获得性 / 情境性：男性患者以前对现在的性伴侣有过性欲，现在对现有性伴侣缺乏性欲，但对性刺激能够产生性欲（即单独或与其他性伴侣时能够产生性欲）。

HSDD/LSD 是生物、心理、婚姻因素（生理—心理—社会模型）共同作用的结果，而且这些因素之间可能还存在着相互作用。在许多情况下，无法确定导致 HSDD 的原因。因而，有关性欲的研究表明与性相关的特异性和非特异性因素都可能与性欲低下有关（表 14-1）。

表 14-1　与男性 HSDD 有关的常见因素

激素因素

　　雄激素缺乏

　　高催乳素血症

心理因素

　　愤怒和焦虑

　　抑郁

　　关系冲突

　　创伤后应激综合征

　　饮食障碍

慢性疾病

　　心血管意外

　　癫痫

　　肾功能衰竭

　　冠状动脉疾病与心力衰竭

　　年老

　　HIV 感染

药物治疗（表 14-2）和生活方式

　　抗抑郁药物治疗

　　健身与饮食障碍

注：来源：Adapted from Corona et al. 2013 Reproduced with permission from Medix。

终身性 / 普遍性 HSDD 常常无法确诊。

获得性 / 普遍性 HSDD 可能的原因包括睾酮（T）低水平、催乳素（prolactin，PRL）高水平、各种医疗 / 健康问题和精神疾病，哪怕仅仅是机体因素都会对性欲有直接影响。

雄激素（如睾酮）是男性产生性欲所必需的。男性要产生性欲，必须有一个最低水平的雄激素，需要注意的是，并不是血液中雄激素水平越高，性欲水平就越高。

严重的高泌乳素血症对性功能产生负面影响，使性欲下降，影响勃起功能和睾酮的产生。PRL 引起性腺功能减退的机制至少可以部分解释上述问题。甲状腺功能减退症是导致男性性欲低下（hypoactive sexual desire，HSD）的另一种内分泌疾病，其机制未明。

众所周知，精神疾病特别是中度抑郁症，以及相应的治疗，均会导致性欲下降。此外，抑郁症还会导致夫妻间的性行为减少，从某种意义上讲，夫妻间的性行为减少可能是导致抑郁的原因，也有可能是结果。一项以人群为基础的纵向研究表明中度或严重的抑郁症会导致 ED，ED 也有可能导致或加剧抑郁症。另外，与抑郁有关的心理疾病症状，如快感缺乏、疲劳、激情缺乏等，均会影响性功能。抗抑郁药也会影响性欲、性兴奋和性高潮 / 射精。因此，评价抗抑郁药对抑郁症患者的性功能障碍有怎样的影响是至关重要的（表 14-2）。

表 14-2　与男性 HSD 有关的药物

抗抑郁药	选择性 5- 羟色胺再摄取抑制剂 四环类抗抑郁药 单胺氧化酶抑制剂
抗精神病药	典型的 非典型的
锂类药物	
抗癫痫药	
抗雄激素类药	促性腺激素释放激素类似物 5α- 还原酶抑制剂
可乐定	
利舍平	
类罂粟碱	

注：来源：Adapted from Corona and Maggi, 2012. Reproduced with permission from Medix。

肾衰竭、慢性肝病、血液病和艾滋病等许多慢性系统性疾病均可能导致男性性欲降低，因此，男性性欲降低可能是多种因素导致的，这些因素包括激素、心理状况以及导致生活质量恶化的关系冲突。最近发现，前列腺炎 / 慢性盆腔炎疼痛综合征的男性患者，其性欲和进行性行为的想法显著下降，而且性行为、性觉醒/勃起、性高潮的次数明显减少。

HSDD 对性功能有明显的影响。性动力的减少会导致性行为和 ED 的次数减少，或是性行为和 ED 的次数减少会导致性欲降低。在这种情况下，可能为了减少性功能障碍带来的焦虑，患者就产生了 HSDD，HSDD 很有可能是一种回避反应。

导致获得性/情景性 HSDD 更多的原因是心理问题（夫妻关系冲突、负面情绪），认知和文化因素（性信念、性行为中自动产生的想法），亲密困难，关系问题以及其他生活应激事件。

五、临床诊断

如果医生直接询问男性患者关于性欲、性兴趣以及性期望方面的问题，HSDD 的诊断就没有那么困难了。性行为模式发生变化后，大多数患者都会察觉到，这种方式是临床实践中发现问题的主要方式。有时，还有必要检查性欲相关指标，虽然它们与性欲没有直接关系，却能够为临床诊断提供线索（表 14-3）。

表 14-3　性欲的表现形式

自慰

想与性伴侣发生性行为

性幻想——白天或夜间有性互动的幻想

性吸引和对他人有性反应

情色幻想时，身体发生反应，临床医生将男性的这种性冲动称之为"变硬"或"淫荡"

注：来源：Corona et al. 2013. Reproduced with permission from Medix.

当患者患有另一种性功能障碍时，医生要专门检查患者是否患有 HSDD，这很重要。HSDD 患者是否能够痊愈与医生是否能够有效地诊断和治疗 HSDD 息息相关（专栏 14-1）。

专栏 14-1　诊断 HSDD，且能够与其他性功能障碍相鉴别

评估性欲（总是 / 通常 / 有时 / 偶尔 / 从不）：

　　你能从性行为中体验到快乐吗？

　　是你主动发生性交行为的吗？

　　你很容易发生性觉醒且性觉醒时间较长吗？

　　你有过性幻想吗？

　　你对性伴侣的前奏行为有反应吗？

　　你曾有过自慰行为吗？

　　你还愿意进行性行为吗？

问题诊断与调查：

　　你缺乏性兴趣时，仍然可以勃起吗？

　　与过去相比，你现在的性欲水平如何？

　　如果你能勃起，你还会对性行为感兴趣吗？

　　你多长时间进行一次性交（如果正常，是否是在没有性欲的情况下进行的）？

　　你多长时间有性交的想法？

　　你多长时间有性幻想（性幻想时，你会想到你的性伴侣吗）？

　　你与你的性伴侣谁主动？最近有变化吗？

来源：Adapted from Coronal et al. 2013. Reproduced with permission from Medix

HSDD 男性患者进行诊断的流程实例，见图 14-1。

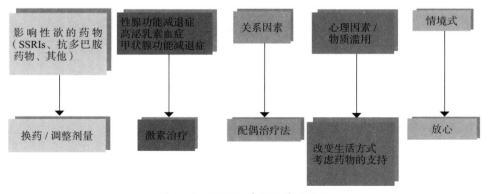

病史
一线实验室分析（睾酮、泌乳素、甲状腺激素）

图 14-1　HSDD 诊断治疗的流程

准确的病史是对 HSDD 进行正确分类的关键。探讨导致 HSDD 可能的原因、药物滥用以及药物对于治疗 HSDD 的重要性。普遍性 HSDD 需要通过体检（包括生殖器、男性乳房发育、溢乳症状的检查）和内分泌检查（血清总睾酮、PRL 和甲状腺功能）来进行诊断，具体请参见第十章。

六、治疗

治疗 HSDD 时，应当对因治疗。在治疗男性和夫妻性欲低下时，应采用生物—心理—社会学综合疗法。

当检测到激素异常时，采取相应、适当的疗法就有可能改善性欲，甚至在短期内就会见效。

如果患者患有高泌乳素血症，建议医生调整药物。多巴胺受体激动剂是治疗垂体腺瘤的首选，睾酮替代疗法可能只对性腺功能减退症患者［总睾酮（TT）< 12nm］有效，甲状腺功能减退症可以用甲状腺素进行治疗。

药物导致的性欲低下是一种更为复杂的情况。发生这种情况，即使撤药或换药会改善症状，但有时患者的病情不允许撤药或是换药。如上所述，HSD 是抑郁症的一种症状，而抗抑郁药可能会导致或加剧 HSD。在这种情况下，临床医生要仔细衡量减少药物剂量后缓解或治愈 HSD 的可能性。

关系问题和心理因素会导致 HSD 的症状持续，可以进行短期的心理治疗。人们长期以来采用心理疗法来治疗性欲低下，而且随着时间的推移，心理疗法被证明能够持续改善性欲低下。

这些疗法的共同目标是促进患者通过不同性行为，增加性愉悦感。另外，加强性伴侣之间的沟通也很重要，因为性伴侣之间缺乏沟通是导致性欲低下的根本原因之一。

关系冲突和关系危机可能导致性欲低下，医生建议患者和其性伴侣采取夫妻/关系治疗。

目前，还没有增强性欲的药物上市。

延伸阅读

［1］Brotto, L. A. & The, D. S. M. (2010) Diagnostic criteria for hypoactive sexual desire disorder in men. *Archives of Sexual Behaviour*, **7** (**6**), 2015–2030.

［2］Carvalho, J. & Nobre, P. (2011) Biopsychosocial determinants of men's sexual desire: testing an integrative model. *The Journal of Sexual Medicine*, **8**, 754–763.

［3］Corona, G. & Maggi, M. (2012) Hypoactive sexual desire (libido) disorder. In: Porst, H. & Reisman, Y. (eds), *ESSM Syllabus of Sexual Medicine*. Medix, Amsterdam.

［4］Corona, G., Rastrelli, G., Ricca, V. et al. (2013) Risk factors associated with primary and secondary reduced libido in male patients with sexual dysfunction. *The Journal of Sexual Medicine*, **10**, 1074–1089.

［5］Corona, G., Tripodi, F., Reisman, Y. & Maggi, M. (2013) Male hypoactive desire disorder. In: Kirana, P. S., Tripodi, F., Reisman, Y. & Porst, H. (eds), *EFS-ESSM Syllabus of Clinical Sexology*. Medix, Amsterdam.

［6］DeRogatis, L., Rosen, R. C., Goldstein, I., Werneburg, B., Kempthorne-Rawson, J. & Sand, M. (2012) Characterization of hypoactive sexual desire disorder (HSDD) in men. *The Journal of Sexual Medicine*, **9**, 812–820.

［7］Hackett, G. I. (2008) Disorders of male sexual desire. In: Rowland, D. L. & Incrocci, L. (eds), *Handbook of Sexual and Gender Identity Disorders*. John Wiley & Sons, Inc, Hoboken, NJ.

［8］Levine, S. B. Hypoactive sexual desire disorder in men: basic types, causes, and treatment. *Psychiatric Times,* 2010, pp. 40–43.

［9］Meuleman, E. J. & Van Lankveld, J. (2005) Hypoactive sexual desire disorder: an underestimated condition in men. *BJU International*, **95**, 201–296.

［10］Rubio-Aurioles, E. & Bivalacqua, T. J. (2013) Standard operational procedures for low sexual desire in men. *The Journal of Sexual Medicine*, **10**, 94–107

第十五章　女性性欲与性觉醒障碍

洛里·A·布罗托[1]　艾伦·T·M·拉恩[2]

1 加拿大，温哥华，英属哥伦比亚大学
2 荷兰，阿姆斯特丹，阿姆斯特丹大学，学术医学中心

概述

1. 目前，医学界不再单独区分性欲和性觉醒这两个概念，这两个概念不是完全独立的。

2. 性欲／性觉醒是有效刺激和机体反应相互作用的结果。

3. 患者有性关系冲突时，要弄清楚患者的性欲低下或缺失是哪种类型的。

4. 医生诊断时，必须从纵向的角度逐步分析导致患者性欲低下的生物、心理、社会因素。

5. 大多数性欲问题与患者和性伴侣之间的关系有关，因此，在疾病评估诊断和治疗的过程中，性伴侣需要参与其中。

6. 双方性行为中都感到性愉悦是持续改善性关系的关键因素。

一、引言

女性对性长期缺乏兴趣、身心感到痛苦是就诊的常见原因。早期研究表明，在过去的一年中，59岁以下的女性中至少1/3的人有性欲低下的问题。持续6个月以上性欲低下（症状至少持续1个月）的比例不到28%。只有那些持续时间长，且患者感到痛苦的性欲低下问题才是需要关注的。如果将具有临床意义的痛苦症状考虑在内的话，性欲低下的患病率就会下降为8%~12%。多国研究发现中东和东南亚国家性欲低下的患病率较高，而且在评价性兴趣和性觉醒时，发现这些国家对性比较敏感（表15-1）。现在有关女性性欲低下的研究有很多，目前，美国食品药品监督管理局（Federal Drug Administration，FDA）还没有批准可用于治疗女性性欲低下的药物，这使得人们更加积极地（投入更多资金）来研究这方面的问题。

表 15-1　女性性欲低下的患病率

研究	样本特征	患病率
劳曼等人（1999）	1 749 名有性伴侣的 18~59 岁的美国女性	性欲低下的患病率为 27%~32%（性痛苦，没有评价）
福格-米勒和肖格伦·福格-米勒（1999）	1 335 名 18~74 岁的瑞典女性	性欲低下的患病率为 34%（经常/几乎/都有这个问题），其中 43% 的人认为性欲低下是个问题
默瑟等人（2003）	11 161 名 16~44 岁的英国男性和女性	40% 的研究对象性欲低下持续时间至少 1 个月；10% 的研究对象性欲低下持续时间至少 6 个月

（续表）

班克罗夫特等人（2003）	987 名 20~65 岁的美国女性	性欲低下的患病率为 7.2%
奥伯格等人（2004）	1 056 名 19~65 岁的瑞典女性	轻度性欲低下的患病率为 60%，中重度性欲低下的患病率为 29%
劳曼等人（2005）	9 000 名 40~80 岁的性活跃的多国籍女性	性欲低下的患病率为 26%~43%
莱布伦等人（2006）	952 名 20~70 岁的性活跃的美国女性	性欲低下的患病率为 24%~36%，HSDD 为 9%~26%
迪纳斯坦等人（2006）	2 467 名 20~70 岁的性活跃的欧洲女性	性欲低下的患病率为 16%~46%，HSDD 为 7%~16%
威廷等人（2008）	5 463 名 18~49 岁的芬兰女性	当 FSDS 截界点是 3.16 时，性欲低下的患病率为 55%；当 FSDS 截界点是 8.75 时，性欲低下和性痛苦的患病率为 23%
沙夫龙等人（2008）	13 581 名 18~102 岁的美国女性	性欲低下的患病率为 34%，性欲低下和性痛苦的患病率 10%
米切尔等人（2009）	6 942 名 16~44 岁的英国女性	10.7% 的研究对象缺乏性欲持续时间至少 6 个月，其中 27.9% 需要进行治疗

注：FSDS：女性性痛苦量表（Female sexual distress scale）；FSFI：女性性功能指数（Female sexual function index）。

原始的性欲概念认为人类性行为中的本能部分，来自于人体内部的冲动，这种本能就像人的饥饿、干渴一样。该概念促进了性反应的三阶段性模型的形成，该模型认为性欲是后续性觉醒和性高潮的启动因素。性欲的最新概念认为性欲来自于性觉醒，激励动机模型认为性欲直接来自于性觉醒，与性觉醒这个过程很难区分开来。根据这个观点，性觉醒和性欲均是对性刺激的相关反应。性觉醒和性欲只能从现象学的角度进行区分，性觉醒对性刺激的相关反应包括生殖器的变化，而且这个概念还涉及意识上的判断评价，情境性确实涉及了"性"，而性欲代表的是想进行性行为的意愿。

到目前为止，不再单独区分性欲和性觉醒这两个概念，这两个概念不是完全独立的。2013年出版的第五版《精神疾病诊断和统计手册》（DSM-5，2013）将性欲和性觉醒归类到性兴趣/觉醒障碍（sexual interest/arousal disorder，SIAD）这个类目下。与HSDD定义不同的是，SIAD定义的标准是多元的，不同的女性对于性欲和性觉醒的认识是不同的。

二、病因

性欲/性觉醒本质上是人固有的生理社会体验。在性欲/性觉醒低下或缺失判断方面，临床医生认为生物、心理、社会文化因素对性欲/性觉醒均有影响，而且维持因素还会使性欲/性觉醒低下或缺失症状持续。医生应当从纵向的角度来分析易感因素（性功能障碍之前就有的相关事件，这些事件很容易让女性性欲/性觉醒低下），诱发因素（时间上较近、暂时的、直接导致女性发生性功能障碍的因素）和维持因素（使性欲/性觉醒低下持续下去的现有事件/因素），以时间的先后顺序来综合分析这些危险因素。医生在诊断治疗过程中，要考虑"保护"因素（有些女性患者通过改善自身因素，或改善关系、相关环境因素，从而减轻对其性欲的不良影响）。

性欲/性觉醒在人际关系方面是很敏感的，特别是女性。健康和开放的沟通及环境有利于患者病情的改善（图15-1）。

激励模型是将女性性欲/性唤醒概念化的一种简洁方法，它认为性欲/性觉醒是有效刺激与机体性反应系统相互作用的结果。性反应系统的敏感度是根据生物因素（激素和神经递质）和（视情况而定）期望（基于过去经验）而定的。以前的性反应线性模型认为性欲是机体性反应系统的触发因素，性欲引发性觉醒，随之是性高潮，认为性反应模型就是这种线性序列形式的。但现今的模型更强调性反应的循环往复性，认为内部和外部刺激激发了人体的性欲。在这种框架内，性欲和性觉醒是对性相关刺激（人体能够发生有效性反应所需的刺激）的反应，且是同时发生的。尽管性相关刺激很重要，

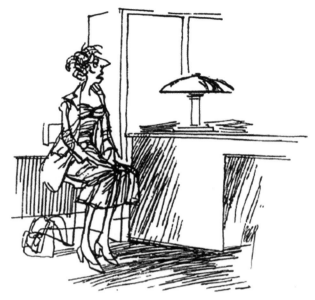

我们夫妻的性生活很糟糕，但我丈夫却不清楚这一点

图 15-1　性欲 / 性觉醒在人际关系方面是很敏感的，特别是女性

但是这种刺激只有与机体的性反应系统相互作用才能引发人体的性反应。生物和心理因素均可以影响性反应系统的响应性和性刺激引发人体性反应的有效性，因此，在全面评估 SIAD 时，要综合考虑生物、心理、社会文化方面的影响。

三、诊断评价

临床医生应该会发现图 15-2 的诊断 / 治疗模式是有效的。女性性欲、性觉醒问题的诊断应该基于结构化调查、体检以及实验室检查。临床医生应询问患者性欲、性幻想 / 情色的频率和强度以及在性活动中机体（包括生殖器和非生殖器）所获得的快感情况。临床医生应当在面对面询问中获得上述信息，该信息的各个方面在表 15-2 已经列出。在结构化调查中，医生应当全部评价性欲、性觉醒问题，主要从病史、发病类型、广义性还是情境性等几个方面展开。另外，还要评价患者的用药史、心理 / 精神病史、包括家庭因素在内的疾病发展史、性史（包括性虐待或性骚扰史）等。

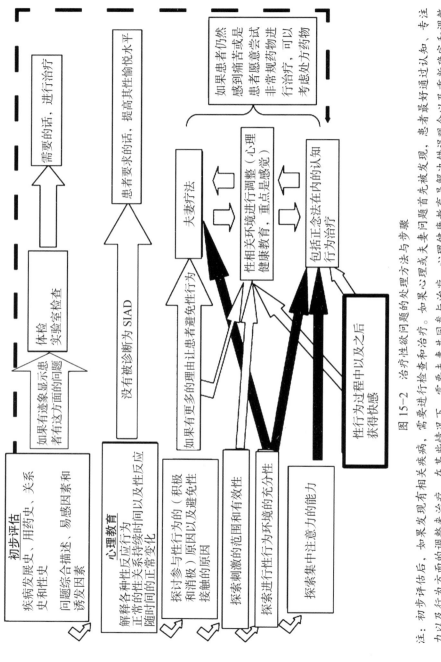

图 15-2 治疗性欲问题的处理方法与步骤

注：初步评估后，如果发现有相关疾病，需要进行检查和治疗。如果心理或夫妻问题首先被发现，患者最好通过认知、专注力以及行为方面的调整来治疗。在某些情况下，需要夫妻共同参与治疗。心理健康教育及重新确定观念和调整期望的必要措施。如果相关环境以及采用其他环境还很必要的，分神或走思想受到干扰，推荐采用在内的专注力在内的认知行为治疗。调整相关环境以及采用其他环境是必须的。提高性愉悦水平，只有前面几种措施都没有奏效，才使用非常规药物进行治疗。在使用这类药物治疗前，要让患者充分认识到这类药物治疗的局限性。

表 15-2　个域对性渴望 / 觉醒相关的女性进行评估

生物因素	激素	类固醇激素通过直接控制神经化学系统中相关酶和受体的合成来激活性兴奋机制。血清雌二醇与外阴阴道萎缩相关，但并不表示其水平高，也不表示性欲水平高。睾酮与女性性欲之间的关系并不明确，有些研究显示睾酮与女性性欲显著相关，也有研究显示二者之间并没有关系。临床上用于检测女性体内血清睾酮水平的现有方法缺乏精确度。人们认为神经甾体在性欲中发挥作用，但是不可能对其直接进行测量。一些证据表明，合成孕激素可能对性欲有反作用
	神经递质	多巴胺通过中脑和下丘脑的通路参与性兴奋，是产生性兴奋的一种主要神经递质
	健康状况	患者在向医生主诉自己有性兴趣和性觉醒方面的问题时，医生要考虑患者是否存在循环、内分泌、肌肉骨骼和中枢神经系统的疾病
	用药史	处方药和娱乐药物 / 物质会对性反应有很大的影响，因此，医生在诊断时，要考虑到这方面
关系	相关关系	女性对性伴侣的感觉是决定性欲的一个主要因素。情感上的亲密性往往会决定性欲，但是，情感的亲密度随着时间的增加而增加，而性欲会逐渐下降。已婚女性对性行为总有一种完成任务的感觉，过度熟悉和角色去性化会抑制其性欲。患者主诉其失去曾经的高度激情和性爱，临床医生需要考虑其与性伴侣的关系是否是时间太长了
	相关性伴侣	性伴侣的性功能会影响女性的性动机，例如，男性早泄与女性性欲低下往往具有伴发性。性技巧差、性观念特别僵化、女性认为性伴侣不能满足其性需求以及女性认为性伴侣对其没有性吸引力都会影响性欲
个人因素	情绪	情绪不稳定、自信低、性格内向与性欲下降有关，并且会影响性反应系统的响应性。抑郁症会显著增加 40~80 岁女性性欲下降的风险，至少会增加 1 倍。抑郁症患者中性欲减退很常见
	焦虑	性活动过程中性伴侣分神会对女性的性自尊、性觉醒、性满足和性高潮造成不利影响，尤其会对性满足造成不良影响。焦虑本身对性动机和性觉醒有不利影响

（续表）

社会文化因素	缺乏性相关知识	怎样的性行为和性姿势最容易让女性产生性快感和性高潮，这方面知识的缺乏可能是导致女性性欲 / 性觉醒低下的重要因素。过度关注性交行为可能是女性患者无法获得性快感的主要阻碍因素
	媒体传递的不良信息	女性自慰方面的负面信息以及女性应当是男性性欲望和性行为的被动接受者，这样的观点均容易让女性对性行为产生消极态度，降低女性的性欲。性吸引力或性反应与性文化之间的冲突以及当地文化与主流文化在性观念方面的冲突均会引起性动机的下降
	疲惫	个人和家庭压力、缺乏睡眠、竞争压力
	文化 /种族	不同文化中性欲低下患病率有明显的差别，在性行为是一种生殖行为还是一种休闲娱乐行为方面，不同文化也有很大差异。与不同文化有关的性负罪感也会对性欲造成影响

（一）性问题综合调查

在使用刺激激励模型时，需要对患者过去和目前的性活动做一个详细的评估。女性性兴趣的缺乏可能与经常发生的性活动直接有关，对女性所渴望的性行为做一个详细调查，就会发现女性的性欲与刺激和环境有关，对刺激和环境具有依赖性。许多临床医生都会回避这种详细调查，他们担心会侵犯患者个人或夫妻的个人隐私，担心人们认为这种行为是偷窥行为。患者进行的是哪方面的性行为以及性行为对性情感产生多大程度的影响，然而，如果没有这些方面的详细信息临床医生就不可能提供充分的治疗手段。详细评估的另一个优势就是它不仅能够反映性方面的问题，而且可能提供性健康方面的信息。相关环境情景对女性性功能的影响非常大，因此，在调查这方面问题时，要在询问女性的同时询问其性伴侣，而且双方要一起进行治疗。问题可能会涉及性行为的类型（单独一个人还是与性伴侣一起）、影像的使用（性幻想）、（辅助）触觉（如振动棒）的使用、视觉刺激以及性活动发生的各种情景（专栏 15-1）。

专栏 15-1　性问题综合调查中涉及的问题

· 女性患者在性刺激过程中，生殖器反应的程度？

· 患者是如何评价性刺激的？患者认为是哪些因素改变了她多年来对性刺激的感受？

· 当刺激不再让患者感到愉悦时，患者是如何处理的？她能够自如地提议其他的刺激方法吗？还是认为目前的这种刺激方法能够给她提供性愉悦，而事实上并不能，这是否意味着患者可能有些问题呢？

· 患者是否意识到阴蒂直接刺激后所获得的愉快程度可能取决于她性觉醒的水平，因而，这种愉悦程度可能会随着性爱过程的变化而变化？

· 女性患者是否因为她认为其他方式的刺激可能会使其性伴侣失望，或是对其性伴侣的性行为表示不满，因而忍受不再愉快的生殖器刺激？

· 女性患者、其性伴侣还是双方均认为仅仅通过性行为就能够引起性觉醒和性高潮吗？

· 女性患者是否通过这种或那种方式来避免性刺激，因为这些刺激她（或其性伴侣）并不能够（或不再）接受或是并不能够带来愉悦感？例如，她是否避免比较亲密的身体接触，以避免与性伴侣发生性行为？

· 女性患者是否有性交痛？如果有的话，她为什么会要求自己渴望那些痛苦的东西？

· 男女双方是否能够意识到随着年龄的增长，需要更长时间、更加直接的生殖器刺激才能够引起性觉醒？

· 患者能够体验到性高潮吗？

· 患者在性刺激过程中能够保持放松以及注意力集中吗？

· 患者可能知道她不想要这种性行为，但她清楚自己希望哪些类型的性行为（抚摸的类型或性行为类型）吗？

· 如果没有，她会愿意让其性伴侣进行性相关的抚摸吗？或是愿意探讨什么样的行为能够引发她的性兴趣吗？

· 如果在性伴侣的参与下，某些行为能够引起患者的性欲，她的性伴侣愿意帮助她探索这种可能性吗？

（二）背景因素

临床医生也需要分析影响性反应的背景因素。背景因素包括环境中的各种因素（如隐私权、环境干扰）、影响关系的因素（如情感分享和亲密、对性伴侣的感觉、对性伴侣的吸引力、性伴侣自己的性功能）以及影响患者自身的因素（如患者对其自身身材和生殖器的吸引力的评价、不良性体验、性交痛、性虐待、情绪、担忧/焦虑、用药史、对性反应造成不利影响的并发症）

等。正面的激励、适当的刺激以及在有利于性反应的环境下，患者就容易产生正常的性觉醒和性欲——除了最初的刺激外，因为其他更多的原因继而进行性行为的渴望。如果结果好的话（情感和身体上），女性会有更多的动力在未来进行性行为，探索不利于性行为的因素。

（三）病史、体格检查、实验室检查

与自主神经和血管系统有关的疾病都是引起性欲／性觉醒问题的风险因素（吉拉尔迪等人的研究，2013），这些疾病包括糖尿病、多发性硬化症和脊髓损伤等神经系统疾病。其他疾病可能会间接地影响性欲／性觉醒，因为这类疾病的治疗会影响到性欲／性觉醒，如盆腔手术和生殖器方面的手术。某些药物也会影响性反应，如5-羟色胺再摄取抑制剂、抗精神病药物、镇静剂、心血管药物、化疗药物、抗高血压药物等，尽管与这些药物使用有关的因素很难与这些药物的真正效果区分开来。

诊断SIAD时，很少需要体检。但是，体检在提供患者有关外阴解剖学和生理学方面的知识是很重要的。在性交疼痛与绝经性阴道萎缩、母乳喂养、低雌激素治疗、只含孕激素的避孕药治疗、下丘脑或垂体疾病等情况下，体检有助于发现导致生殖器反应性下降的因素。在女性性欲和性觉醒问题时，很少会使用到实验室检查。雌激素缺乏是最容易发现的，通过病史或体检就可以做到。血清雄激素水平与性功能并没有相关性，目前并不推荐测定血清雄激素水平（布罗托等人，2010）。需要指出的是，女性雄激素水平的正常范围缺乏标准化的检测方法，因而这方面的研究受到了限制，具体请参见第十章。

四、诊断

满足下列6个标准中的3个，才能诊断为SIAD。

①性兴趣／性快感降低或缺乏；②性想法或性幻想降低或缺乏；③缺乏或没有进行性行为的主动性，而且性伴侣主动进行性行为时，患者不愿意接受；④患者在几乎所有（75%~100%）的性接触中，性兴趣／性快感降低或缺乏；⑤内部或外部性／色情刺激（如文字、语言、视觉）不能够或很少引起患

者性兴趣 / 性觉醒；⑥在几乎所有（75%~100%）的性接触中（可能是情景性的，也有可能是广泛的——在所有情景中），患者生殖器和（或）非生殖器没有性相关变化。性欲 / 性觉醒问题必须持续至少 6 个月，而且必须有明显的临床症状，患者比较痛苦。单身女性很少会向医生主诉其性欲 / 性觉醒低下或没有性欲 / 性觉醒。有这方面问题的女性通常是关系已经比较稳定，而且性欲 / 性觉醒的程度与性伴侣有关，对于不同的性伴侣，其性欲 / 性觉醒的程度是不同的。DSM-5 明确指出女性患者对于不同性伴侣的性欲 / 性觉醒差异并不足以诊断 SIAD，因为可能是性伴侣性欲 / 性觉醒低下。但是，现在还没有客观的标准来确定多大程度上的性欲 / 性觉醒低下才能够诊断为 SIAD。

女性性欲 / 性觉醒虽然表现不同，但都符合 SIAD 标准。

临床情景 1

巴巴拉主诉"对性刺激不再感觉兴奋了"。经询问，她透露，虽然她每周都有性交行为，却很少主动想与其性伴侣发生性行为。巴巴拉从不主动发生性行为，只是在性伴侣的引诱、引导下被动接受，她接受这一行为主要是不想弄僵与性伴侣的关系。性接触很少会让巴巴拉产生主动发生性行为的想法与行为，而且巴巴拉很少会想到使用阴道润滑剂。性行为后，大部分情况下她并不能够产生身体上和心理上的满足感，但偶尔，巴巴拉在心理上能够产生有限的性觉醒。过去 5 年一直存在这个问题，这导致她对 15 年的感情产生一种回避或是一种退缩的态度。她尽量避免身体上的接触，因为担心身体上的接触可能会让伴侣产生误会，想发生性行为，而事实上，她并没有这种想法。

临床情景 2

薇罗妮卡（32 岁，已婚）在孩子出生前，性欲较强，性觉醒也很强大，但是孩子出生后，性欲明显下降。但是，在性交活动中，她仍然能够有性觉醒和性高潮，尤其是当她休息得很好时，性接触能够激发其性反应。

持续 6 个月以上的性欲问题才能认为是性欲低下，这个标准能够排除女性生活中相关事件（如压力、疾病、疲劳）导致的短暂性欲变化。临床医生需要询问性兴趣、性幻想 / 色情想法、性快感、身体感觉等的频率和强度。对于获得性性欲低下的女性患者来讲，能够激发起其性欲和性兴趣的刺激非常有限（麦考尔、梅斯顿等人，2006），而且对性刺激反应的积极性也比没有性问题的女性低（布劳尔等人，2012）。这个发现强调了研究探索性刺激范围以及获取女性过去和限制性反应信息的重要性和必要性。评估具有临床意义的性痛苦也是 SIAD 诊断的一个重要方面，性痛苦也是女性寻求治疗的一个原因。考虑性痛苦这个因素后，性功能障碍的患病率就会大幅下降，其患病率水平与无性痛苦欲望低下的患病率水平相当。临床医生会注意到具有临床意义的性痛苦与个人感受有关，但是有时性伴侣痛苦经常是患者寻求治疗的原因之一。如果是关系严重不和谐造成的性欲低下，就不应当诊断为 SIAD。

五、治疗

（一）教育

　　了解性活动和性姿势方面的知识最容易让女性产生性快感和性高潮，有利于解决女性性欲望／觉醒方面的问题。但是过度关注性行为，将性行为作为性接触、性互动的目标可能是阻碍女性获得性快感（性愉悦和性高潮）的一种主要阻力。有数据显示没有阴蒂头刺激的直接性行为只能导致 25%~30% 的异性恋女性达到性高潮（劳埃德，2005），与之形成鲜明对比的是，90% 以上的男性会达到性高潮（道格拉斯等人，1997），但这并不表示女性难以达到性高潮，因为有研究表明性交中 80% 的女性均能够达到性高潮（德布鲁因，1982）。通过教育应该让女性认识到，与男性相比，单纯的性行为是一种相对无效的性刺激手段。女性简单的性行为很难达到性高潮，很难体验到性快感。现在认为，在没有阴蒂头刺激的性交活动中，女性没有性高潮是一种"正常变异化性反应"，而不是"病理性抑制"。20 世纪初，弗洛伊德认为那些需要阴蒂龟头接触刺激才能达到性高潮的女性在性心理方面是不成熟的，而成熟的女性仅仅通过阴道刺激（即通过性交，不涉及阴蒂）就能够达到性高潮，即使在今天这个观点也同样被认可（布洛迪和科斯塔，2008）。通过对阴蒂解剖结构的认识，很难想象包括阴道性行为在内的任何类型的性活动怎么可能不涉及阴蒂。阴蒂上按钮样结构（阴蒂头）位于小阴唇前端连接（内唇）附近，在尿道开口上方。阴蒂的大部分结构从外面是看不到的，这些结构为可包含海绵体和前庭球在内的叉状结构，延伸为阴道前壁（图 15-3）。阴蒂头以及阴蒂大部分结构在性刺激时会迅速肿胀，是性快感的主要来源。了解了阴蒂的解剖结构，就会明白没有充分"前戏"的无性觉醒的性行为不会产生性快感和性高潮。在很多情况下，没有充分"前戏"的性行为是导致性交疼痛的重要原因之一。

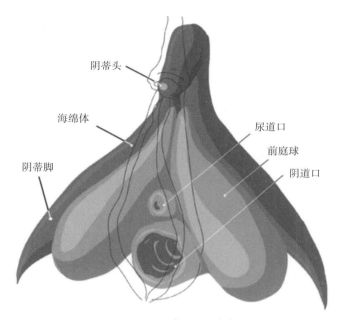

阴蒂头

海绵体

阴蒂脚

尿道口

前庭球

阴道口

图 15-3　女性外阴的内部解剖
注：从图中可看到阴蒂头、阴道口等的指示线。阴蒂从可见部分延伸到耻骨下方。

许多女性会发现了解性方面知识以及与具有同情心、知识丰富的临床医生讨论这方面的问题往往能让她们改善性生活和性欲。而对于其他女性和性伴侣来讲，往往需要更科学、更严谨的治疗手段来进行治疗。这种情况下，就需要转诊给有执照的性治疗师和（或）专业的心理治疗师。

（二）心理（性）疗法

性心理疗法旨在帮助女性及其性伴侣采用（新的）性刺激，促进性觉醒、提高性愉悦、减少性方面的消极感觉、优化女性与性伴侣之间的交流和亲密度。尽管性心理疗法有效方面的证据还不够充分。20 世纪 70 年代马斯特斯和约翰逊提出的增进两性关系的触摸点练习，旨在改善性兴奋和性高潮，是大多数心理治疗的标准。为了促进和改善性欲/觉醒，患者应当接受性刺激，不要逃避，采取"放手"，在某种程度上采取"失去控制"态度。与性伴侣发生性关系时，要让其有一种足够的安全感，从而发生上述行为。

评估心理治疗的文献是非常少见的，只有认知行为疗法（cognitive behavioural therapy，CBT）和正念干预疗法（mindfulness-based interventions，MBIs）是比较重要的，这两种疗法主要是通过干预提高患者对性刺激的敏感性。CBT 是一个以改变为导向的治疗方法，主要通过识别并改变导致避免性行为的负性情绪进行治疗。而 MBIs 是一种以接受为导向的治疗方法，主要通过让患者接受当下行为、培养对当下不予评判的意识、全盘接受当下体验、不刻意改变当下体验等来进行治疗。目前可以得出结论，这两种方法都能够改善女性性欲低下的问题，但是还需要更多的研究来证实（表 15-3）。

表 15-3　女性性欲/觉醒困难的心理治疗

治疗方法	治疗内容	治疗结果
CBT—个人	治疗周期：8 周。内容：触摸点练习、针对性自慰法、性交定位技巧	明显改善性欲，6 个月后效果依旧在
CBT—集体	治疗周期：12 周	明显改善 HSDD，甚至在 1 年后效果依旧在
正念—集体	治疗周期：3 个月。内容：性健康教育、认知疗法以及在一个周期结束，下个周期开始前进行正念练习、每天在家练习	明显改善女性 HSDD 患者性欲、性痛苦、性交疼痛
正念—集体	治疗周期：2 周一次，治疗 2 次。内容：正念冥想	对于那些与性虐待有关的性交痛苦的女性患者，能够明显改善性功能和性觉醒

（三）药物治疗

20 世纪 90 年代末枸橼酸西地那非被批准上市后，医药界对性方面药物的研究就更感兴趣，很多实验室已经对这方面的药物进行了研究。虽然现在有大量的关于性欲和性觉醒方面的外用和口服药物的研究，但是目前，还没有食品和药物管理局（Food and Drug Administration，FDA）批准的药物可以改善这方面的问题。在英国，绝经后女性性欲低下如果不是药物和心理因素造成的，可以采用睾酮疗法来缓解性欲低下的问题（英国性医学学会，2010）。2005 年，一种经皮的睾酮药剂被批准用于欧洲那些双侧卵巢切除加子宫切除且接受雌激素治疗的女性。值得注意的是，2012 年，由于商业原因，这种睾酮贴剂从欧洲市场上退市。替勃龙是具有雌激素、孕激素和雄激素特点的一种药物，主要用于治疗女性雌激素缺乏的症状，这种激素替代疗法能比雌激素更好、更有效地改善各种性功能障碍以及心理健康问题。表 15-4 对各种药物、作用方式及其疗效做了总结。

表 15-4　实验研究中能够改善女性性欲 / 觉醒的重要药物

药物	给药途径	有效性	批准使用情况
雌激素	片剂、子宫栓剂、阴道栓剂、霜类制剂、阴道环	现在是治疗外阴阴道萎缩的标准。如果性欲低下继发于外阴阴道萎缩，使用该药物后，性欲就会改善	FDA 已批准
睾酮	贴片	自然和手术绝经后雌激素水平下降的女性性欲低下，使用 300μg/d 睾酮贴片后，症状改善	在美国，该药物只能是处方药。欧洲药品管理局已批准该药物的使用，但是，人们仍然担忧雄激素不良反应发生率较高（30% 的女性）以及长期使用的安全性问题

（续表）

替勃龙（具有选择性的雌激素活性调节剂）	口服	替勃龙能够增加性欲、性觉醒频率、性幻想以及阴道润滑程度	90 个国家已批准，北美洲地区没有批准。有人担忧该药物会增加老年女性（60~85 岁）乳腺癌复发的风险和脑卒中的风险
DHEA（可转化为雄激素和睾酮，可能对阴道有润滑作用）	局部外用	DHEA 可改善绝经后阴道萎缩，能显著提高性欲、性兴趣、性觉醒、性高潮，改善性疼痛	只有处方药
安非他酮（去甲肾上腺素和多巴胺的再摄取抑制剂）	口服	用于治疗 SSRI 有关混合性症状的女性，治疗 4 周，性欲和性行为明显改善	只有处方药
布雷默浪丹（α-促黑素细胞激素类似物）	皮下注射	—	临床试验阶段
阿扑吗啡（多巴胺制剂）	口服	显著改善 HSDD 女性性功能，不良反应主要为恶心、呕吐和头晕	现在还没上市
氟立班丝氨［5-羟色氨酸（HT）-1A 受体激动剂、5-HT 2A 受体拮抗剂和多巴胺 D4 受体部分激动剂］	口服	绝经前 HSDD 女性每天使用氟立班丝氨 100mg（不是 25mg 也不是 50mg）后会显著改善满足度、性痛苦、性功能。根据每天记录，该药物并不能够改善性欲。10% 的人有嗜睡、头晕、恶心的不良反应	现在还没上市

（续表）

枸橼酸西地那非（一种磷酸二酯酶-5抑制剂）	口服	SSRI药物导致的性冷淡，女性在使用枸橼酸西地那非（50mg或100mg）后会显著改善症状	只有处方药
力比多（以环糊精载体的50mg枸橼酸西地那非和0.5mg睾酮的粉状胶囊制剂）	口服	只对性暗示相对不敏感导致的性欲低下的女性（$n=29$）有效。该药物能够提高女性对性幻想的性觉醒反应性（但对性电影不敏感）；显著提高性满意度；显著提高性欲（每月的水平而不是每周的水平）。力比多对那些性暗示相对敏感，但对性欲低下的女性无效	第Ⅲ临床试验阶段
力比多斯（以环糊精载体的10mg丁螺环酮和0.5mg睾酮的粉状胶囊制剂）	口服	对那些"高抑制"性女性（即女性体内5-羟色胺抑制水平急剧升高）（$n=28$）有效。该药物能够显著提高女性对性幻想的性觉醒反应性（但对性电影不敏感）；显著提高性满意度；显著提高性欲（每个月的水平或每周的水平）。力比多斯对那些抑制水平低，但对性欲低下的女性无效	临床试验阶段

注：HT：5-羟色氨酸（hydroxytryptophan）；DHEA：脱氢表雄酮（dehydroepiandrostenedione）。

　　在改善女性性欲的药物研究中，发现安慰剂效果非常明显，大多数研究显示，安慰剂组中，40%的患者症状明显改善。安慰剂是指与试验药物外观相似，但不含有效活性治疗成分的一种物质（患者不知道这一点），患者服用后，可能会产生一种"安慰"效应，认为其可改善症状。安慰剂效应会让临床医生明白患者症状改善是由哪种原因导致的，理解这种变化的机制，因而，患者症状改善时，要考虑到安慰剂效应。安慰剂效应受到治疗相关环境因素的影响，例如，与认真负责且具有同情心的医护人员进行交谈、在讨论问题时，认为自己的问题还在正常范围内的认知心理等。表15-5列出了安慰剂可能改善女性性功能的几种机制。

表 15-5　安慰剂可能改善女性性功能的几种机制

程序方面	与临床试验有关的行为改变（例如，对性行为及其相关记录的关注度增加），增加性生活的频率来判断药物是否有用，与相关研究者/临床医生的互动
预期方面	患者认为他们接受了积极的治疗，且可能认为后来的行为/体验是使用药物后的结果。另外，患者可能将"不良反应"认为是治疗有效的结果
性伴侣反应	女性治疗后，其性伴侣可能会对女性产生期望，对女性产生潜移默化的影响

将来会有更多的药物来治疗女性的性问题。但需要注意的是，在治疗性问题时，要注重心理和关系因素，否则，药物治疗的效果也不会很理想。如果女性没有或者很少能够感受到性生活带来的愉悦感，那么引起女性性觉醒的刺激就会非常少，此外，如果女性与其性伴侣的负面关系比较多，女性就不愿意与其发生性行为。因此，仅用刺激和药物治疗女性性问题的效果不会非常好（拉恩和博特，2011）。

延伸阅读

［1］American Psychiatric Association (2013) *Diagnostic and Statistical Manual of Mental Disorders*, 5th edn. American Psychiatric Association, Washington, DC.

［2］Bancroft, J., Loftus, J. & Long, J. S. (2003) Distress about sex: a national survey of women in heterosexual relationships. *Archives of Sexual Behavior*, **32**, 193–208.

［3］Basson, R. (2001a) Human sex-response cycles. *Journal of Sex & Marital Therapy*, **27**, 33–43.

［4］Basson, R. (2001b) Using a different model for female sexual response to address women's problematic low sexual desire. *Journal of Sex & Marital Therapy*, **27**, 395–403.

[5] Binik, Y. M. & Hall, K. S. K. (2007) *Principles and Practice of Sex Therapy*, 4th edn. Guildford Press.

[6] Bradford, A. (2013) Listening to placebo in clinical trials for female sexual dysfunction. *Journal of Sexual Medicine*, **10**, 451–459.

[7] Brauer, M., van Leeuwen, M., Janssen, E., Newhouse, S. K., Heiman, J. R. & Laan, E. (2012) Attentional and affective processing of sexual stimuli in women with hypoactive desire disorder. *Archives of Sexual Behavior*, **41**, 891–905.

[8] British Society for Sexual Medicine (2010) Guidelines on the management of sexual problems in women: The role of androgens, http: //www. bssm. org. uk/ downloads/UK_ Guidelines_Androgens_Female_2010. pdf (accessed 20 November 2014).

[9] Brody, S. & Costa, R. M. (2008) Vaginal orgasm is associated with less use of immature psychological defense mechanisms. *Journal of Sexual Medicine*, **5**, 1167–1176.

[10] Brotto, L. A., Bitzer, J., Laan, E., Leiblum, S. & Luria, M. (2010) Summary of the recommendations from committee 24: women's sexual desire and arousal disorders. *Journal of Sexual Medicine*, **7**, 586–614.

[11] de Bruijn, G. (1982) From masturbation to orgasm with a partner: how some women bridge the gap – and why others don't. *Journal of Sex and Marital Therapy*, **8**, 151–167.

[12] Dennerstein, L., Koochaki, P., Barton, I. & Graziottin, A. (2006) Hypoactive sexual desire disorder in menopausal women: a survey of Western European women. *Journal of Sexual Medicine*, **3**, 212–222.

[13] Douglass, M. & Douglass, L. (1997) *Are We Having Fun Yet?* Hyperion, New York.

[14] Everaerd, W. & Laan, E. (1995) Desire for passion: energetics of sexual response. *Journal of Sex & Marital Therapy*, **21**, 255–263.

[15] Fugl-Meyer, A. R. & Sjogren Fugl-Meyer, K. (1999) Sexual disabilities, problems and satisfaction in 18–74 year old Swedes. *Scandinavian Journal of Sexology*, **2**, 79–105.

[16] Giraldi, A., Rellini, A. H. & Laan, E. (2013) Standard operating procedures for female sexual arousal disorder: consensus of the International Society for Sexual Medicine. *Journal of Sexual Medicine*, **10**, 58–73.

[17] Hayes, R. D., Bennett, C. M., Fairley, C. K. & Dennerstein, L. (2006) What can prevalence studies tell us about female sexual difficulty and dysfunction? *Journal of Sexual Medicine*, **3**, 589–595.

[18] Kaplan, H. S. (1979) *Disorders of Sexual Desire*. Brunner/Mazel, New York. Laan, E. & Both, S. (2008) What makes women experience desire? *Feminism and Psychology*, **18**, 505–514.

[19] Laan, E. & Both, S. (2011) Sexual desire and arousal disorders in women. In: Balon, R.

(ed), *Sexual Dysfunction: Beyond the Brain-Body Connection*. Advances in Psychosomatic Medicine. Karter, Basel, pp. 16–34.

［20］ Laumann, E. O., Nicolosi, A., Glasser, D. B. *et al.* (2005) for the GSSAB Investigators' Group Sexual problems among women and men aged 40–80 y: prevalence and correlates identified in the Global Study of Sexual Attitudes and Behaviors. *International Journal of Impotence Research*, **17**, 39–57.

［21］ Laumann, E. O., Paik, A. & Rosen, R. C. (1999) Sexual dysfunction in the United States: prevalence and predictors. *Journal of the American Medical Association*, **281**, 537–544.

［22］ Leiblum, S. R., Koochaki, P. E., Rodenberg, C. A., Barton, I. P. & Rosen, R. C. (2006) Hypoactive sexual desire disorder in postmenopausal women: US results from the Women's International Study of Health and SExuality (WISHeS). *Menopause*, **13**, 46–56.

［23］ Lloyd, E. A. (2005) *The Case of the Female Orgasm: Bias in the Science of Evolution*. Harvard University Press, Cambridge, MA.

［24］ Masters, W. & Johnson, V. (1970) *Human Sexual Inadequacy*. Little, Brown, Boston, MA.

［25］ McCall, K. & Meston, C. (2006) Cues resulting in desire for sexual activity in women. *Journal of Sexual Medicine*, **3**, 838–852.

［26］ Mercer, C. H., Fenton, K. A., Johnson, A. M. *et al.* (2003) Sexual function problems and help seeking behaviour in Britain: national probability sample survey. *British Medical Journal*, **327**, 426–427.

［27］ Mitchell, K. R., Mercer, C. H., Wellings, K. & Johnson, A. M. (2009) Prevalence of low sexual desire among women in Britain: associated factors. *Journal of Sexual Medicine*, **6**, 2434–2444.

［28］ Oberg, K., Fugl-Meyer, A. R. & Fugl-Meyer, K. S. (2004) On categorization and quantification of women's sexual dysfunctions: an epidemiological approach. *International Journal of Impotence Research*, **16**, 261–269.

［29］ Shifren, J. L., Monz, B. U., Russo, P. A., Segreti, A. & Johannes, C. B. (2008) Sexual problems and distress in United States women: prevalence and correlates. *Obstetrics and Gynecology*, **112**, 970–978.

［30］ Witting, K., Santtila, P., Varjonen, M. *et al.* (2008) Female sexual dysfunction, sexual distress, and compatibility with partner. *Journal of Sexual Medicine*, **5**, 2587–2599.

第十六章 勃起功能障碍

杰弗里·哈克特

英国，伯明翰，好望医院

概述

1. 勃起功能障碍的诊断和治疗主要是针对症状，而不是病因。

2. 70% 的勃起功能障碍患者有内分泌、心血管方面的问题需要解决。

3. 勃起功能障碍发生 3～5 年后就会有严重的心血管事件，因此，勃起功能障碍可作为心血管早期干预和预防的一个标志。

一、引言

勃起功能障碍是指阴茎持续不能达到和（或）维持足够的勃起以获得满意的性交行为。虽然 ED 不是一种危及生命的疾病，但是却与很多生理疾病有关，而且还有可能影响心理健康。因此，ED 会对患者及其性伴侣的生活质量产生重大影响。

美国马萨诸塞州男性老龄化研究（Massachusetts Male Aging Study，MMAS）发现，波士顿地区 40~70 岁男性 ED 的患病率为 52%，轻度、中度、重度 ED 的患病率分别为 17.2%、25.2% 和 9.6%。2 型糖尿病患者 ED 的患病率为 75%。第三次国家性态度和生活方式调查研究对 4 913 名英国男性进行了调查研究，发现 ED 的患病率为 13.4%（45~54 岁）、23.5%（55~64 岁）和 30%（65~74 岁），但只有 1/4 的患者曾寻医就诊。

阴茎勃起是指在激素作用下的一种复杂的神经血管现象，包括阴茎动脉扩张、阴茎海绵体平滑肌舒张和静脉闭塞。ED 的危险因素（久坐的生活方式、肥胖、吸烟、高胆固醇血症和代谢性疾病）与心血管疾病的危险因素非常相似。

二、初步诊断

（一）性史

应当详细询问患者 ED 的相关信息，包括症状的持续时间和原始诱发因素等。询问的问题主要包括以下几项。

1. 易感因素、诱发因素和维持因素。

2. 治疗干预措施以及取得的治疗效果。

3. 早晨勃起质量、自发性勃起、自慰性勃起及与性伴侣相关的勃起。

4. 性欲、射精、性高潮功能障碍。

5. 以前的勃起能力。

6. 与性厌恶、性疼痛有关的问题。

7. 与性伴侣相关的问题，例如月经、性欲低下和阴道疼痛等。

（二）身体检查

ED 患者都需要做相关部位的体检，建议检查生殖器。当患者阴茎勃起时，阴茎有锐痛、结构不对称、有性腺功能减退以及其他泌尿系统症状时，尤其要注意。

国际勃起功能指数量表（international index oferectile function，IIEF）、男性性健康调查问卷（sexual healthinventory formen，SHIM）等问卷有助于评价患者的性功能，尤其是可以评价干预措施的效果。

三、实验室检查

ED 是心血管疾病的独立危险因素，而且 ED 患者患糖尿病的风险较高。因此，所有患者都必须测血脂、空腹血糖，最好还要测糖化血红蛋白和 IFCC［根据国际糖尿病联盟（International Diabetes Federation，IDF）最新修订的标准］。

性腺功能减退症是导致 ED 的原因之一，但性腺功能减退症可以进行治疗。性腺功能减退症患者使用 5 型磷酸二酯酶（PDE5）抑制剂后，勃起功能是无法得到改善的，所有 ED 患者都必须测早上 11 点以前血液样本中的血清睾酮值。

LUTSs 和前列腺良性增生（benign prostatic hypertrophy，BPH）与 ED 密切

相关。临床症状、体征显示患者需要做血清前列腺特异性抗原（serum prostate-specific antigen，PSA）测定时，就要做，尤其是在做睾酮治疗前和治疗期间。具体请参见第十章。

四、心血管疾病与 ED

冠状动脉粥样硬化性心脏病（简称冠心病，coronary heart disease，CHD）和 ED 有许多相同的危险因素。阴茎动脉的管壁直径比冠状动脉明显要小，因而，ED 总是比冠心病提前 3~5 年发病，ED 是冠心病获得提前诊断的"机会窗口"，有助于预防心血管事件，尤其是年轻人。

五、专门检查

大多数患者不需要进一步做专门的检查，除非患者特别声明。患者希望知道导致 ED 的原因，也可以做专门的检查。需要做专门检查的情形包括以下几种。

1. 年轻患者阴茎难以勃起或是勃起难以维持。

2. 有外伤史的患者，包括骑自行车的外伤史。

3. 睾丸或阴茎在检查时发现的任何异常情况。

4. 患者药物治疗无效时，可能需要手术治疗时。

（一）夜间阴茎勃起和阴茎硬度

夜间和早晨勃起是所有男性正常的生理活动，与睡眠模式相关。阴茎硬度的测量可能需要住院后进行（尤其是法医案例）。

（二）阴茎海绵体内注射试验

阴茎海绵体内注射试验是一个门诊检查项目，主要是向阴茎海绵体内注射前列腺素 E_1，10min 后测量阴茎的硬度。该检查方法作为诊断性方法具有一定的局限性，因为阳性结果可能表示患者没有血管方面的疾病或患者有轻度的血管疾病。本检查方法的主要用途是判断患者是否有阴茎畸形（如佩罗尼氏病）。

（三）阴茎动脉多普勒超声检查

这种放射性检查主要是通过测定血流来判断阴茎血管对血管活性物质的反应性，通常对临床治疗不会造成影响。

（四）动脉造影、动态灌注压力测定、海绵体造影

这些都是高度专业化的检查方法，只有在特定的情况下才实施，通常是为了给年轻的男性患者做原发性静脉病变的诊断。

六、治疗

ED 治疗的主要目标是使患者及其性伴侣享有满意的性生活，主要包括以下几项。

1. 发现并治疗引起 ED 的可以治疗的病因。

2. 倡导改变生活方式以及减少或避免危险因素。

3. 为患者及其性伴侣提供性健康方面的知识。

七、生活方式改变与调整

ED 的病因发现主要针对那些可以改变的危险因素，生活方式的改变能够降低 ED 的发生风险。如果生活方式改变可以奏效的话，某些药物治疗可以不使用。

（一）药物性 ED

现在有很多药物都会导致 ED。在很多情况下，药物与某些类型的 ED 之

间是否存在直接的因果关系仍然缺乏相关资料和证据。

（二）心血管药与 ED

对于高血压和冠心病患者来讲，如果他们患有 ED，通常情况下是由高血压和冠心病导致的。患者经常认为是所服用的药物所致，尤其是当服用药物与 ED 似乎存在时间关系时，但停药后，ED 的症状几乎不会得到改善，除非确定了关系，在治疗早期改变治疗方案才有可能。大量研究显示，噻嗪类和非选择性 β 受体阻滞剂与 ED 有关。有大量研究显示血管紧张素受体抑制剂（angiotensin receptor blockers，ARBs）能够改善 ED，血管紧张素转化酶抑制剂（angiotensin converting enzyme inhibitors，ACEIs）不能。

（三）性心理咨询与治疗

可根据是患者本身的还是性伴侣的，还是双方共同的心理问题来决定是为患者单独进行还是双方一起进行治疗。

（四）激素性 ED

性腺功能减退、甲状腺功能亢进症和高催乳素血症等内分泌失调对性功能有重大影响。内分泌失调可能会导致性功能障碍，内分泌功能正常后，性功能也有可能会正常。

性腺功能减退远不是正常年老的结果，而是与肥胖和代谢综合征密切相关。20% 的 ED 患者和 40% 的 2 型糖尿病男性患者的总睾酮（total testosterone，TT）水平低于 11nmol / L，这类患者可采用睾酮替代疗法（testosterone replacement therapy，TRT）。一般来讲，如果患者仅仅是缺乏睾酮，TRT 治疗后，性欲和勃起功能都会恢复，但是患者睾酮缺乏的同时，还合并有其他的疾病，就需要专门治疗 ED 的药物进行治疗。最近的一些研究表明，TRT 疗法能够改善胰岛素抵抗、内脏脂肪和代谢参数。没有证据表明 TRT 会增加罹患前列腺癌或前列腺增生的风险。

（五）口服药物治疗

能够增加动脉血流量的 PDE5 抑制剂会导致平滑肌松弛、血管扩张以及阴茎勃起。现在已经有四种选择性 PDE5 抑制剂被批准用于治疗 ED，这四种药物为西地那非、他达拉非、伐地那非和阿伐那非（表 16-1）。西地那非于 2013 年获得专利，价格昂贵，但是 2014 年 NHS 相关规定发生变化，ED 患者使用西地那非的费用纳入了 NHS 中。这些药物的主要区别在于西地那非、伐地那非的半衰期约 4h，为短效药物，而他达拉非的半衰期为 17.5h。PDE5 抑制剂和性刺激共同作用，促进阴茎勃起。对于那些性生活频繁且需要自发勃起的患者来讲，他达拉非的使用方法为每天 2.5mg 或 5mg，每天 5mg 的剂量可以用来治疗 LUTS/BPH，也可以改善 ED。而 α-受体阻滞剂往往损害射精功能，尤其是患者需要使用该类药物治疗相关疾病时。

表 16-1　现今可用于治疗 ED 的 PDE5 抑制剂

药物	在英国批准使用时间	可用规格和剂量	饮食限制	性行为前多久给药?	药效持续时间	最常见的不良反应
阿伐那非	2014 年	50mg、100mg、200mg 片剂	无	30min	大于 6h	头痛、潮红、鼻塞
他达拉非	2003 年	2.5mgOAD，5mgOAD，10mg、20mg 片剂	饮食对其无影响	至少 30min	大于 36h	头痛和消化不良
伐地那非	2003 年	5mg、10mg、20mg 片剂	与/不与饮食同服均可，但高脂饮食可能会延长作用时间	25~60min	4~5h	头痛、潮红
西地那非	1998 年	25mg、50mg、100mg 片剂	与食物同服可能会延长作用时间	约 1h	4~5h	头痛、潮红

有研究表明 75% 的勃起功能障碍患者在使用四种 PDE5i 抑制剂后，能够成功完成性交行为。有勃起功能障碍且有糖尿病的患者，起效较差（50%~55%），保留神经的根治性前列腺切除术的患者其疗效更差（37%~41%）。尼可地尔这类有机硝酸盐和 PDE5i 抑制剂不可同时使用，因为两者合用会导致血压不可预测的下降，导致致命性低血压。

（六）PDE5 抑制剂无效的患者

25% 的患者对 PDE5 抑制剂无效，这时患者需要加大剂量，至少联合使用两种药物，且剂量加大至最高耐受剂量的 4 倍（最好是 8 倍），而且还要给予患者足够的性刺激。以下建议可以用来改善那些对 PDE5 抑制剂无效的患者的症状。

1. 再次咨询确认药物的使用剂量和使用方法，尤其是使用直接性器官刺激时。

2. 并发症的最佳治疗方案以及对新增危险因素进行再评价。

3. 治疗性腺功能减退症。睾酮能够改善患者阴茎海绵体对 PDE5 抑制剂的反应性，近来有研究显示通过纠正睾酮低水平值或正常低值能够改善勃起症状。

4. 有时患者可能对一种药物有效，而对另一种无效。

5. 需要频繁给药或是每日给药。

6. 每日 2~3g 精氨酸——氧化氮前体对于治疗 ED 患者有效，尤其与 PDE5 抑制剂联合使用时，更有效。

7. 有研究发现每日服用叶酸 5mg，能够强化 PDE5 抑制剂的效果。

（七）真空勃起装置

真空勃起装置（VEDS）的原理其实很简单（图 16-1），将圆柱样装置放置在阴茎周围，在泵的作用下，空气排出，阴茎周围收缩，阴茎勃起。

· 患者疾病类型很重要
· 需要几个小时的培训
· 满意度在 35%~84%
· 局部疼痛
· 淤青
· 无法射精
· 阴茎较冷
· 根治性前列腺切除术后和佩
  罗尼氏病患者有效
· 根据方案Ⅱ进行治疗

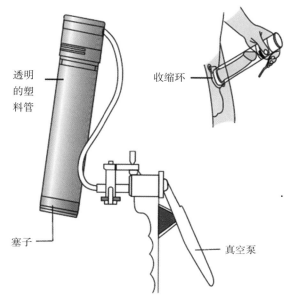

透明的塑料管　　收缩环

塞子　　真空泵

图 16-1　真空勃起装置

1. 真空勃起装置对任何原因导致的 ED 均有效，且效果非常好。

2. 满意度在 35%~84% 范围内。

3. 与在阴茎内注射药物治疗方法相比，患者更愿意长期使用真空勃起装置。

4. 对真空勃起装置感到满意的绝大多数患者愿意继续长期使用这种产品。

5. 真空勃起装置的不良反应包括青紫、局部疼痛和射精失败。性伴侣有时称阴茎较凉。

6. 严重不良事件非常罕见，但已报告有皮肤坏死。

出血障碍或是使用抗凝药物是使用真空勃起装置的禁忌。如果患者及其性伴侣对真空勃起装置持支持态度，有足够的时间进行练习，这个装置就能发挥最大效应。在治疗 ED 方面，该装置成本效益较高。

八、二线治疗方法

（一）阴茎海绵体内注射疗法

阴茎海绵体内注射疗法（图 16-2）是治疗 ED 最有效的药物疗法，而且这种方法在 20 多年前就开始使用了，如果患者血供较好的话，该疗法的效果对于大多数男性来讲都非常好。该疗法起效时不需要完整的神经反射，因此，对于那些脊柱损伤、做过前列腺切除根治术的患者使用阴茎海绵体内注射疗法后的效果也非常好。如果一开始不向患者说清楚整个操作过程，没有足够的支持和随访，患者的依从性会是个问题。

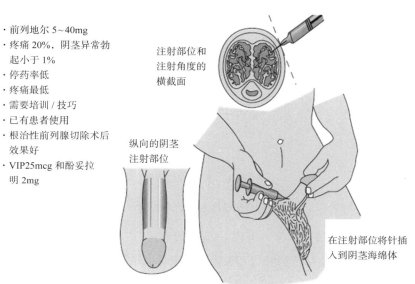

- 前列地尔 5~40mg
- 疼痛 20%，阴茎异常勃起小于 1%
- 停药率低
- 疼痛最低
- 需要培训 / 技巧
- 已有患者使用
- 根治性前列腺切除术后效果好
- VIP25mcg 和酚妥拉明 2mg

注射部位和注射角度的横截面

纵向的阴茎注射部位

在注射部位将针插入到阴茎海绵体

图 16-2　阴茎海绵体内注射

1. 前列地尔

前列地尔的常用剂量为 5~40g，一般在阴茎注射后 15min 就会勃起，持续时间为 30~40min。通常需要就诊两三次才能最终确定使用的剂量并学习到注射技能。对于那些手部不太灵巧的患者来讲，需要性伴侣来学习这个技能。

2.VIP 25mcg 与酚妥拉明 2mg 联合应用

VIP 25mcg 与酚妥拉明 2mg 联合疗法已经在斯堪的纳维亚获得批准，2015年该药物组合以药名 Invicorp2 在英国批准。该疗法的优势是痛苦小，但能够对直接刺激产生程度较高的反应。

（二）尿道前列地尔

前列地尔颗粒制剂已经被批准用于治疗 ED（图 16-3）。患者需要排尿，确保尿道湿润，然后通过一个小喷头将前列地尔颗粒撒入尿道内，随后按摩尿道阴茎。药物尿道勃起系统（medicated urethral system for erection，MUSE）会使 30%~60% 的患者勃起，但是后续使用的效果不是很好。在临床实践中，只有达到 500g 和 1 000g 的高剂量后才会有效果。

· 前列地尔 125~1000mg
· 阴茎能够很好地勃起
· 需要刺激
· 效果较为温和
· 疼痛与瘙痒
· 持续使用率很低

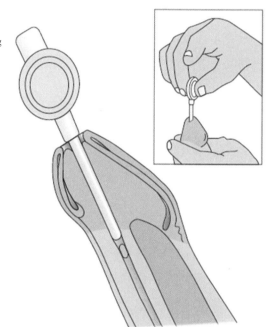

图 16-3　药物尿道勃起系统

· 某些患者在阴茎底部使用收缩环后效果可能会改善。

· 该疗法的不良反应包括阴茎疼痛（30%~40%）和头晕（2%~10%）。

· 阴茎纤维化和阴茎异常勃起会发生，但较为罕见（＜ 1%）。

应用于龟头和尿道的前列地尔霜制剂（vitaros）于 2014 年上市。

外部低能量冲击波疗法能够促使阴茎海绵体内产生新的血管，在英国的几个医疗中心已经开展了该疗法。虽然费用高，而且需要花费较多的人力资源，但对于那些想要"治愈"ED 的患者来讲，该疗法会逐渐被人们所接受，但仍需要长期研究。

九、三线疗法

阴茎假体

对于那些不愿意考虑上述疗法，或上述疗法失败，或无法继续使用上述疗法的患者来讲，可以使用阴茎假体。

阴茎假体尤其适合那些严重器官勃起功能障碍患者，尤其是阴茎硬结病、阴茎持续勃起后导致的勃起功能障碍。所有患者都可以使用具有延展性能的充气假体。

有研究显示 434 位阴茎假体植入患者的满意率为 89%，这种高满意度主要与新设备性能与可靠度明显改善有关。该设备的 5 年生存率为 93%，预计每年的返修率为 7%。

十、阴茎硬结症

阴茎硬结症（peyronie's disease，PD）是带有或不带有阴茎变形的纤维化斑块病变，与白膜的微创伤和应激相关，患病率为 3%~5%，随着年龄增长而增加。如果经其他疗法后，勃起功能明显改善而且能够成功进行侵入活动，最好不要采用手术治疗。药物疗法所包括的药物为维生素 E、对氨苯甲酸钾、维拉帕米注射剂、他莫昔芬以及血管扩张药。碎石术的效果最小，ISSM 指南中并不推荐该疗法。溶组织梭菌胶原酶注射剂有效，而且有临床方面的证据，但该药物目前还是非常贵的。真空勃起装置有助于改善勃起，具有矫正畸形和防止缩短的功能。如果需要手术治疗的话，对于 60 岁以下的畸形患者来讲，可以选择包膜折叠术（Nesbit 手术）来进行治疗。对于更严重的畸形，就要使用斑块切除移植术来治疗。如果手术治疗还不能使患者的勃起功能改善，通常需要植入阴茎进行治疗。

十一、结论

现在有大量证据表明 ED 与心血管疾病密切相关，因此，针对新发现的患者应当对心血管和内分泌的相关风险因素进行全面评估，而且根据相应的评估结果进行治疗。患者因慢性心血管疾病去初级保健医生那里就诊时，医生要询问患者的勃起问题，不能因为尴尬不向患者询问性生活方面的问题。

延伸阅读

［1］Bhasin, S., Cunningham, G. R., Hayes, F. J. *et al.* (2010) Testosterone therapy in men with androgen deficiency syndromes: an Endocrine Society clinical practice guideline. *Journal of Clinical Endocrinology and Metabolism*, **95 (6)**, 2536–2559.

［2］Esposito, K., Giugliano, F., Di Palo, C. *et al.* (2004) Effect of lifestyle changes on erectile dysfunction in obese men: a randomized controlled trial. *JAMA*, **291**, 2978–2984.

［3］Feldman, H. A., Goldstein, I., Hatzichristou, D. G., Krane, R. J. & McKinlay, J. B. (1994) Impotence and its medical and psychosocial correlates: results of the Massachusetts Male Aging Study. *Journal of Urology*, **151**, 54–61.

［4］Hackett, G., Cole, N., Bhartia, M., Kennedy, D., Raju, J. & Wilkinson, P. (2013) Testosterone replacement therapy with long-acting Testosterone Undecanoate improves sexual function and quality-of-life parameters vs. placebo in a population of men with type 2 diabetes. *Journal of Sexual Medicine*, **10 (6)**, 1512–1527.

［5］Hackett, G., Kell, P., Ralph, D. *et al.* (2008) British society for sexual medicine guidelines on the management of erectile dysfunction. *Journal of Sexual Medicine*, **5 (8)**, 1841–1846.

［6］Mitchell, K. R., Mercer, C. H., Ploubidis, G. B. *et al.* (2013) Sexual Function in Britain: findings from the third national survey of Sexual Attitudes and Lifestyles (Natsal-3). *Lancet*, **382 (9907)**, 1830–1844.

［7］Shabsigh, R., Kaufman, J. M., Steidle, C. & Padma-Nathan, H. (2004) Randomized study of testosterone gel as adjunctive therapy to sildenafil in hypogonadal men with erectile dysfunction who do not respond to sildenafil alone. *Journal of Urology*, **172**, 658–663.

第十七章　男性射精和性高潮问题

马塞尔·D·瓦尔丁格

荷兰，乌得勒支，乌得勒支大学，乌得勒支药物研究所

概述

1. 早泄有四种类型，每种类型各有其特点及其对应的治疗方法。

2. 终身获得性早泄是进行药物治疗的指征。

3. 药物导致的获得性射精延迟具有可逆性，药物剂量减少后，这种射精延迟问题就会缓解。

4. 高潮后疾病综合征是患者对自身精液产生的一种自身免疫反应。现在这种疾病有了有效的治疗药物，但是还未批准上市。

5. 射精障碍的正确诊断与给予男性患者适当的解释对于射精障碍的治疗非常重要。

一、引言

　　尽管射精和性高潮是两个独立的现象，却是同时发生的。射精发生在生殖器官，而性高潮虽然与生殖器有关，但主要涉及脑部，且是一种全身体验。射精和性高潮问题会给患者及其性伴侣带来困扰。20 多年来，研究者们对射精和性高潮问题进行了大量的研究，尤其是对早泄（premature ejaculation, PE）问题进行了研究，且现在早泄已经有了有效的治疗方法，但是某些类型的射精障碍还是缺乏有效的治疗手段。全科医生需要正确诊断射精和性高潮问题，也就是说，即使没有有效的治疗手段，临床医生也能够根据患者主诉做出正确诊断，让患者相信其主诉的问题是真实存在的。另外，要让男性患者相信随着年龄的增长，射精力量下降和射精量减少都是正常的。

二、早泄

　　20%~25% 的男性对其射精不满意，认为射精太早，但大部分男性不会因这个问题而就诊。然而，如果射精时间只能持续几秒钟或是 1min 的话，那么这个男性就需要就医，但是他们往往会感到十分尴尬，不太愿意与他的家庭医生谈论这方面的问题。因此，家庭医生很少会遇到早泄患者，但实际情况是这种现象是比较常见的。

　　早泄有四种类型：终身性 PE、获得性 PE、主观性 PE、变异性 PE。PE 类型的正确诊断对于 PE 治疗非常重要（图 17-1 和专栏 17-1）

专栏 17-1　与 PE 类型诊断有关的问题

1. 你第一次出现 PE 是在什么时候?

2. 你第一次发生性关系时,就出现过 PE 吗?

3. 你与多数性伴侣发生性关系时,都会出现 PE 问题吗?

4. 你侵入和射精之间的时间间隔是多久?

5. 你与现在的性伴侣在发生性关系时,PE 的频率是多少?

6. 你是否对你的 PE 感到烦恼、恼怒或是沮丧?

7. 你的勃起硬度足够进行侵入吗?

8. 你曾经是否为了防止 PE 而匆忙进行性交?

9. 你的伴侣对你的 PE 行为有什么看法?

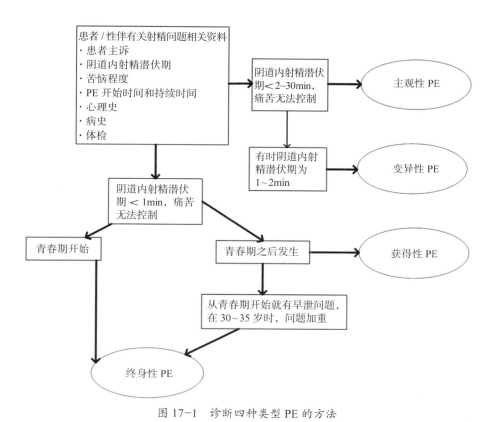

图 17-1　诊断四种类型 PE 的方法

（一）终身性早泄

终身性早泄患者在首次（或几乎是首次）性行为时就会有早泄问题，通常是在青春期开始性行为。患者与女性伴侣发生性行为时，发生早泄的概率为 80%～90%。另外，阴道内射精潜伏期（intravaginal ejaculation latency time，IELT）的持续时间也非常短，且随着年龄的增加，IELT 几乎没有什么变化，或 30% 男性患者在 30～35 岁早泄问题较为严重。90% 以上的终身性早泄患者几乎每次性交时，阴道侵入后 30～60s 内就会发生射精，10%～20% 终身性早泄患者是在 1～2min 内发生射精。终身性早泄会使患者易怒、烦恼、尴尬、男子汉气概降低以及抑郁。终身性早泄患者主要主诉为早泄，其他主诉还包括阴茎容易勃起（早期）以及射精后阴茎迅速完全疲软。终身性早泄不仅影响异性恋者，而且还影响同性恋者，但是关于同性恋终身性早泄的临床研究几乎没有。有迹象表明，终身性早泄是神经生物因素和遗传因素共同作用的结果，治疗方法包括口服药物和（或）使用局部麻醉剂，治疗时间通常比较长。如果患者有心理和（或）关系问题，还需要进行心理健康教育与咨询。终身性早泄的患病率为 2%～3%。

（二）获得性早泄

获得性早泄患者只是某个阶段会有早泄行为，而在之前的射精行为正常。这种变化过程可能是突然发生的，也有可能是逐渐发生的，IELT 持续时间通常在 1～3min。获得性早泄可能是由于性交过程中焦虑情绪、心理、人际关系问题造成的，也有可能是前列腺炎、甲状腺功能亢进或勃起困难造成的。获得性早泄可能是生理疾病或心理疾病造成的，因而，通过治疗相关疾病就有可能使患者痊愈，这些治疗方法包括短期口服药物和（或）使用局部麻醉剂。获得性早泄的患病率为 4%～5%。

（三）主观性早泄

主观性早泄患者会主诉早泄，而事实上他们的 IELT 持续时间在 2～6min

的正常范围内，甚至有时会在 5~25min，这类患者的 IELT 持续时间在正常范围，甚至更长，但他们认为自己有早泄问题。由于 IELT 持续时间是正常的，因此，他们所认为的早泄问题与疾病、神经生物因素无关。另外，各种心理原因可能会导致患者对 IELT 真实持续时间的误解，或是认为 IELT 持续时间太短，女性性伴侣无法达到性高潮。其治疗方法包括各种心理疗法和（或）麻醉剂的局部使用。主观性早泄的患病率为 5%~7%。

（四）变异性早泄

变异性早泄患者只有在某个特定的时间和某种特定的情形才会发生 IELTs 持续时间较短的问题。变异性早泄并不是一种精神病理状态，事实上是性行为的一种正常变异。治疗方法是让患者认识并相信这种变异性早泄是很正常的，不需要药物治疗或心理治疗。变异性早泄的患病率为 8%~11%。

（五）早泄的药物治疗

做出早泄诊断（见第十章）后，有 3 个循证药物治疗方案可以治疗早泄问题：①按需口服药物治疗；②每日口服药物治疗；③局部使用麻醉药品（表 17-1）。最好是药物治疗和心理教育相结合的方法，医生要让患者知道药物治疗可能导致的不良反应。按需口服药物治疗方案中，现在有两种药物可供选择：达泊西汀 30~60mg（性交前 1~3h 服用）和氯米帕明 20~30mg（性交前 4~6h 服用），达泊西汀是唯一一种正式批准可用于治疗早泄的药物。每日口服药物治疗方案中，可供选择的药物为处方药物——选择性 5-羟色胺再摄取抑制剂：帕罗西汀 20mg/d、舍曲林 50~100mg/d、西酞普兰 20mg/d。局部使用麻醉药品可供选择的药物为处方药物——利多卡因和丙胺卡因药膏或喷雾剂。

表 17-1　终生性和获得性早泄的药物治疗

治疗	不良反应
按需口服药物治疗	
达泊西汀 30~60mg，性交前 1~3h 服用	恶心、头晕
氯米帕明 20~30mg，性交前 4~6h 服用	恶心、口干、视力模糊、便秘
每日口服药物治疗（未经检验）	
盐酸帕罗西汀 20mg	短期不良反应（前 3 周）：疲劳、打哈欠、轻微的恶心、流汗、稀便
舍曲林 50~100mg	长期不良反应：体重增加，有时性欲减退或勃起困难
西酞普兰 20mg	
氟西汀 20mg	
按需局部使用麻醉药（未经检验）	
利多卡因和丙胺卡因药膏	勃起困难，阴茎麻木
利多卡因喷雾剂	
患者须知的更多信息	
仅有极少数的 SSRIs 可能引起阴茎麻醉或感觉迟钝。患者应被告知以防阴茎麻醉，SSRI 效用中止	
当患者想要停止使用 SSRI 时，应逐步在 4~6 周内停药，以避免 SSRI 戒断综合征	
对于想要孩子的患者，最好推迟 SSRI 治疗或停用 SSRI 治疗，有迹象表明 SSRI 可能会影响精子	

三、射精延迟

（一）终身性射精延迟

　　终身性射精延迟患者主要主诉为明显非意愿性射精延迟，甚至在与性伴侣性交或在自慰过程中没有射精行为，而且这种射精延迟行为从青春期开始的第一次性行为以来就一直存在。终身性射精延迟患者称达到性高潮的侵入行为的持续时间延长，达到一种疲惫状态，或是让性伴侣的性器官有不适感。通常情况下，他们不得不停止性交，这常常使得患者自己和（或）性伴侣感到挫败。有时，患者只有通过很大努力的自慰行为才会射精。现在还没有终身性射精延迟的循证治疗方案，也没有可以安全使用的让患者顺利进行射精的药物。现在有包括行为疗法在内的多种心理疗法，而且这些疗法的疗效不一。终身性射精延迟的患病率还没有确切的数据，但估计为 1%。

（二）获得性射精延迟

获得性射精延迟主要是指患者有一个相对正常的性功能的一段时间后，在某一阶段发生了射精困难。药物、心理问题和年老均会导致获得性射精延迟（表 17-2）。随着年龄的增长，年龄相关性生殖器外周感觉神经传导功能下降会导致射精延迟，年龄在 55~85 岁的患者中，获得性射精延迟的患病率为 16%~33%。

表 17-2 导致获得性射精延迟的原因

心理

心理创伤

缺乏性刺激（即技术不好，缺乏对性刺激的关注）

身体

雄激素缺乏

脊柱损伤

腰交感神经切除术

腹会阴手术

多发性硬化症

糖尿病性神经病变

药物

选择性 5-羟色胺再摄取抑制剂

三环类抗抑郁药

抗精神病药物

α-交感神经阻滞药

治疗导致获得性 PE 根本病因的药物，其药物剂量减少或者停药后，改用改善射精延迟效果不好的抗抑郁药物（安非他酮 XR、米氮平、阿戈美拉汀和沃替西汀）

四、高潮后疾病综合征

男性高潮后疾病综合征（post-orgasmic illness syndrome，POIS）是指男性在射精后几分钟到几小时的一种疾病状态。高潮后疾病综合征患者的主诉为流感样感觉、极度疲劳或疲惫、肌肉无力、发热、出汗、心情糟糕和（或）易激惹、记忆困难、注意力难以集中、说话不连贯、鼻子充血和（或）眼睛瘙痒。高潮后疾病综合征患者主诉的症状是不一样的，而且诊断 POIS 不需要所有的症状均具备。然而，只有在发生性交、自慰、自然睡眠过程中的射精后出现上述症状，才能够诊断为 POIS。POIS 持续 2~7d 后，症状会自然消失。原发性 POIS 是指从青春期第一次性行为就一直存在的疾病症状。继发性 POIS 是指一开始性行为没有这种症状，而是一段时间后才发生的，POIS 患者通常会尽可能避免这些症状，他们要么放弃性行为，要么进行没有意义的性行为。POIS 会导致严重心理社会问题、关系问题、离婚、抑郁，甚至是自杀倾向。

在全科医学领域，很多人不是很了解 POIS，患者的性伴侣、同事、医生不理解这方面的问题可能会使患者的症状恶化。现在有可靠证据证明 POIS 是由男性射精后自身精液导致的一种系统性自身免疫性疾病，这种自身免疫反应产生某些细胞因子，导致了 POIS 的发生。现在虽然有通过稀释自身精液进行为期 3~5 年的常规脱敏来治疗 POIS，但还没有循证性治疗方法。POIS 的患病率虽然还未知，但是 POIS 并不是一种罕见的疾病。

五、男性焦躁性生殖器综合征

男性焦躁性生殖器综合征（restless genital syndrome，ReGS）患者的主诉为在没有阴茎勃起或性欲的情况下，生殖器有持久的射精冲动或感觉，这种冲动是非意愿性的，且是一种难以描述的刺激性生殖器感觉。ReGS 通常伴随着膀胱过度活跃和（或）腿部不停抖动。虽然男性 ReGS 方面的研究非常少，但人们认为 ReGS 很有可能是由阴茎背神经（阴部神经的末梢分支）引起的神经病变。目前还没有男性 ReGS 循证意义上的治疗方法。然而，人们正在研究探讨氯硝安定 0.5mg/d 和（或）骨盆肌肉练习方面的治疗方案。男性 ReGS 患病率虽然还未知，但是一般认为患病率应当是非常低的。

六、无快感射精

无快感射精患者主诉在射精时，没有性高潮带来的快感或是在性高潮没有感觉，关于这方面问题的文献非常少见。虽然无快感射精一般归为心理问题，但其他医学潜在病理状态（尿道炎、前列腺炎、α-受体阻滞剂、抗抑郁药、盆腔肿瘤、神经病变）也要排除，才能诊断为无快感射精。无快感射精的患病率未知。

七、逆行射精

逆行射精患者有射精带来的高潮，但没有精液。逆行射精患者射精时，精液进入膀胱，可能是膀胱内括约肌无力或是膀胱颈关闭和外括约肌松弛之间的不协调造成的，也有可能是治疗下尿路症状的 α-受体阻滞剂或经尿道前列腺切除术（transurethral resection of prostate，TURP）、侵袭性前列腺增生手术的激光凝固术等治疗良性前列腺增生（BPH）的手术造成的。糖尿病性神经病变、脊柱损伤、扩大腹膜后淋巴结清扫术（retroperitoneal lymphadenectomy，RLA）也与逆行射精有关。在诊断时，要确认高潮后尿液中是否有精子的存在。

八、射精疼痛

射精时的疼痛或烧灼感称为射精疼痛。这种疼痛可发生在肛门和生殖器之间的部位、睾丸、尿道，是非常疼的，使得患者不愿发生性行为，并尽量避免性行为。多种原因均可导致射精疼痛，如炎症（精囊炎、急性前列腺炎、慢性前列腺炎/慢性盆腔疼痛综合征、尿道炎），性传播疾病，前列腺肥大，阴茎的神经损伤，骨盆的慢性疼痛，射精管道系统阻塞，前列腺切除术，盆腔放疗，前列腺癌以及某些抗抑郁药的使用（非常少见）。但还有些导致射精疼痛的原因可能还未知。

射精疼痛要根据病因进行治疗。对病因的诊断，首先要体检，有必要的话，还需要对尿液或精液样本进行分析。如果有炎症的话，需要给患者开具抗炎药物。如果是性传播疾病，需要开具抗生素进行治疗，如果是抗抑郁药导致的射精疼痛，需要考虑更换药物。

九、低射精量

精液正常量为 3~5ml，射精液中包括液体和精子，射精量是由前列腺、精囊、睾丸决定的。另外，射精量还与性行为的频率、身体状况和情绪有关。精子细胞仅占射精量的 1%。

低射精量称为精子减少症。感染、性腺功能减退、逆行射精、精囊受阻、射精管道系统受阻、静脉曲张（精索静脉曲张）、神经损伤导致的射精失败、精囊囊肿、先天性双侧输精管缺失、精囊发育不全均有可能会导致低射精量。但是，低射精量也有可能是男性短期禁欲导致的，或是精液收集不完全造成的。精液收集一般在禁欲后 2~3d 进行。诊断时需要严格调查患者病史、进行体检以及一些基础性检查，查明导致低射精量的潜在原因，虽然这些对于发现低射精量的原因没有特异性。然而，部分逆行射精时，射精量也有可能是正常的。精液中果糖水平低表明前列腺管道或射精管道可能有梗阻问题。精液低 pH 可能表明精囊有问题。

延伸阅读

[1] Althof, S. E., Abdo, C. H. N., Dean, J. *et al.* (2010) International Society for Sex-ual Medicine's guidelines for the diagnosis and treatment of premature ejaculation. *Journal of Sexual Medicine*, **7**, 2947–2969.

[2] Roberts, M. & Jarvi, K. (2009) Steps in the investigation and management of low semen volume in the infertile man. *Canadian Urological Association Journal*, **3**, 479–485.

[3] Serefoglu, E. C., Yaman, O., Cayan, S. *et al.* (2011) Prevalence of the complaint of ejaculating prematurely and the four premature ejaculation syndromes: results from the Turkish Society of Andrology Sexual Health Survey. *Journal of Sexual Medicine*, **8 (2)**, 540–548.

［4］Waldinger, M. D. (2007) Premature ejaculation: definition and drug treatment. *Drugs*, **67**, 547–568.

［5］Waldinger, M. D. (2013) Ejaculatio praecox, erectio praecox, and detumescentia praecox as symptoms of a hypertonic state in lifelong premature ejac-ulation: a new hypothesis. *Pharmacology Biochemistry and Behavior*, **121**, 88–101.,［Epub ahead of print］

［6］Waldinger, M. D., Meinardi, M. M. & Schweitzer, D. H. (2011) Hyposensitization therapy with autologous semen in two Dutch caucasian males: beneficial effects in Postorgasmic Illness Syndrome (POIS; Part 2). *Journal of Sexual Medicine*, **8**, 1171–1176.

［7］Waldinger, M. D., Venema, P. L., van Gils, A. P., de Lint, G. J. & Schweitzer, D. H. (2011) Stronger evidence for small fiber sensory neuropathy in restless genital syndrome: two case reports in males. *Journal of Sexual Medicine*, **8**, 325–330.

［8］Waldinger, M. D., Zwinderman, A. H., Schweitzer, D. H. & Olivier, B. (2004) Relevance of methodological design for the interpretation of efficacy of drug treatment of premature ejaculation: a systematic review and metaanalysis. *International Journal of Impotence Research*, **16**, 369–381.

第十八章　女性性高潮障碍

莎伦·J·帕里什

美国，纽约，威尔康奈尔医学院

美国，纽约，纽约长老会医院 / 韦斯特切斯特地区

概述

1. 女性性高潮障碍（female orgasm disorder，FOD）的患病率为 5%~10%。

2. FOD 是一种持续性、反复性性高潮障碍，患者几乎所有的性生活都没有性高潮或是性高潮延迟，导致患者抑郁痛苦。症状至少应持续 6 个月以上。

3. 临床诊断方法包括患者自述性高潮障碍症状、对与 FOD 相关因素做生物—心理—社会模型评估。

4. FOD 生物治疗方法包括治疗导致 FOD 的疾病。药物导致 FOD 可以让患者等待直至患者产生耐受性，或减少剂量、增加剂量、更换药物。

5. 有效的非药物治疗方案包括解决相关心理问题、文化问题，其具体方法是心理咨询法、认知行为疗法、夫妻培训法和正念练习。

一、引言与概念

性高潮障碍会影响患者的身体状况、自尊心和和谐关系。FOD 的 DSM-5 诊断标准为持续性、反复性性高潮明显延迟、频率明显降低或性高潮满意度明显降低。DSM IV-R 认为性高潮障碍发生在正常性兴奋之后，而且患者会感到痛苦。DSM-5 要求性高潮障碍和性高潮问题要有一定的持续时间和发生频率，而且没有在正常性兴奋之后的条件。在没有足够性兴奋的条件下，患者发生了性高潮障碍，在这种情况下，临床医生很难区分性兴奋障碍和性高潮障碍。根据最新的定义，性高潮障碍的症状至少应持续 6 个月以上，而且几乎所有（＞75%）的性生活中都会出现性高潮障碍。这样就能够将性高潮功能障碍与其他偶发或暂时性性高潮障碍问题区分开来（专栏 18-1）。

专栏 18-1　FOD 的定义与分类

持续性、反复性性高潮明显延迟、频率明显降低或性高潮满意度明显降低。几乎所有（75%~100%）的性生活中都会出现性高潮障碍。症状至少应持续 6 个月以上

终身性 FOD 与获得性 FOD

广泛性 FOD 与情景性 FOD

缺乏较高的性觉醒

性关系满意度对性高潮有影响

性高潮障碍在传统意义上被分为终身性与获得性、广泛性与情景性性高潮障碍。在终身性性高潮障碍这一亚型中，女性患者从未达到性高潮，而获得性这一类型则发生在患者正常功能的一段时期后。在广泛性 FOD 中，女性

患者对包括场景及性伴侣等所有类型的刺激均表现为性冷淡，而情景性 FOD 则发生在特定的环境或条件下。终身性 FOD 患者只有在某些情况下达到高潮（自慰或手动刺激阴蒂），但在其他状况下（在其伴侣或性交中）没法达到。DSM-5 标准要求临床医生评估一个女性性高潮，以及她的痛苦程度是轻微、中度还是重度的。

由美国泌尿协会基金会组成的国际分类委员会委员将 FOD 定义为缺乏、延迟或对任何类型的刺激性高潮减弱，不论患者是否缺乏较高的自我觉醒。国际疾病分类 ICD-10 定义 FOD 为持续发生的足够妨碍女性参与以她喜欢的方式进行的性关系的能力。

FOD 的诊断是基于临床医生对女性性高潮的能力低于预期的年龄、性经验及性刺激的充足性的判断。

二、患病率

FODs 患病率为 10%~42%，跨度范围较大。10% 的女性没有性高潮。正确理解 FOD 患病率和发生率需要认识到性高潮能力的"正常"范围是一个很广的概念，女性的第一次性高潮体验可能是发生在青春期前，也有可能是发生在成年之后。随着年龄的增长，女性会受到各种各样的性刺激，达到性高潮的概率也会增加。此外，女性通过自慰的性行为要比与性伴侣的性行为更容易持续地体验到性高潮。原发性终身性性高潮障碍是指无论采取什么方式，患者均无法达到性高潮，其患病率为 10%。高达 31% 的 FOD 女性患者有性行为问题，其中性觉醒和润滑问题最为常见。

虽然女性是否能够达到高潮是整体满意度的重要组成部分，但是性高潮和满意度并不是在每一个女性的每一次的性体验中都出现。

三、解剖结构与生理

虽然有些女性对阴蒂或阴道刺激反应比较敏感，但有证据表明只有在阴道侵入时，阴蒂复合体才会受到刺激，阴蒂内部结构由阴蒂体和阴蒂脚构成，它大于阴蒂头，是阴蒂头的 10 倍，阴蒂内部结构和阴蒂头共同构成阴蒂复合体。

随着年龄的增长，女性性生理反应会发生变化。变化主要涉及阴道肌肉张力下降、阴道穹窿扩大、阴蒂反应时间延迟以及性刺激时乳房不再增大。绝经后，女性雌激素水平下降，与雌激素有关的器官会发生萎缩性变化，而且女性有性交疼痛问题。随着年龄的增长，虽然女性还有达到性高潮的能力，但是达到性高潮的次数和阴道收缩强度均降低。因此，女性可能需要更激烈或更直接地刺激阴蒂来达到性高潮，如振动器。

四、病理生理学

一旦女性学会达到性高潮的方法，通常就会体验到性高潮，除非遇到其他问题，如性沟通无效、关系问题、创伤经历、情绪问题或是身体发生问题。

五、生物危险因素

与中枢性兴奋有关激素（多巴胺、催产素、黑皮质素和甲肾上腺素）不足或是对性抑制有抑制作用的物质（阿片类物质、内源性大麻素样物质和羟色胺系统）的增加均有可能会导致 FOD。

影响女性高潮的生理因素包括疾病状况、药物与物质滥用以及遗传因素（专栏 18-2）。导致 FOD 的疾病包括血管疾病、糖尿病性神经病变、多发性硬化、生殖器手术导致的生殖器损伤或并发症、根治性子宫切除术导致的盆腔神经损伤以及盆腔外伤。50% 脊柱损伤女性仍然能够达到性高潮，脊柱损伤女性是否能够达到性高潮与损伤类型、程度以及脊柱的完整性有关。与激素有关的疾病（甲状腺疾病、低睾酮水平以及雌激素水平下降）可能会导致外阴阴道萎缩和性高潮障碍。

专栏 18-2　可能影响性高潮的生理因素

肾上腺皮质功能不全（艾迪生病、肾上腺切除术、卵巢切除术）

退行性关节炎

糖尿病

腰骶椎椎间盘疾病

雌激素缺乏

女性生殖器损伤

垂体功能减退症

甲状腺功能减退和甲状腺功能亢进症

高脂血症

高血压

多发性硬化症

神经源性膀胱

脊髓病变

周围神经病变（酒精性、糖尿病性）

骨盆骨折与辐射

盆腔及泌尿系统手术

血管疾病

　　与 FOD 有关且同时累及身体和精神的疾病包括抑郁症、焦虑症、尿失禁、纤维肌痛和关节炎以及健康状况总体不佳。酗酒和阿片类药物滥用均与性高潮障碍有关。

　　选择性 SSRIs、心血管系统药物、镇静剂以及降压药等药物均可以导致药物性性功能障碍（专栏 18-3）。服用 SSRIs 类药物的女性中，至少 37% 有性高潮延迟或缺乏。

专栏 18-3　可能影响性高潮的药物／物质

酒精（高浓度）

安非他明

雄激素

抗组胺药

抗高血压药

抗精神病药

（续栏）

可卡因

阿片类药物

5-羟色胺再摄取抑制剂

烟草

三环类抗抑郁药

六、心理和社会文化风险因素

心理问题可能会导致性兴奋和性抑制的不平衡，引起 FOD。这些心理问题包括性经验不足、外形不好、性沟通无效、创伤性性体验、疲惫、情绪问题、性创伤史和性虐待史、文化和宗教禁忌以及进行性行为时患者倍感压力等（例如不孕）。其他常见的病因包括观察（强迫性自我观察）等行为导致的心理反应、不可调和的婚姻冲突、内疚、羞愧和害怕怀孕。FOD 也有可能与勃起功能障碍、早泄等男性性伴侣的性功能障碍有关。

七、诊断

FOD 临床诊断是根据临床医生对患者的生物、心理方面的评价做出的。在性高潮时，大脑、中枢和全身激素、生殖器-骨盆部位、盆底肌肉都会发生生理性变化，但是不同的女性所发生的变化是不同的，因此，FOD 诊断一般是基于患者的自述。医生可以与患者讨论与性高潮功能障碍有关的持续时间、痛苦、挫折感、健康、认知、行为、关系、性伴侣以及环境等因素。

临床医生在评估女性是否患有 FOD 时，还要考虑到引起性高潮的刺激类型或强度，性刺激的类型和强度在不同的女性，差异是非常大的。很多女性需要阴蒂刺激才能达到性高潮，有些女性则需要阴道进入才能达到性高潮，其他女性则需要前面两种刺激共同作用才能达到性高潮。医生要根据女性的年龄和性经验来判断女性的性高潮能力。如果性高潮障碍是情景式的，则需要评价女性的满意度以及对问题的忧虑程度。

八、评估

改善性高潮功能的生理方法主要是解决导致性高潮障碍的疾病和药物。可以对患者进行体检，评价患者的整体健康状况、甲状腺疾病等激素问题、盆底和外阴阴道状况。

卵巢、垂体和甲状腺功能可以通过血液检查来评估。血液检查包括测定性激素水平，例如睾酮、性激素结合球蛋白、双氢睾酮、LH、FSH、雌二醇、孕酮、催乳素以及 TSH 等。

九、治疗

导致 FOD 的原因往往是多方面的，因此，治疗时也应该从多方面展开，治疗那些可以干预的问题。

有研究表明，更年期因激素变化导致 FOD 的女性可以使用睾酮替代疗法来恢复性反应水平，这种用途的睾酮只有处方药。另外，有研究表明，雌激素和（或）孕激素在改善性高潮方面还没有确切的结论，但在治疗其他绝经后症状方面却有很好的疗效。

现在还没有药物被 FDA 批准用于治疗 FOD。SSRI 相关性 FOD 女性可以等身体适应 SSRI 类药物，对这类药物产生抗药性后，或是通过间隔用药或是逐渐减少剂量，从而使性高潮功能恢复。后两种方法可能会导致相关症状（抑郁、焦虑）的反复，或是发生 SSRI 戒断反应，因此，医生必须给予患者恰当的用药意见，严密监测患者的用药情况。另外一种办法是每天使用 SSRI，然后增加另外一种药物，如安非他酮，此外，也可以用多巴胺受体激动剂类抗抑郁药（如安非他酮）取代 SSRI 治疗抑郁症。有限的数据表明西地那非可以用来缓解 SSRI 导致的 FOD。样本量较小的研究也表明，脊柱损伤导致的性高潮障碍也可以用西地那非进行治疗。

治疗 FOD 的心理方法主要是鼓励女性找到导致性觉醒障碍的心理社会因素，如性欲减退、抑郁、性觉醒水平低下、焦虑、疲惫、情绪不佳、过去的性虐待史、文化和宗教禁止、关系问题以及性伴的性功能障碍（专栏 18-4）。治疗 FOD 的认知行为法包括针对性自慰练习与振动器和性幻想材料联合疗法、凯格尔运动和盆底理疗法、知觉集中练习法（从非性接触到性接触分级暴露法）、女性可以掌控的性刺激和骨盆推挤的体位练习。

专栏 18-4　FOD 的心理和行为干预法

· 关系问题、心理压力、宗教与文化冲突方面的心理咨询
· 认知行为法解决患者的消极态度、羞耻感和内疚感
· 治疗病态性欲和性觉醒性功能障碍
· 治疗潜在的情绪问题和焦虑症
· 治疗性创伤应用强化疗法，治疗酒精或物质滥用应用性虐待干预法
· 针对性自慰训练（情色材料、振动器）
· 双方性姿势（性交过程中女性在上方的体位、性交体位技巧）练习
· 凯格尔练习法和盆底理疗法
· 知觉集中训练法
· 正念法与瑜伽练习

在性治疗中，双方应该学习手动刺激和振动棒刺激、性交过程中女性在上方的体位、性交定位技巧（传教士姿势的"高位置"版），以使阴蒂受到更大程度的刺激。FOD 性治疗中也可以使用正念法、瑜伽练习以及帮助女性查看自己性高潮水平，调整其性高潮期望值来治疗 FOD。

延伸阅读

［1］Bancroft, J., Graham, C. A., Janssen, E. & Sanders, S. A. (2009) The dual control model: current status and future directions. *Journal of Sex Research*, **46**, 121–142.

［2］Basson, R., Berman, J., Burnett, A. *et al.* (2000) Report of the international consensus of development conference on female sexual dysfunction: definitions and classifications. *Journal of Urology*, **163**, 888–893.

［3］Basson, R., Leiblum, S., Brotto, L. *et al.* (2003) Definitions of women's sexual dysfunction reconsidered: Advocating expansion and revision. *Journal of Psychosomatic Obstetrics and Gynaecology*, **24**, 221–229.

[4] Clayton, A., Pradko, J. F., Croft, H. A. *et al.* (2002) Prevalence of sexual dysfunction among newer antidepressants. *Journal of Clinical Psychiatry*, **63**, 357–366.

[5] Dunn, K. M., Cherkas, L. F. & Spector, T. D. (2005) Genetic influences on variation in female orgasmic function: a twin study. *Biology Letters*, **1**, 260–263.

[6] Goldstein, I. (2007) Current management strategies of the postmenopausal patient with sexual health problems. *Journal of Sexual Medicine*, **4** (**Suppl 3**), 235–253.

[7] IsHak, W. W., Bokarius, A., Jeffrey, J. K., Davis, M. C. & Bakhta, Y. (2010) Disorders of orgasm in women: a literature review of etiology and current treatments. *Journal of Sexual Medicine*, **7**, 3254–3268.

[8] Laan, E., Rellini, A. H. & Barnes, T. (2013) Standard operating procedures for female orgasmic disorder: consensus of the International Society for Sexual Medicine. *Journal of Sexual Medicine*, **10**, 74–82.

[9] Shifren, J. L., Monz, B. U., Russo, P. A., Segreti, A. & Johannes, C. B. (2008) Sexual problems and distress in United States women: prevalence and correlates. *Obstetrics and Gynecology*, **112** (**5**), 970–978.

[10] Sungur, M. Z. & Gündüz, A. (2014) A comparison of DSM-IV-TR and DSM-5 definitions for sexual dysfunctions: critiques and challenges. *Journal of Sexual Medicine*, **11** (**2**), 364–373.

第十九章　性交疼痛障碍
——男性和女性

梅丽莎·A·法默[1,2,3]　塞思·戴维斯　伊兹卡客·M·比尼克[3]

1 美国，以色列，芝加哥，西北大学，范伯格医学院

2 加拿大，多伦多，多伦多大学，医学院

3 加拿大，魁比克，麦克吉尔大学健康中心，

麦克吉尔大学与性相关性夫妇治疗服务中心，心理学系

概述

1. 生殖盆腔疼痛是指一系列疼痛症状，会影响性行为和非性行为。

2. 生殖盆腔疼痛会导致负面认知/情绪反应和人际冲突，损害性功能。

3. 可以从多个方面来缓解生殖盆腔疼痛，但是要治愈疼痛对于医生和患者来讲是不可能实现的。

4. 无益的认知/情绪应对策略需要重新调整来加强患者适应痛苦的能力。

5. 生理、心理和人际因素可以导致多种性功能障碍。

一、引言

　　对性交疼痛概念的认识在过去的 10 年不断增加。过去认为疼痛是性神经症引起，现在人们认识到疼痛是多种因素引起的一种临床症状，8%~15% 的女性和 5%~18% 的男性都受到疼痛的困扰。所谓的性交疼痛症状并不是仅仅发生在性交过程中，这一理论是疼痛综合征的理论模型不断改善的基础，而不是性功能障碍的一种类型。在 DSM-5 发布之前，性交疼痛障碍包括性交疼痛（性交过程中或男性和女性性器官接触过程中）和阴道痉挛（女性害怕阴茎，阴茎进入阴道会导致女性阴道肌肉痉挛），这些疾病概念已经被生殖盆腔疼痛 / 进入障碍（genitopelvic pain/penetration disorder，GPPPD）的概念取代。GPPPD 这个概念具有重要的临床意义，其常见的并发症包括生殖器疼痛、性行为恐惧 / 焦虑（对性行为的回避态度）以及盆底肌高张力。重要的是，GPPPD 这个概念有助于简化评价过程以及提供更直接的治疗方法 [例如，针对心理因素、盆底肌肉功能和（或）女性泌尿障碍进行治疗]。GPPPD 所指的一系列症状可以根据疼痛心理理论进行解释，患者对未来疼痛产生恐惧 / 焦虑情绪，导致机体疼痛部位的紧张，使患者尽量避免导致这些疼痛的行为，如性行为。

　　GPPPD 也有可能发生在非性行为中（例如坐、步行、骑自行车、排尿时），也可能对个人的性生活造成负面影响。GPPPD 是由个人的亲密性伴侣导致的唯一一种性功能障碍，而且作为亲密接触的结果，生殖盆腔疼痛能够引起毁灭性的负性自我评价（"如果在性交中没有感受到疼痛，我就不是个真正的女人"）以及导致患者对其性伴侣产生厌恶情绪。然而，这些负性影响与这种独特的生殖盆腔疼痛高度相关，也就与患者身体和心理对疼痛的反应密切相关，以及与双方对疼痛的反应相关。

二、疼痛史

考虑到盆腔疼痛的异质性，询问患者有关疼痛方面的病史是了解疼痛的重要方法（表 19-1）。询问患者有关疼痛方面的病史有助于了解诊断类别方面的重要信息、疼痛相关机制、疼痛易感和维持因素以及疼痛带来的不良后果，为综合治疗方案提供基础。另外，询问患者有关疼痛方面的病史是了解可能维持或加剧疼痛的认知和行为因素的良好途径。

表 19-1　询问患者有关疼痛史的方法

时间先后问题

1. 疼痛症状有多长时间了

2. 疼痛是从什么时候开始的

3. 疼痛频率是

4. 疼痛的类型（循环性、持续性、刺激性还是自发性）

5. 一次疼痛症状的持续时间

疼痛特征 / 特点

1. 强度（0~10 级）

2. 疼痛部位

3. 疼痛辐射范围

4. 疼痛特点

5. 其他伴随症状

引起疼痛的原因

1. 疼痛触发因素

2. 被其他因素引发的还是特发的

3. 引发因素导致疼痛发生的可能性

4. 加重 / 缓解因素

5. 过去手术或外伤的面积

6. 对女性来说，是否有过激素类避孕药的使用经历，或是与之相当程度方法的应用

（续表）

疼痛带来的不良后果

1. 干扰日常生活

2. 干扰关系 / 性健康

3. 对疼痛的行为反应

4. 药物使用

疼痛的心理社会方面的影响因素

1. 性活跃程度

2. 疼痛导致了性功能障碍

3. 疼痛导致了焦虑 / 恐惧 / 抑郁

4. 是否存在性虐待或性虐待史

生殖盆腔疼痛综合征有许多特点，欧洲泌尿科协会（European Association of Urology，EAU）根据受到影响的器官将生殖盆腔疼痛综合征分为几个亚类。当某个具体的疼痛综合征有明显的临床疾病特征时，医生应当能够认识到这种疾病，并且能够评价这种疾病，疼痛有可能涉及多个不同系统（表 19-2）。

表 19-2　男性和女性生殖盆腔疼痛综合征的症状

受影响的系统	盆腔疼痛综合征	症状
泌尿系统	前列腺疼痛综合征 慢性前列腺炎 前列腺痛	前列腺反复疼痛，没有感染和病理性变化
	膀胱疼痛综合征 间质性膀胱炎	膀胱反复性疼痛伴有膀胱填充困难、夜尿或尿频 / 尿急
	阴囊、睾丸、附睾疼痛综合征	反复性局部疼痛，但无感染或外伤体征
	阴茎疼痛综合征	阴茎反复性疼痛，但无感染或外伤体征
	尿道疼痛综合征	尿道内反复性疼痛，但无感染或外伤体征，男性和女性都会有
	输精管结扎术后阴囊疼痛综合征	输精管结扎术后阴囊慢性疼痛，这种疼痛的发生率为 1%

（续表）

女性生殖系统	外阴疼痛综合征	外阴疼痛，这种疼痛可能是局部的某个位置，也有可能是全身性疼痛，无感染或外伤体征
		性交疼痛
		外阴痛
	前庭疼痛综合征（由前庭疼痛和外阴前庭炎引起）	反复性疼痛，特别是由外阴前庭部位的压力增大导致的
	子宫内膜异位症	腹腔镜确诊子宫内膜异位症相关反复性疼痛
	慢性盆腔疼痛综合征	局限于骨盆区域的周期性疼痛，与其他女性生殖器系统疼痛无关
	痛经	月经痛，但无明确病理性变化。持续性月经痛且对日常工作、生活造成影响，可诊断为痛经
胃肠道	肠易激综合征	肠内反复性疼痛，但无病理性变化。主要为肠道症状。符合 Rome Ⅲ 标准
	肛门疼痛综合征	肛门或肛管反复疼痛，但无具体的病理性变化。与排便无关
神经系统	阴部神经痛	阴部神经支配区域的慢性疼痛。触摸坐骨有疼痛感
心理/性	生殖盆腔疼痛/进入障碍	持续的无法进行性交/阴茎进入；性交/阴茎进入性疼痛；由于疼痛，患者对阴茎进入行为感到恐惧或焦虑，造成盆底肌肉异常紧张。导致患者巨大痛苦，给患者生活带来不良影响
肌肉骨骼	盆底肌疼痛综合征	盆底反复性疼痛，与性行为和下尿路症状有关。在盆底可能有过度活跃点或触发疼痛点
	骨盆痛	妊娠或产后相关性疼痛，影响三个骨盆关节。与骨盆负重和活动有关
	尾骨疼痛综合征（尾骨痛）	尾骨部位反复性疼痛，无具体病理学变化

在评价引起疼痛的时间问题时，要确定导致疼痛的诱发因素或事件。即使某一个特定的事件确实存在，患者也有可能无法将这个事件识别出来，而且引发疼痛的因素也有可能并不是最重要的，有时维持疼痛的因素可能是最重要的。

疼痛的特征（特点）和部位可以为了解导致疼痛的相关机制提供重要的线索，但是，需要认识到疼痛也有可能从其他部位放射过来。例如，膀胱疼痛可能会导致会阴部对触摸和压力的敏感性增加，导致会阴部的疼痛。运动、排尿以及阴道侵入等疼痛的触发因素也会提供一些有用的信息。然而，对于很多患者来讲，疼痛是特发的，或很难确定其病因，这时，疼痛相关记录就会非常有用了。

总之，询问疼痛相关问题是了解疼痛、心理因素和性功能之间关系的最佳方法。该方法是评价个人对疼痛理解（例如，疼痛会引起患者对将来可能受伤或创伤的恐惧）的关键，有助于理解患者应对疼痛所采取的一些措施。如果疼痛与性有关，或是疼痛伴随着性功能障碍，了解性行为与疼痛的时间关系就会非常重要，无论是在具体的性接触中，还是过去的性接触中。如果患者有性伴侣，医生应当评价性伴侣对疼痛的反应以及疼痛对患者及其性伴侣的影响。最后，性虐待史也要进行评价，虽然阳性结果可以作为心理社会治疗的一部分，但不能作为导致疼痛的病因。

三、体检

疼痛评价的最初目的是为了判断是否存在一个能够更好地解释疼痛的疾病（图19-1，彩图见书末）。许多患者经常担心疼痛可能是一种更严重的疾病造成的，例如癌症。如果能够诊断出这种疾病，第一步应该是治疗该疾病，然后重新评价这种治疗是否缓解了疼痛。如果排除了某种疾病，建议医生判断是否是急性或复发性创伤、感染和（或）炎症导致了疼痛。有一小部分患者可能会有上述这些问题，然而，即使这些问题都解决了，可能疼痛还会持续。那么还要排除前列腺的感染/炎症、男性女性膀胱炎症、复发性阴道或尿道感染。

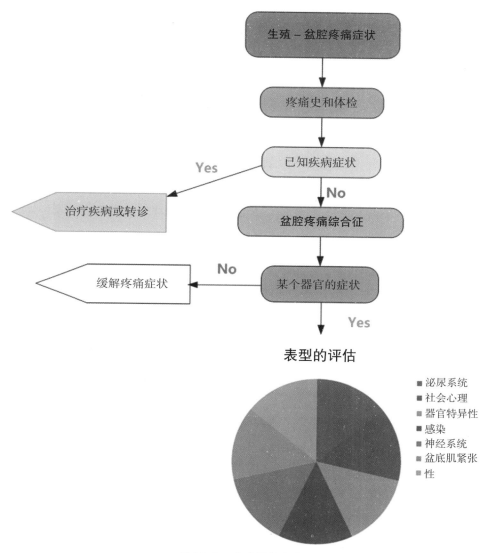

图 19-1 疼痛评价方法

注：在诊断疼痛是特发性的还是由已知疾病导致的之前，首先要获得完整的疼痛史和体检资料。需要注意的是，有些治疗方法根本就不能缓解疼痛和相关症状。当无法找到引发疼痛的原因时，一般认为这种疼痛是特发性的骨盆疼痛综合征。如果没有发现器官特异性症状，一般采取疼痛的治疗措施。当发现疼痛是某些特定的器官疾病导致的，就需要做综合检查，确定是泌尿系统、女性生殖系统、心理、特定器官疾病、感染、神经、盆底肌紧张还是性相关因素造成的，以及疾病分别在疼痛中发挥的作用。然后就可以根据上述信息采取相应的治疗措施。

一旦知道不是急性疾病导致疼痛，应该采取综合的治疗方案，从而最大
程度地改善疼痛症状。因为疼痛是由多种因素造成的，所以在治疗时，需要
考虑使用生物—心理—社会因素的综合治疗方案。UPOINT（S）表型系统能
够综合评价导致疼痛的各种心理因素、生物-疾病因素，有利于采取相应的
治疗措施（表 19-3），是评价男性和女性 GPPPD 的理想模型。UPOINT（S）
是 Urological（泌尿）、Psychological（心理）、Organ-specific（器官特异性）、
Infectious（感染）、Neurological（神经）、Tenderness of the pelvic floor（盆底
张力）以及 Sexual systems（性系统）的缩写。UPOINT（S）系统模型假说认
为对于大多数生殖盆腔疼痛患者，导致疼痛且疼痛持续的因素涉及多个不同
的系统。即使一开始疼痛只涉及一个系统，但是随着疼痛变成慢性，就会涉
及多个系统，使疼痛的症状一直持续。UPOINT（S）系统中每个系统的问题
可以通过是 / 否这种二分法各个击破。如果发现患者某个系统患有疾病，那么
需要采取针对该疾病的治疗方法，并联合治疗其他系统疾病的方法进行综合
治疗。

表 19-3　UPOINT（S）各系统症状和评价方法

系统	症状	评价方法
泌尿系统	排尿疼痛	残余尿量大于 100ml
	尿频	夜尿每晚超过 2 次
	尿不尽	其他烦琐的检查
	尿急	
社会心理	对疼痛感到焦虑 / 恐惧	心理评估
	剧烈疼痛	验证调查问卷
	抑郁	恐惧 / 拒绝妇科检查
器官特异性	前列腺或膀胱局部疼痛	直肠检查（前列腺压痛）
		前列腺触诊前后分析
		证明有炎症（白细胞增多、前列腺钙化、Hunner 的溃疡）
		膀胱极限测试

（续表）

感染	排尿疼痛或射精疼痛	中段尿中有尿道病原微生物（革兰阴性杆菌或革兰阳性球菌）或前列腺触诊后
神经系统	与其他疾病共存和（或）神经相关性疾病	肠易激综合征、纤维肌痛、慢性疲劳综合征、偏头痛、下背部疼痛
	对热敏感，轻轻触摸就会感到疼痛，无刺激时也会感到疼痛	患者报告，感觉测试，条件性疼痛调制测试
盆底压痛	长时间坐姿或压力增大会导致盆底疼痛	盆底骨骼肌异常发现，明显的肌筋膜触发点
性功能障碍	性交疼痛、勃起功能障碍、早泄、性欲/性唤醒发生变化	患者自己报告，验证调查问卷（IIEF 或 FSFI），疼痛相关妇科检查

注：IIEF：国际勃起功能指数（International Index of Erectile Function）；FSFI：女性性功能指数（Female Sexual Functioning Index）。

四、疼痛相关记录与日志

疼痛相关记录与日志是有助于了解患者疼痛特点的工具，尤其是时间较长的疼痛问题。记录疼痛信息的目的在于记录与疼痛有关的环境因素，包括疼痛发作之前的事件或环境、个人对疼痛的认知评价、患者的情绪反应。通过图表记录每天疼痛、情绪、压力水平和活动的变化情况，就会发现疼痛类型。患者可以根据疼痛类型改变影响疼痛的环境因素以及对疼痛的认知情绪反应来控制疼痛是至关重要的，这项练习本身是可以缓解疼痛的。

五、性功能障碍与患者及其性伴侣

生殖器盆腔疼痛可能会破坏或抑制性反应周期，包括抑制性欲/动机、抑制性觉醒和阴道润滑、损害达到性高潮的能力、射精疼痛以及性行为几分钟到几小时后盆腔疼痛。因此，对于那些患有生殖器盆腔疼痛，但仍继续选择活跃性生活的人来讲，发生性功能障碍并发症的风险会非常高。回避性行为是一种常见的反应，会导致心理问题和人际冲突。对生殖盆腔疼痛的负面心理反应包括疼痛相关性焦虑、过度敏感、对性价值和性认同感的消极自我评价。

疼痛对性的影响与生理、心理和（或）人际因素密切相关。在之前提到的 UPOINT（S）中，能发现很多生理因素使患者感到疼痛，而且这种疼痛在性行为过程中会加剧。此外，对可能会发生的疼痛过度焦虑会增加盆底肌张力，导致阴道进入行为无法继续或是导致患者无法达到性高潮、继发肌肉疼痛和使疼痛部位对器官的压力增加。会阴周围、外阴阴道部和（或）下腹部的压痛可能会进一步加重性交的不适感。最后，心理社会因素会影响人们对疼痛的关注度以及对这些疼痛的反应（例如加重或缓解疼痛）。

生殖盆腔疼痛使患者和性伴侣均发生性功能障碍。在很多情况下，性伴侣是导致疼痛发生的触发因素。阴道进入疼痛或是射精疼痛会引发与性行为有关的矛盾，或是为性矛盾的产生创造环境。个人因疼痛就不太喜欢与性伴侣发生性行为，而这种避免性行为的行为会使得性伴侣非常困惑和愤怒。了解他们对疼痛的反应能够更好地了解疼痛对性造成的影响：有些性伴侣疼痛一开始就可能会停止性行为，而有些性伴侣在发生疼痛时会及时沟通，寻找其他不会导致疼痛的性交方式。

六、缓解生殖盆腔疼痛

生殖盆腔疼痛患者可能会就医，让自己明白发生疼痛的原因以及接受治疗，缓解疼痛。目前临床上还没有治疗特发性疼痛的有效方法。一般首先采用局部治疗（例如糖皮质激素、利多卡因，女性可使用雌激素），如果有感染的话，口服一个疗程的抗生素。如果有泌尿系统症状的话，可使用 α-受体阻滞剂，但疗效不是很确切。女性激素疗法（包括口服避孕药）能够缓解一小部分人的疼痛问题。如果上述治疗方法还不能够缓解疼痛的话，还可以尝试专门缓解慢性疼痛的药物，例如 SSRI、TCA 和加巴喷丁等。在极端情况下，某些患者可以切除疼痛部位，缓解疼痛。

如果生物疗法失败，可采用行为疗法。但是，最佳的治疗方案是以盆底康复、性心理/精神、生物为核心的多学科综合治疗。盆底理疗主要是针对那些盆底肌功能障碍的患者，通过理疗能够缓解患者盆底疼痛。值得注意的是，盆腔持续性疼痛可能会增加盆底肌张力、降低肌肉力量以及降低患者对肌肉的控制。此外，可采用性伴侣双方和个人认知行为疗法来缓解骨盆疼痛。这种认知行为疗法通过正念法和分心疗法，提高对性愉悦的关注，从而缓解疼痛。缓解疼痛的行为疗法可以为患者提供缓解疼痛的积极应对方法，让患者接受疼痛，能够理想地生活下去。最后，性伴侣双方均参与的这种治疗方案和（或）性治疗方案有助于提高性伴侣双方对疼痛的沟通，增加性动力和性觉醒。

延伸阅读

［1］ Davis, S. N., Binik, Y. M. & Carrier, S. (2009) Sexual dysfunction and pelvic pain in men: a male sexual pain disorder? *Journal of Sex and Marital Therapy*, **35**, 182–205.

［2］ Dewitte, M., van Lankveld, J. V. & Crombez, G. (2011) Understanding sexual pain: a cognitive-motivational account. *Pain*, **152**, 251–253.

［3］ Nickel, J. C. & Shoskes, D. (2009) Phenotypic approach to the management of chronic prostatitis/chronic pelvic pain syndrome. *Current Urology Reports*, **10**, 307–312.

［4］ Rosenbaum, T. Y. (2007) Pelvic floor involvement in male and female sexual dysfunction and the role of pelvic floor rehabilitation in treatment: a literature review. *Journal of Sexual Medicine*, **4**, 4–13.

［5］ Van Lankveld, J. J. D. M., Granot, M., Weijmar Schultz, W. C. M. *et al.* (2010) Women's sexual pain disorders. *Journal of Sexual Medicine*, **7**, 615–631.

［6］ Wise, D. & Anderson, R. (2011) *A Headache in the Pelvis, a New Expanded 6th Edition: A New Understanding and Treatment for Chronic Pelvic Pain Syndromes*. National Center for Pelvic Pain Research, Occidental, CA.

第二十章　年老与性功能

艾丽森·K·伍德[1]　**罗斯·朗西曼**[2]

1 英国，谢菲尔德，老年精神病学
2 英国，格洛斯特，沃顿·朗医院

概述

1. 即使普遍存在偏见，老年人仍有一定的性行为。

2. 随着社会禁忌的减少，老年人性行为似乎在增加。

3. 现实中的健康问题、药物治疗和多重用药都会对性功能造成影响，但这些问题通常情况下都能够克服。

4. 抑郁症和痴呆等精神疾病会对性行为造成不利影响。

5. 老年人一般不会因为性交困难而就医，他们认为这个问题是年老导致的，然而如果涉及这个问题，他们通常也愿意讨论。

6. 如果老年人的性功能退化，药物会对性功能产生不良反应，老年人应当去就诊。医生一般不支持老年人因性功能问题就医。

7. 同性恋患者害怕在年老时丧失自主权，担心他们会重新体验在年轻时遭受过的歧视和偏见。

一、老年人性活跃水平

老年人一般都会对他们的性生活感兴趣。通过退休职工协会和网络，人们、社会越来越多地关注认可老年人性生活，主流媒体也越来越多地讨论这个问题（图 20-1）。

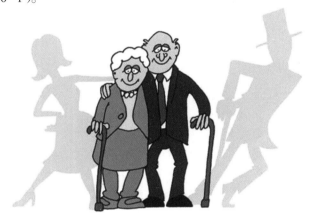

图 20-1　性行为是个人的一部分

最近有证据表明老年人性活跃水平在增高，这可能与相关的社会禁忌减少有关，例如，在许多国家，人们越来越能够接受婚外性行为。将来，在线约会会增加与新性伴侣接触的机会，尽管老年人的生活环境相对封闭隔离。

也有迹象表明，人们对老年人的晚年性生活持越来越积极的态度，而且老年人对性生活的满意度也比较高。大多数老年人认为性生活及其相关体验是晚年生活不可分割的一部分。因此，尽管人们普遍认为性活跃阶段是在青少年时期，但性生活在 80 岁，甚至在 90 岁也不会结束（图 20-2）。

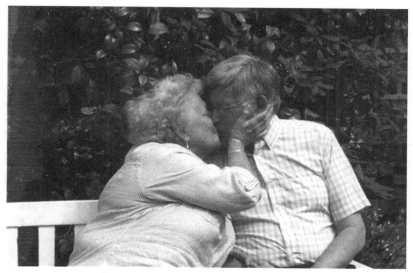

图 20-2　人们普遍认为性活跃阶段是在青少年时期，但性生活在 80 岁，
甚至 90 岁也不会结束

二、年老对性生活的影响

绝经会导致女性性生活的巨大变化。女性绝经时的症状包括雌激素下降导致的外阴、阴道瘙痒，雌激素下降与卵巢功能下降有关。但是，这些症状只会影响一小部分女性的性生活。男性没有与女性绝经相对应的阶段，尽管有越来越多的证据表明男性的睾酮水平会随着年龄的增长而降低，但睾酮水平的降低要比雌激素水平的降低缓慢得多。睾酮水平的降低与阴茎无法持续勃起以及难以达到性高潮有关，然而，对年老和性功能造成重大影响的并不是年老导致的直接生理变化，而是与年老有关的心理变化以及社会对老年人的看法。人们总是将性与年轻人联系在一起，这对老年人的性生活会产生不利影响。另外，有人认为人一旦丧失生殖功能，就不应该有性生活，认为随着年龄的增加，自己在性方面的吸引力下降，尤其女性这种想法居多，这些想法都会对性生活造成不利影响（图 20-3）。

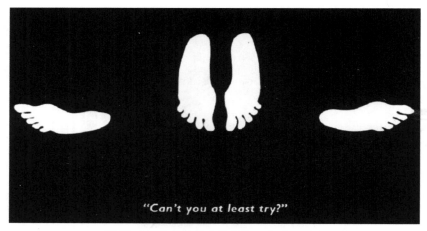

图 20-3　年老对性生活产生一些不利影响

三、生理疾病对性生活的影响

除了男性的勃起和性高潮问题外，生物年龄并不会自发地导致男性女性的性功能障碍。此外，健康状况较差导致性功能障碍，更多的可能与心理因素有关，与身体的关系不是很大。

然而，美国有大量研究表明，老年人身体健康的话，其性活跃水平就高。许多常见的疾病和健康问题会对性能力造成不良影响。某些疾病也易导致性功能障碍，最常见的是糖尿病。美国、欧洲和澳大利亚的调查研究显示，常见疾病会对男性和女性的性生活带来明显不利的影响，而且这种趋势越来越明显，使女性的性生活减少，男性勃起功能障碍的风险增加以及男性女性自慰的频率下降。

在晚年生活中，之前的健康问题也会对老年人的性功能产生不良影响，例如，曾患过性传播疾病（sexually transmitted infections，STIs）的女性在晚年患性交疼痛、阴道润滑障碍的风险会大大增加。现在 STIs 的发生率不断提高，未来老年人患性交疼痛、阴道润滑障碍的风险也会增加，这个趋势是令人担忧的（表 20-1）。

表 20-1　影响性功能的疾病和年老因素

女性	男性
更年期与绝经期	睾酮水平较低
妇科问题：阴道脱垂、阴道干燥	阴茎问题：勃起功能障碍
泌尿系统问题：尿失禁	前列腺问题：尿失禁和尿潴留
糖尿病及其神经病变、感染（如念珠菌病）等并发症	
心血管疾病：心肌梗死、心力衰竭、缺血性心脏病及高血压	
神经疾病：如帕金森病、关节炎和骨质疏松症	

四、痴呆等精神疾病对性生活的影响

精神状态可以说是对性功能影响最大的健康问题。精神状态是一个范围极广的概念，包括性伴侣双方的心理感知、双方关系最和谐时会有的非常满意的性感受以及很容易诊断的疾病（主要是抑郁症和老年痴呆症）。也有间接证据表明心理压力这种在晚年很常见的心理问题会对性功能产生重大影响，例如在晚年失去所爱的人、照顾生病的家庭成员等。

抑郁症是老年人常见的疾病，该疾病会导致男女双方性功能下降以及性冷淡，使女性在性生活中获得的愉悦感更少，使男性更容易出现勃起功能障碍。老年痴呆症是一种日益严重的心理健康问题，会给那些继续需要性生活的夫妇带来道德现实方面的问题。以前性是一个禁忌话题的时候，一些重要的慈善机构和团体（如英国阿尔茨海默病协会）鼓励人们讨论性方面的话题，并提供这方面的支持。这些机构强调性和夫妻之间的亲密关系会对痴呆症配偶的疾病起到非常重要的作用，然而，有些患者的反应难以预测，是否能够取得他们的同意也很难确定，因此，这方面的工作比较棘手。

五、药物与多重用药对性生活的影响

老年人往往会服用很多药物，而且这些药物会产生什么样的效果很难预测。抗凝药物、心血管药物、用于控制高血压的药物、用于控制胆固醇的药物会降低性欲和性生活的频率。

有证据表明，许多药物影响的范围更为广泛，影响所有年龄组的性功能。抗抑郁药能够明显地导致性功能障碍。常见治疗抑郁症的一线药物5-羟色胺再摄取抑制剂会导致患者性欲下降、性冷淡、勃起功能障碍。治疗抑郁症的二线药物三环抗抑郁药，小剂量时用于治疗慢性疼痛，会导致男女双方性冷淡。

老年人更为常用的其他药物也会改变患者的性功能，但这种改变不可预测。苯二氮䓬类，小剂量时用于催眠，或是用于短期痴呆行为方面的治疗，这类药物的使用一开始能够降低服药者的性欲，但是由于这类药物的去抑制作用，后期会增加服药者的性欲。同样，用于治疗帕金森病的L-多巴类药物，能够增加服药者的性欲。

六、社会对年老的看法对性生活的影响

一些研究表明，老年人没有性伴侣是抑制其性生活的重要因素之一。另一个重要因素是老年人的住宿环境问题。在家庭环境中，人们认为老年人的性不是很重要，而且在家庭环境中很难确保老年人的隐私，甚至为了照顾老年夫妇，用不同的人照顾，造成分居状态，这会大大影响老年人的性生活。女同性恋、男同性恋、双性恋和变性者会遇到一些特殊的问题。这些人很担心他们在年老时，人们不会对他们的境遇有同情心，甚至会对他们的行为持批判态度。现在，人们对他们的态度在逐步发生变化，例如在英国，同性恋婚姻已经合法了。

七、就医行为

现在有针对老年人性问题的解决方法，但老年人一般不会因为性问题就诊。有研究显示，很多人认为性能力下降是年老的正常反应，不会给老年人带来太大的问题与痛苦。最近有研究显示，人们认为老年人性问题不是很严重的问题，一般不会采取措施，让其自然痊愈或改善。很多人认为老年人性

功能问题并不是一个医学上的问题，而更多的是一种休闲消遣，因而，因性问题去看医生就不太适合。有些患者意识到有些医生本身就不太愿意谈论性方面的话题，有些老年患者甚至害怕他们因性生活的问题就医被医生拒绝，尤其是被年龄较轻的医生拒绝。

八、医疗卫生工作者的教育与培训

很显然，医疗卫生工作者的态度会对患者的就医行为产生影响。有研究表明，医生更倾向与年轻患者谈论性功能方面的问题，而且医生和患者所处的文化会对他们的态度产生重大影响，不利于疾病的有效沟通。另外，不同国家医生在对老年人性问题上的行为也有很大的不同。

九、结论

有很多因素会影响到老年人的性生活。年老、疾病、药物使用、社会环境和居住环境都会对老年人的性生活产生不利影响。然而，年老并不是阻碍老年患者因性生活问题就医的因素。人们对老年性生活持越来越持接受的态度。匿名在线咨询服务的出现以及医学知识的增加都有利于老年人享有更自由、更好的性生活（图20-4）。

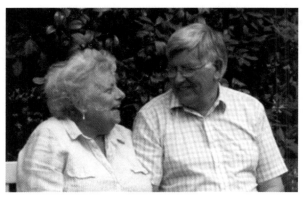

图 20-4　在适当的帮助下，任何年龄段的人们都可以享受到更好的性生活

延伸阅读

［1］Alzheimer's Society. (2014) Sex and Dementia. Website link: http: //www. alzheimers. org. uk/site/scripts/documents_info. php?documentID=129 Accessed on 15/05/2013

［2］American Association of Retired Persons (1999) *AARP/Modern Maturity Sexuality Study*. Author, Washington, DC.

［3］American Association of Retired Persons (2010) *Sex, Romance, and Relationships: AARP Survey of Midlife and Older Adults (Publication No, D19234)*. Author, Washington, DC.

［4］Aubin, S. & Heiman, J. (2004) Sexual dysfunction from a relationship perspective. In: Harvey, J., Wenzel, A. & Sprecher, S. (eds), *The Handbook of Sexuality in Close Relationships*. Lawrence Erlbaum Associates, Inc., Mah-wah, NJ, pp. 477–519.

［5］Beckman, N., Waern, M., Gustafson, D. & Skoog, I. (2008) Secular trends in self reported sexual activity and satisfaction in Swedish 70 year olds: a cross sectional survey of four populations, 1971–2001. *BMJ*, **337** (**7662**), 151–154.

［6］Brody, S. (2010) The relative health benefits of different sexual activities. *Journal of Sexual Medicine*, **7**, 1336–1361.

［7］Burgess, E. O. (2004) Sexuality in midlife and later life couples. In: Harvey, J., Wenzel, A. & Sprecher, S. (eds), *The Handbook of Sexuality in Close Rela-tionships*. Lawrence Erlbaum Associates, Inc., Mahwah, NJ, pp. 437–454.

［8］DeLamater, J. (2012) Sexual expression in later life: a review and synthesis. *Journal of Sex Research*, **49**, 125–141.

［9］Hinchliff, S. & Gott, M. (2011) Seeking medical help for sexual concerns in midand later life: a review of the literature. *Journal of Sex Research*, **48**, 106–117.

［10］Hyde, Z., Flicker, L., Hankey, G. J. *et al.* (2010) Prevalence of sexual activity and associated factors in men aged 75 to 95 years: a cohort study. *Annals of Internal Medicine*, **153** (**11**), 693–702.

第二十一章　性欲倒错行为与障碍

凯文·怀利

英国，谢菲尔德，世界性健康协会

概述

1. 恋物行为等性欲倒错行为在当今社会中很常见。

2. 性欲倒错行为一般与性欲倒错障碍无关。

3. 某些性欲倒错障碍可能会与社会规范冲突，行为人可能面临被监禁的风险。

4. 性欲倒错障碍的治疗手段包括药物治疗、内分泌治疗和心理疗法。

ICD-10 中 F65 所指的性偏好障碍是一组被人们认为不正常的性偏好。随着人们对性偏好多样性的接受程度越来越高，许多以前认为是"变态"的偏好，DSM-5 中已不再这样认为，而且在 ICD-11 中可能随之做出相应的修订。DSM-5 中虽然仍有性倒错症的疾病分类，但人们都倾向于将性欲倒错行为本身（即性受虐狂）与来自性欲倒错行为的疾病（即性受虐障碍）区分开来。为了将性欲倒错行为与性欲倒错障碍区分开来，DSM-5 列出了性欲倒错障碍的诊断标准，认为患者表现出下列性欲倒错的表现，就可诊断为性欲倒错障碍：患者因这种性癖好而感到痛苦，但这种痛苦不仅仅是社会不认同造成的；患者的这种性欲或性行为会导致他人心理上的痛苦、伤害或死亡；或是患者在没有获得他人意愿或同意下，有实施性行为的欲望。

一、恋物行为

恋物癖是指一个人对无生命物品，非生殖器、乳房部位等产生性觉醒，在极端情况下，产生性满足的行为。很多原因可能会导致某个人依赖无生命物体才能产生性觉醒、性满足。然而，生活中人们的恋物行为并非是定义中的恋物癖。现在有研究表明人们对人体最为偏好的部位是足部和脚趾，同样，脚上穿的鞋、包裹腿部和臀部的丝袜和裙子都是与性偏好相关的物品。随着 HIV 等性传播疾病的增加，人们不再喜欢滥交，许多夫妻寻找其他方式来保鲜他们的性生活。从历史上看，精神分析学家认为女性因没有阴茎而会患有严重的阉割后焦虑症和自我否定情绪，这会导致女性对某个物品产生迷恋情绪，而取代没有阴茎的遗憾，或是认为迷恋的对象代表了在恋物癖者早年生活中造成心理上伤害的事物类型。在后一种情况中，恋物癖者会诋毁他人，用无生命物品代替他人，可能的后果是恋物癖者行为变得残忍，或是克服了早年的心理阴影。但是，其他人认为恋物行为是对某种特定刺激物的条件性性行为，是一种习得行为，该行为可能发展为恋物癖。

着衣男与裸体男是露阴癖和窥阴癖的一种类型。着衣男与裸体男是指有些男性喜欢在着衣男面前裸体，或是着衣男喜欢观看裸体男的行为。有人认为，裸体、暴露身体的某个部位或生殖器能够增加人们之间的感情和友谊亲密度，另外，这种暴露行为也是对男性无法表达的力量与控制力的展示。涉及社会公德的性环境的公开化趋势和事件——裸体骑自行车和公共场所性行为——也表明人们对这种行为的接受程度越来越高。

恋物行为还包括珠宝的使用、身体上的穿孔行为、亚伯特王子结以及纹身。亚伯特王子穿孔是指在尿道口龟头下方与阴茎轴接触的地方穿环形孔的行为。身体某个部位的改变还有更极端的情况，如 skoptic 综合征，skoptic 综合征是指患者对生殖器的自残行为，例如阉割、阴茎切除和阴蒂切除。这为自慰、性幻想提供了基础。

异装癖是指一个人喜欢穿另外一个性别的衣服，以另外一个性别的形象出现，常见的情况是男性穿裙子，使用女性头饰，化妆为女性，以女性的形象出现，随之就会性觉醒，发生性行为。而且异装癖患者在性高潮之后有去除衣服的强烈欲望，这一点可以区别于变性和性别焦虑（见第二十六章）。

二、施虐、受虐行为

施虐、受虐行为是指喜欢捆绑束缚、享受施加痛苦或羞辱的性行为方式。施加痛苦羞辱的方式包括扇耳光、鞭打、堵嘴、刀具的使用以及言语羞辱等。喜欢接受这些痛苦方式的一方被称为受虐狂。最近的研究表明"BDSM"更容易引起性欲或在 BDSM 亚文化中对某一类人更具有性吸引力，而且大多数参与者认为这种行为并不是过去虐待行为导致的变态行为，也不是性问题。BDSM 是捆绑束缚（bondage and discipline）、强势与弱势（dominance and submission）和施虐受虐（sadomasochism）的英文缩写，这个问题将在第二十五章详细讨论。

DSM-5 对性欲倒错行为和性欲倒错障碍的区分是将成年从事的某种另类的性行为认定为正常的决定性一步（专栏 21-1）。

专栏 21-1

"全国性自由联盟（National Coalition for Sexual Freedom，NCSFs）认为 DSM-5 的修订改变了家长在儿童监护听证会中对 BDSM 的看法，不再认为 BDSM 是一种变态的行为。NCSF 代表其成员感谢美国精神病学协会，特别是该协会下设的性认同障碍工作组和性欲倒错亚工作组。感谢他们为 BDSM 这种另类的性行为所做的答复意见以及对 DSM-5 标准的修订，让那些从事另类性行为方式的人不再被误诊为精神病，以及不再因为这个误诊而被剥夺儿童的监护权。"

三、露阴、摩擦与窥淫行为

露阴、摩擦与窥淫行为通常认为是一类求偶障碍。露阴症是指某人将其生殖器暴露给陌生人，通常是在不恰当的场合，主要是男性将其生殖器暴露给女性。窥淫症，又称偷窥狂，主要是指不经裸体者知情或同意，暗中窥视其裸体，达到性兴奋的行为。在露阴症和窥淫症中，一旦达到性高潮，患者即使会有自我矛盾的心理，仍然有强烈的冲动继续先前的这些行为。摩擦症是指患者在公共场所用自己的生殖器摩擦他人达到性兴奋的行为。该行为严重时会被定罪量刑。根据 2003 年的《英国性侵犯法案》，该行为被定罪后，可处以最高刑期 2 年的监禁。最近有研究显示，受访者认为露阴症、窥淫症患者在没有被抓住的条件下，将露阴、窥淫行为认为是一种娱乐行为。而且有关窥淫症的研究认为，窥淫者还会参与施虐受虐、异装癖等其他另类的性行为。

四、恋童癖以及其他可能会触犯法律的行为

恋童癖是指对儿童的一种性偏好，通常是对青春期前的儿童。根据 2003 年《性侵犯法案》，组织或为儿童卖淫提供方便或是提供儿童色情方面资料的，被定罪后，可处以最高刑期 14 年的监禁。有大量研究在探究恋童癖犯罪分子在神经结构上与普通人的差异，最近有研究显示，与表型特征有关的特定部位神经损害导致了恋童癖犯罪分子与普通人在神经上的不同，这些不同可以通过神经成像发现。神经结构上的异常可能会导致多种疾病，而不仅仅是导致恋童癖这类疾病，说明恋童癖可能是多种因素共同作用下的结果。

其他可能会触犯法律的性行为包括与动物非意愿性性交（嗜兽癖）以及与尸体非意愿性性交（恋尸癖）。"另类性欲"这个网站是经常被查阅的网络资源，认为任何形式的性幻想都是可以被接受的，都是性行为，都是神圣的，但是性交行为必须是安全的、健康的、两情相悦的。

五、性欲亢进

性欲亢进是一种临床症候群，其特点是失去对性幻想、性冲动和性行为的控制，导致了不良后果和（或）个人痛苦。有人使用"性瘾"这个词语来描述这个疾病。人们普遍认为性欲亢进的基本特征包括控制受损以及即使后果严重行为仍然持续。性欲亢进的类型包括自慰、观看色情资料、与性工作者发生意愿性行为、参与网络性行为、电话性行为以及参加脱衣舞俱乐部。网络性行为是指患者使用网络上的性行为以达到性觉醒和性愉悦，同时，患者无法停止该行为，且该行为带来了严重后果，即使在这种情况下，患者仍然继续先前行为的一种疾病症状。

这种疾病发生的机制目前还不清楚，人们认为是多种原因导致的，包括患者感情与感觉缺乏，导致性成为一种临时慰藉。这类患者自我评价不高、自尊心缺乏以及消极情绪强、神经纤细、脆弱、无法控制性兴奋以及文化影响（社会规范）对其行为的影响力较弱。这类患者通常都有抑郁症、其他心

理问题、自恋人格等问题。描述这类疾病的模型有几种，包括冲动强迫模型（用来描述正常癖好模型，而不是用来描述性欲倒错）和成瘾模型。对该疾病的定义是有争议的，有人认为这种疾病是偶发的，而且在新版的 DSM-5 中并没有纳入这类疾病，在第二十二章会进一步讨论这方面的问题。某些神经疾病的患者（如帕金森病）可能会患性欲亢进这种疾病，尤其在服用多巴类药物、脑损伤和老年痴呆时。

克鲁尔-布西症候群（Klüver-Bucy syndrome）是一种伴随性欲亢进、口欲亢进、多食、极度温顺的罕见疾病。

六、治疗方法

这些疾病的药物干预措施是：使用抑制雄激素的药物、环丙孕酮、5-羟色胺再摄取抑制剂、GnRH 类似物、纳洛酮、甲羟孕酮（一些国家已批准使用，这种药物能够像睾酮一样对下丘脑-垂体轴产生负反馈调节作用）。

心理干预措施包括内隐致敏法，将厌恶刺激（如让患者出现在法官面前）与性欲倒错行为联系起来，令人厌恶的想象刺激会使患者联想到性欲倒错行为，逐步建立一种厌恶情绪；性高潮条件反射重建法与文化认同性愉悦想象法联合法；认知重构法；社会技能训练以及同情受害者法，很少使用厌恶疗法。

其他心理干预包括并发症的治疗（轴 1 和轴 2）和性瘾 12 步疗法。性瘾 12 步疗法是夫妇双方共同参与的疗法，可以在家中进行。个人疗法包括情绪集中疗法、认知疗法、心理动态疗法、夫妻疗法和系统治疗。

七、结论

有许多性欲倒错行为和性偏好并不会引起个人痛苦，不会对夫妻关系造成影响，但这些行为也被归类到临床疾病当中。另外，性欲倒错行为还会导致其他问题，大部分患者并不会因为这种问题去就医。

延伸阅读

［1］ American Psychiatric Association (APA) (2000) *Diagnostic and Statistical Manual of Mental Disorders DSM-5*. APA, Washington, DC.

［2］ Binet, A. (1887) Le fétichisme dans l'amour. *Revue Philosophique*, **24**, 143–152.

［3］ Carnes, P. J., Delmonico, D. L., Griffin, E. & Moriarity, J. (2001) *In the Shadows of the Net: Breaking Free of Online Compulsive Sexual Behavior*. Hazelden Educational Materials, Center City, MN.

［4］ Freud, S. (1940) Splitting of the ego in the process of defence. *Standard edition*, **23**, 275–278.

［5］ Griffiths, M. D. (2012) Internet sex addiction: a review of empirical research. *Addiction Research & Theory*, **20 (2)**, 111–124.

［6］ Hall, P. (2011) A biopsychosocial view of sex addiction. *Sexual and Relationship Therapy*, **26 (3)**, 217–228.

［7］ Kafka, M. P. (2010) Hypersexual disorder: a proposed diagnosis for DSM-V. *Archives of Sexual Behavior*, **39 (2)**, 377–400.

［8］ Kaplan, M. S. & Krueger, R. B. (2010) Diagnosis, assessment, and treatment of hypersexuality. *Journal of Sex Research*, **47 (2−3)**, 181–198.

［9］ Marshall, L. E. & Briken, P. (2010) Assessment, diagnosis, and management of hypersexual disorders. *Current Opinion in Psychiatry*, **23 (6)**, 570–573.

［10］ Marshall, L. E. & Marshall, W. L. (2006) Sexual addiction in incarcerated sexual offenders. *Sexual Addiction & Compulsivity*, **13 (4)**, 377–390.

［11］ McManus, M. A., Hargreaves, P., Rainbow, L., & Alison, L. J. (2013). Paraphilias: definition, diagnosis and treatment. F1000prime reports, 5, 36.

［12］ Niklas Långström, M. D. (2006) High rates of sexual behavior in the general population: correlates and predictors. *Archives of Sexual Behavior*, **35 (1)**, 37–52.

［13］ Nordling, N., Sandnabba, N. K. & Santtila, P. (2000) The prevalence and effects of self-reported childhood sexual abuse among sadomasochistically oriented males and females. *Journal of Child Sexual Abuse*, **9 (1)**, 53–63.

［14］ Poeppl, T. B., Nitschke, J., Santtila, P. *et al.* (2013) Association between brain structure and phenotypic characteristics in pedophilia. *Journal of Psychiatric Research*, **47 (5)**, 678–685.

［15］ Richters, J., De Visser, R. O., Rissel, C. E., Grulich, A. E. & Smith, A. (2008) Demographic and psychosocial features of participants in bondage and discipline, "sadomasochism" or dominance and submission (BDSM): Data from a national survey. *Journal of Sexual Medicine*, **5 (7)**, 1660–1668.

［16］ Rye, B. J. & Meaney, G. J. (2007) Voyeurism: it is good as long as we do not get caught.

International Journal of Sexual Health, **19** (**1**), 47–56.

［17］Sagarin, B. J., Cutler, B., Cutler, N., Lawler-Sagarin, K. A. & Matuszewich, L. (2009) Hormonal changes and couple bonding in consensual sadomasochistic activity. *Archives of Sexual Behavior*, **38** (**2**), 186–200.

［18］Scorolli, C., Ghirlanda, S., Enquist, M., Zattoni, S. & Jannini, E. A. (2007) Relative prevalence of different fetishes. *International Journal of Impotence Research*, **19** (**4**), 432–437.

［19］Stoller, R. J. (1979) Centerfold: an essay on excitement. *Archives of General Psychiatry*, **36** (**9**), 1019.

［20］Wright, S. (2014) Kinky parents and child custody: the effect of the DSM-5 differentiation between the paraphilias and paraphilix disorders. *Archives of Sexual Behaviours*, **43** (**7**), 1257–1258., ahead of print.

第二十二章　性冲动 / 性强迫行为

埃里·克尔曼

美国，明尼苏达州，明尼苏达州大学，人类性行为研究工作组

概述

1. 临床医生经常会遇到有性冲动 / 性强迫行为的患者，越来越多的人认为这种行为可能是一种病态行为。

2. 目前该疾病的定义、诊断标准以及治疗方法还没有达成共识。

3. 详细评价诊断和多模式 / 综合治疗能够有效缓解性强迫患者症状。

4. 这个综合征还有很多地方需要去研究学习。在评估和治疗过程中，需要专家参与，临床医生要不断地查阅新的文献，为患者提供最佳的循证治疗依据。

临床医生常常会遇到这样一个性健康问题——符合社会规范的性冲动/性强迫行为。大多数临床医生都很熟悉性功能障碍和性欲倒错问题，但很少有医生了解惯常性性冲动/性强迫行为问题，本章会讲述这方面的知识，缩减差距。另外，需要注意的是，有关这方面的研究还很缺乏，而且该疾病的命名、病因和治疗方法研究得还不透彻，也没有达成共识。本章仅仅讲述惯常性性冲动/性强迫行为（impulsive/compulsive sexual behaviour，ICSB）问题，如果读者想了解其他类型的性欲倒错，可参见第二十一章。

　　尽管在该领域存在很多分歧，但有越来越多的临床医生认识到性冲动/性强迫以后可能会发展成一种病态行为。性行为有时候是冲动的、强迫的、让人分神的、愉快的、令人满意的，这是很正常的，问题在于这种冲动与强迫过度了，就需要进行心理或精神治疗。这方面的临床评价标准或工具还没有达成共识，有巨大的分歧。

　　与此同时，这个疾病已存在，并有人因该疾病正在受苦，因此，临床医生需要谨慎地利用现有的知识，根据已有的临床诊断标准和治疗方法，给患者提供这方面的诊疗活动，也可以与同行业经验丰富的同事进行讨论，或是将患者转诊给他们。

一、疾病的命名问题

　　在临床上有多个术语对性冲动/性强迫进行了描述：性欲亢进、欲望过剩、色情狂、男色情狂、滥交、唐璜综合征、病态的征服异性欲以及最近提出的性成瘾、强迫性性行为以及性欲倒错相关性障碍等。ICD-10 中，有"性欲亢进"这个类目，该类目下有"女色情狂"和"男色情狂"这两个分类。目前，ICD-11 正在编撰修订中，但是 ICD-11 具体什么时候发布还不清楚。

美国精神病学协会（American Psychiatric Association，APA）也参与了这方面的讨论，最近负责对现行《诊断与统计手册》（Diagnostic and Statistical Manual，DSM-5）进行修订的委员会提出了有关该疾病的术语和疾病分类意见：性欲亢进障碍。然而，APA 并不接受这一建议提案，甚至还将未分类型的性问题给删除了。现在，在性问题这部分没有关于 ICSB 的正确分类，只好将这个疾病归类到未分类型的冲动控制障碍中，这个归类似乎是最好的选择。

在本章，将使用性冲动/性强迫行为来描述 ICSB 这个综合征。该综合征有两种不同的类型：性欲倒错型与非性欲倒错型。这两种类型有很多相似的地方，但最主要的区别是其中一个涉及的性行为符合社会规范，另外一个就不符合社会规范或被认为是离经叛道的、社会难以接受的。正如前述，在本章仅仅讨论非性欲倒错型 ICSB。

选择这个术语是为了简单描述该疾病的病理和治疗方法。我们发现这类患者更多的是冲动型、强迫型和混合型。这个术语有一定的局限性，因为该术语更像是在描述人格障碍，而不是冲动或强迫行为障碍，该术语虽有局限，但也是经过深思熟虑后决定的。该术语可以让临床医生联想到临床症状，而且有利于医生了解其机制，据此制定出个性化的治疗方案。

为了使这个定义具有操作性，可以认为 ICSB 是一种以性冲动、激发性觉醒的性幻想和性行为为特征的临床综合征，而且这种性行为具有反复性、强烈性，会严重干扰个人的日常生活。

二、非性欲倒错型 ICSB

如前所述，非性欲倒错型 ICSB 与性欲倒错型在很多地方都很相似，而且都会给患者及性伴侣带来负面影响和痛苦，但是非性欲倒错型 ICSB 中涉及的性行为符合社会规范，APA 就这个疾病的分类问题展开了讨论。有人建议增加一个新的临床分类来描述这个疾病。有人建议创建一个新类别的功能障碍：非常好色障碍。现在还有一个未分类型的性问题，该类型包括唐璜综合征（指不断地与不同的女性发生性关系的痛苦行为模式，在 DSM-5 中被归类到 DSM Ⅲ，Ⅲ -R，Ⅳ，Ⅳ TR），然而，APA 并没有接受这个提议，甚至还将未分类型的性问题给删除了。现在性问题这部分没有关于 ICSB 该疾病的正确分类，只好将这个疾病归类到未分类型的冲动控制障碍中，这个归类似乎是最好的选择。

也有人建议将这个疾病归类到行为成瘾这个类目下，但是，APA 也没有接受这个提议。行为成瘾这个类目有所增加，但只包括病理性赌博的类别。临床医生应当关注这方面的讨论，而且目前该疾病在 DSM、ICD 修订版中的归类还没有定论，这个问题亟待解决。

至少可以从性欲亢进障碍的类别中看出该类疾病的相关机制，但该术语隐含着行为是"过度"的含义（这个概念主观性太强，而且没有顾及正常范围内的性冲动，而且这个范围还比较广），或是这个术语传递着行为是在强烈性冲动的驱动下发生的信息。在基本性冲动的支配下，性欲可能是亢进状态，也有可能是低迷状态，在诊断性欲亢进障碍方面没有疑问，但是在诊断高性欲导致的失调方面很难达成共识。性欲低下的概念同样有很多问题亟待解决。

行为成瘾这个类别的疾病主要问题在于它要求分类中的物质成瘾在临床表现、病因、并发症、生理学和治疗等方面有共通性，这可能是一种描述方式，但是这种方式纳入的疾病范围比较窄。很多人都论述过这个问题，虽然他们都认为这种分类方式在临床应用中很方便。公众似乎对性成瘾这个概念很容易理解，我在其他地方反复强调性成瘾是一个误称，充其量可以比喻来形容 ICSB。性成瘾的概念并不能展现 ICSB 临床症状的复杂性和 ICSB 疾病的多样性。

关于非性欲倒错型 ICSB 的类型还没有达成共识。现在非性欲倒错型 ICSB 至少有 7 个亚型：强迫寻找多个性伴侣行为、强迫与一个遥不可及的性伴侣发生性行为、强迫性自慰、强迫使用情色资料、强迫性使用网络从事性行为、强迫与多个性伴侣发生性行为以及在恋爱关系中的强迫性行为。性问题（包括性幻想）的分类方法可以多种多样，但冲动或强迫的动力学特征非常相似。

三、将疾病严重化以及将正常行为归类到疾病范围的不良影响

医生如果没有认识到人类性表达正常范围的广泛性（无论在类型还是频率），就会将一些性行为（包括 ICSB）归类到疾病范围，或是将疾病严重化。如果临床医生的性态度和性价值观过于保守，也有可能将正常的性行为认为是病态的性行为。性行为方面的专业人员要对很多正常的性行为有一定的容忍度——无论在类型还是频率方面。医生将正常的性行为认为是病态的性行为的另外一个原因是缺乏这方面的知识和培训，很多临床医生都缺乏人类性行为方面的培训，如果评价自己专业外的问题时，要咨询性问题方面的专家。

有些人因自己知识的匮乏以及价值观的狭窄，会认为自己的患者有 ICSB，从而给自己带来不必要的压力。因此，应正确区分性价值观与冲动、强迫性行为者之间的价值观冲突。正确看待价值观与行为之间的冲突。

正确区分自己对 ICSB 的看法与社会对 ICSB 的看法也是非常重要的。还要注意可能导致人际冲突的问题——通常是价值观的不同或是夫妻中对性欲不同层次的要求。许多夫妻在性欲方面的看法是不同的，这个问题也存在于诊断过程中，性欲水平高的人认为性欲水平低的人可能是性欲低下或性欲失调。

正确区分疾病与 ICSB 很重要。许多人有与性行为有关的问题，然而有时人们下意识地将问题看作是病理状态，将性行为看作一种连续的行为状态，对于正确判断性行为的性质很有帮助。在连续的一端是健康的性行为，另一端则是 ICSB 的疾病状态（图 22-1）。

冲动 ICSB 的连续谱

<--->

健康的性行为　　　　　　　　有问题的性行为　　　　　　　ICSB 的疾病状态

图 22-1　ICSB 连续谱

从发展的角度来看性行为有助于正确区分正常的性行为和病理状态的性行为。青春期的性行为往往表现得更具有冲动性、强迫性。在分析问题时，要分析性行为所处的环境。

四、治疗

ICSB 疗法通常是心理疗法与药物疗法的综合。应该认识到很多性行为的问题不是很严重，只需短期治疗和心理健康教育就会缓解。如果上述方法不奏效的话，很显然问题就比较严重了，那就需要进行心理治疗了，而且在很多情况下，还要辅以药物治疗，具体的心理治疗和药物治疗方案会在其他部分介绍。治疗的第一步是控制患者的不良行为，但治疗在这里远没有结束。一旦 ICSB 得到控制，患者就要学习亲近他人的新技能，并逐步学会健康的性行为方式，这会涉及患者与他人互动方式的重大转变，或是与自己、与他人进行性行为的方式，这些都是患者需要学习的技能。性治疗的基本原则在这个阶段的治疗过程中是非常有用的。

在 ICSB 得到控制的前提之下，在治疗的后期阶段，才会涉及到修复破碎关系的问题。这时患者需要学习性关系的新模式，信任才能恢复。

我们发现，不间断但强度不是很大的心理治疗能够使很多患者的症状得到缓解，新的性行为模式得以建立。底线是大多数患者需要某种类型的不间断的心理治疗来促进他们不断进步，最终习得新的性行为方式。因为 ICSB 是顽固的性心理障碍，其治疗过程是漫长的，不仅需要控制不良行为，还要巩固长期取得的成果以及防止复发。治疗的最终目标不仅是为了控制不正常的性行为，而且还要帮助患者习得健康和快乐的性表达方式和亲密方式。

五、药物治疗

药物治疗是治疗 ICSB 的有效辅助手段。经验丰富的临床医生应当非常熟悉这些药物以及药物的相关文献资料，为 ICSB 的治疗提供非常好的知识储备。需要有临床对照试验资料，才能获得 ICSB 药物治疗的循证临床治疗依据。有一些证据表明，现在已有一些有效的治疗方案。临床医生要不断地阅读相关的文献资料，制定出更多更好的治疗方案，该领域的研究方向仍然具有发展潜力。

六、结论

ICSB 是一个严重的临床疾病，需要医疗卫生人员给予适当的关注。ICSB 很容易被人们忽视，但该疾病会导致严重的问题和不良后果。正确快速诊断该疾病的障碍在于现在还没有在疾病的定义、诊断标准以及治疗方法方面达成共识。在缺乏心理治疗和药物治疗的临床试验的前提下，只能依靠病例报道文献为将来的治疗提供指导。仔细评价诊断、多种治疗方案以及综合治疗方案能够有效地缓解 ICSB 问题，能够让患者习得新的性行为方式。该疾病在评价诊断和治疗时需要专家的参与。

该疾病还有很多需要学习的地方。临床医生需要不断地阅读这方面的新文献，为该疾病的治疗提供最好的循证方面的治疗依据。与此同时，我们已经找到有效的治疗方法来改善 ICSB 患者的病情，这是令人鼓舞和欣慰的地方。

延伸阅读

[1] American Psychiatric Association (2013) *Diagnostic and Statistical Manual of Mental Disorders*, 5th edn. American Psychiatric Publishing, Arlington, VA.

[2] Bradford, J. (2000) Treatment of sexual deviation using a pharmacologic approach. *Journal of Sex Research*, **37 (3)**, 248–257.

[3] Carnes, P. (1983) *Out of the Shadows: Understanding Sexual Addiction*. CompCare Publishers, Minneapolis, MN.

［4］Coleman, E. (1991) Compulsive sexual behavior: New concepts and treatments. *Journal of Psychology and Human Sexuality*, **4**, 37–52.

［5］Coleman, E. (1995) Treatment of compulsive sexual behavior. In: Rosen, R. C. & Leiblum, S. R. (eds), *Case Studies in Sex Therapy*. Guilford Press, New York, pp. 333–349.

［6］Coleman, E. (2011) Impulsive/compulsive sexual behavior: assessment and treatment. In: Grant, J. E. & Potenza, M. N. (eds), *The Oxford Handbook of Impulse Control Disorders*. Oxford University Press, New York.

［7］Kafka, M. P. (2009) Hypersexual disorder: a proposed diagnosis for DSM-V. *Archives of Sexual Behavior*, **39**, 377–400.

［8］Money, J. (1986) *Lovemaps: Clinical Concepts of Sexual/Erotic Health and Pathology, Paraphilia, and Gender Transposition in Childhood, Adolescence, and Maturity*. Irvington, New York.

第二十三章　法医性学

唐·格鲁宾[1, 2]

1 英国，（泰恩河畔）纽卡斯尔，纽卡斯尔大学，神经学院
2 英国，（泰恩河畔）纽卡斯尔，诺森伯兰郡泰恩－威尔郡 NHS 信托基金会

概述

1. 性冲动过强、过度关注性以及情绪失控是性犯罪分子需要医疗干预的。
2. 睾酮、5-羟色胺和多巴胺对性觉醒和性冲动有较大影响。
3. 镇静剂、SSRIs 类药物、雄激素抑制剂能够缓解性问题。
4. 需要在风险因素和治疗指征的基础上制定治疗方案。
5. 医生不是"社会管理"的代理人，却可以为性犯罪分子提供治疗方案。

一、引言

大多数性犯罪者都能够控制自己的行为，只是选择任由事情朝着不利的方向发展。性犯罪者，像任何罪犯一样，通常是由刑事司法机关来处理，而不是由医生处理。然而，在某些情况下，医生将性犯罪者扣留在医院或是给他们提供药物治疗措施（媒体将这种治疗行为称之为化学性阉割）还是很有压力的。但是，医生并不是"社会控制的代理人"，医生一般是在有治疗指征的条件下，才会给患者提供治疗措施。为患者提供医疗服务，提供无风险的治疗措施是医疗实践的基础。因此，哪些人需要医疗服务，而哪些人不需要医疗服务，也就是说与医疗无关的人，医生要将这两类人群正确区分开来。

为性罪犯者提供的医疗服务主要是心理治疗。对有些人来说，性冲动太强、性占有欲太霸道，仅仅依靠心理治疗是无法达到理想治疗效果的。无论性犯罪者的性侵犯"心理"多么强烈，我们需要认识到这种心理依赖于性冲动和性功能，而性冲动和性功能来源于人的生物、生理活动。从医学的角度上理解这些因素是怎样导致性侵发生的，有助于更好地理解性行为问题产生的原因，从而提供更有效的治疗（图23-1）。

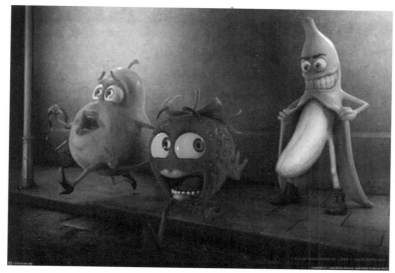

图 23-1　性偏离

二、违法行为、另类行为与疾病

医生在处理性问题时，要正确区分该性问题是违法行为、另类行为还是心理障碍，虽然这些分类有时候是重叠的（专栏 23-1）。简而言之，所谓的性侵行为是指对社会、他人带来伤害的性行为；另类性行为是指与社会规范不太相符的性行为，不符合主流的社会观念；而性行为障碍本质上是一种病理状态，给患者带来痛苦，或是导致性功能障碍，而且已在国际疾病分类（ICD）、《诊断与统计手册》（DSM）中均给出了定义、分类以及诊断标准，将其相对固定下来了。当行为发展为性相关疾病时，医生就要介入。

专栏 23-1　违法行为、另类行为与疾病之间的区别
· 违法行为由法律规定，随时间和空间的变化而变化，这种变化是非常迅速的。
· 另类行为是由在一种文化或亚文化的人们共同认定的社会规范所决定，与道德结构有关，变化是渐进的。
· 疾病由诊断手册给出定义、分类以及诊断标准。疾病给患者带来痛苦，或导致性功能障碍。是否判断为疾病与诊断手册中的相关规定有关。新版诊断手册的发布会对疾病的性质带来重要影响，而且这种变化是突然的。

　　然而，诊断手册也会为疾病的诊断与分类带来困惑，同一种疾病在 ICD 中被归类到"性偏好障碍"中，而在 DSM 中被归类到"性欲倒错障碍"中——ICD、DSM 都是对性行为问题进行诊断的手册（虽然 ICD 与 DSM 在术语方面并不统一），而且这些诊断手册主要关注的是对行为的描述，对其精神病理学方面的描述非常少（专栏 23-2）。最新版本的 DSM（DSM-5）甚至将具有争议的另类行为也认为是一种疾病（如果是非意愿性性行为的话），甚至将那些根本不会对性行为施行者带来痛苦或导致性功能障碍的性行为也纳入疾病范围，进一步混淆了性犯罪和性障碍之间的界限。DSM-5 这些修订使得疾病的诊断更加混乱。

专栏 23-2　ICD 和 DSM 在定义性偏好障碍时使用的关键词

DSM-5

· 复发性

· 持续性（至少持续 6 个月）

· 强烈的

· 涉及不正常的活动或目标

· 给患者带来巨大痛苦、性功能受损或是在性冲动的作用下与非自愿的人发生性行为

· 18 岁以上

ICD-10

没有具体统一的因素，但主要是：

· 持续性

· 强烈的偏好

· 另类行为或目标

　　因此，强奸是一种犯罪行为，但并不是一种变态行为或是一种疾病，而恋物癖是一种性行为上的另类行为，但并不是犯罪行为，通常情况下，也不是一种疾病状态。施虐在许多情况并不被认为是一种变态性行为，而是一种少数人喜欢的行为方式，如果给个人或他人带来问题时，就被认为是一种变态行为，一种疾病。同性恋曾经被归类到上述三类中，现在西方社会却不再这样认为，认为与上述三种类型无关。

性欲亢进或与浏览互联网色情资料有关的强迫性行为等会使患者感到明显的痛苦，引起患者性功能障碍，也有可能导致犯罪行为。根据诊断手册，这些行为无法诊断为精神疾病，但是仍然可以采取医疗干预措施进行治疗。

一些患有精神疾病的人可能会进行性犯罪或是从事一些性变态行为，这可能是他们本身患有的某些疾病造成的，而不是性相关疾病造成的。例如，轻度躁狂患者可能是因为性方面有去抑制化的作用而犯罪，而精神病患者可能是因为性幻想而犯罪。物质滥用或脑部疾病也有可能揭露已经得到控制的性相关疾病。

三、性犯罪者的评估

性侵犯罪通常是由图23-2所示两个以上的区域所涉及的因素导致的。虽然心理医生可能对下列4个领域都感兴趣，但是与性犯罪最相关的领域是性兴趣和性冲动，最不相关的领域是自我管理，而在自我管理领域中药物最为常见。

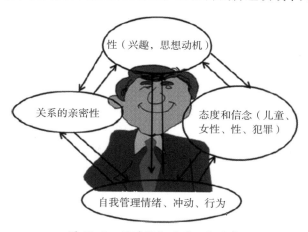

图 23-2　促进性行为的四大因素

虽然我们对决定性觉醒模式的因素还不太了解，但我们清楚这些因素并不是我们在清醒意识下所做的选择。一旦性偏好形成，就很难改变。如果这种性觉醒模式可能会导致违法或危险行为，患者就需要换一种性觉醒方式，或是通过良好的管理方式向更好的方向发展。医疗评估和干预措施是与其相关的、最终的、最佳的管理方式。

我们首先应当从病史中获得问题行为及相关的性幻想和冲动，应当重点评估性冲动的特点、情绪影响程度以及性幻想的性质（专栏 23-3）。

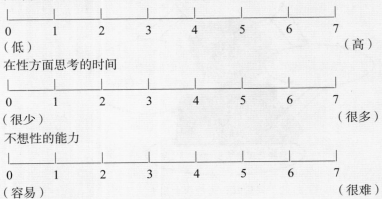

专栏 23-3 性冲动评估

可以询问患者最近 7d 的相关情况：

·你有多少天自慰达到高潮？

·你有多少天自慰不会导致性高潮？

·有多少天你自慰一次以上？

·你有多少天与伴侣进行性行为？

·你做过一次以上的任何类型的性行为有多少天？

·任何一天，你从事性活动的次数最多是多少？

一般情况：

·当情绪低落或压力大时，你会更多地考虑性吗？

·是否有其他情感状态影响你对性思考的频率？

会导致问题的性幻想和性行为：

与（会导致问题的性幻想和性行为）相关的性想法的比例是？

最近 7 天的相关频率：

性冲动或性幻想的频率

```
|____|____|____|____|____|____|____|
0    1    2    3    4    5    6    7
（低）                            （高）
```

在性方面思考的时间

```
|____|____|____|____|____|____|____|
0    1    2    3    4    5    6    7
（很少）                          （很多）
```

不想性的能力

```
|____|____|____|____|____|____|____|
0    1    2    3    4    5    6    7
（容易）                          （很难）
```

来源：Kafka M P. Hypersexual desire in males: An operational definition and clinical implications for males with paraphilias and paraphilia-related disorders. *Archives of Sexual Behavior*, 1997, 26: 505–526.

评估的目的在于确定患者对性专注和沉思的程度、性冲动的强烈程度、性是否是心情的调节器。现在就性觉醒程度、性冲动或过度性关注还没有达成一致的诊断标准。更有用的是获得患者性功能的一般情况以及控制管理性的主观能力，从而为后续的治疗提供基线资料。

四、性觉醒的生物基础和医疗干预的目标

性功能的神经生物学基础是非常复杂的，而且在这方面的知识是非常有限的。在大脑的许多部位都能够发现雄激素受体，而性觉醒和行为受到一系列神经递质和激素的影响。有些是通过一般的兴奋或抑制机制来发挥作用，而其他是通过更为具体的机制来发挥作用。医学干预中最重要的神经递质和激素在图 23-3 中显示。

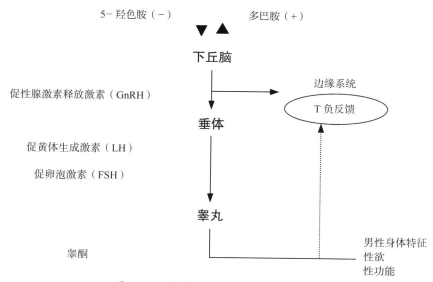

图 23-3　控制性兴趣和功能的重要激素

治疗性犯罪的常用药物主要是抗性欲、抗雄激素作用，或是以与性觉醒和性行为有关的神经递质系统（尤其是5-羟色胺和多巴胺）为目标进行治疗，这可能会直接干扰睾酮的作用（表 23-1）。

表 23-1　治疗性犯罪常用的药物

药物类型	举例
SSRIs 类药物	氟西汀、舍曲林
镇静剂	拉莫三嗪、锂
多巴胺拮抗剂	哌唑酮，其他抗精神病药
雄激素拮抗剂	醋酸环丙孕酮
孕酮类药物	醋酸甲羟孕酮
促性腺激素释放激素激动剂	戈舍瑞林、亮丙瑞林、曲普瑞林

选择性 5-羟色胺再摄取抑制剂一般都能够降低性欲，另外，SSRIs 还会降低性幻想和强迫性冲动的强度和频率。有性侵倾向的性幻想患者以及性冲动强烈、冲动或情绪低落的患者使用 SSRIs 类药物的效果非常好。虽然 SSRIs 类药物对各种性侵的性相关问题都有作用，但这类药物对裸露症患者和对互联网上色情资料强迫性观看患者尤其有效。强迫症的使用剂量尤其要注意。

镇静剂能够缓解性幻想或行为患者的症状，尤其是对那些与性幻想或行为的频率变化有关的行为有效。

多巴胺拮抗剂能够使性觉醒的频率下降，其可能机制是催乳素水平的增加（多巴胺抑制催乳素释放），但对性觉醒的影响具有不确定性。

雄激素拮抗剂、孕酮类药物和促性腺激素释放激素激动剂通过各种方式抑制睾酮的相关作用而发挥相关药理作用。这些药物能够非常有效地降低性欲，对于那些性冲动和性觉醒程度较高的患者来讲非常有效，当然，它们也能够损害患者的性功能。这些药物对于那些性冲动和性觉醒水平较高的人来讲最为合适，而且对于这些人大有裨益，但同样意味着这些药物的不良反应也非常大，需要密切关注这些药物的不良反应，要定期进行体检和检查（表 23.2 和表 23.3，专栏 23.4）。患者需改变生活方式，提高心血管和骨骼健康（即减肥、增加运动、戒烟等）。

表 23-2　降低睾酮的药物及其用法

药物	常用剂量	备注
醋酸环丙孕酮	50~200mg/d 口服	美国现在还未上市，只在几个国家有销售
醋酸甲羟孕酮	300~500mg/周 肌内注射 50~100mg/d 口服	欧洲很少使用
戈舍瑞林	3.6mg/月 或 10.8mg/3 个月 肌内注射	睾酮受体阻滞剂一般是用于前列腺癌第一周的治疗，但作为抗性欲药，没有必要这样做
亮丙瑞林	3.75~7.5mg/月 或 11.25mg/3 个月 肌内注射	

注：这些药物对骨成熟有影响，禁用于 18 周岁以下的未成年人。

表 23-3　降低睾酮的药物的监测

	首次	3 个月	6 个月	每年 [a]
全血细胞计数	×			×
肝功能	×	×	×	×
血糖	×	×	×	×
肾功能	×	×	×	×
甲状腺	×			×
血脂（非空腹）	×	×	×	×
睾酮	×	×	有必要的话	×
皮质醇	有必要的话			有必要的话
骨密度	×（GnRH 激动剂）			×（GnRH 激动剂 [b]）
体重	×			×
体检（尤其是绒毛膜绒毛样检、乳腺）	×			×

注：[a] 1 年后，每年进行 1 次检查，除非另有说明；[b] 每 3 年进行 1 次检查，如果男性年龄较大的话，检查间隔期缩短。

专栏 23-4　降低睾酮药物最常见的不良反应

· 体重增加

· 潮热

· 疲惫

· 肌肉无力

· 抑郁

· 男性乳房发育症

· 内分泌异常

· 肝功能异常（醋酸环丙孕酮）

· 高血压、血栓栓塞

· 骨质脱钙

· 勃起功能障碍

· 不孕不育

五、治疗方案制定过程

世界生物精神病学会联合会（World Federation of Societies of Biological Psychiatry，WFSBP）已经制定了"性欲倒错生物治疗"指南。该指南主要是基于风险，与更有效的药物相关的风险水平不断提高，这对性活动和性欲有更大的影响。虽然这个理论有一定的合理性，但这种用药方法是基于社会控制的原因而非医学指征。

另一种方法是基于明显症状，而风险为次要考虑因素（表 23-4）。在这种情况下，医生不必为公众安全承担主要责任，但有助于解决导致犯罪分子再犯的因素，风险因素应当交予刑事司法系统的人员进行管理。总而言之，如果"低风险"的犯罪分子性冲动水平正常的话，没有理由为其开具雄激素拮抗剂。

表 23-4　基于明显症状制定的治疗方案（多数情况下加上心理治疗）

症状	治疗方法
高水平的性关注或性幻想	强迫症使用剂量的 SSRI 类药物，如果无效，再口服雄激素拮抗剂
与情绪失调有关的性幻想或行为	如果是抑郁症，使用 SSRI 类药物；如果情绪不稳定，使用镇静剂
强迫性行为	强迫症使用剂量的 SSRI 类药物，如果无效，再口服雄激素拮抗剂
性冲动强	口服雄激素拮抗剂，如果无效，使用 GnRH 激动剂

在这两种情况下，只要罪犯有认知能力，就必须征得患者同意，且患者需被告知使用药物的风险和好处，特别是潜在的伤害，才能给患者开具这些能够抑制性觉醒的药物。

上述行为需在保密的情况下进行。患者有权保密自己的相关信息，同其他患者被保密的程度相同，除非有人处于危险之中才可以披露这方面的信息。良好的执业规范是在取得患者同意的前提下，让相关利害人知晓这方面的信息。

延伸阅读

[1] American Psychiatric Association (2013) *Paraphilic Disorders in Diagnostic and Statistical Manual of Mental Disorders, (DSM-5),* 5th edn. American Psychiatric Association, Arlington, VA.

[2] Bancroft, J. & Vukadinovic, Z. (2004) Sexual addiction, sexual compulsivity, sexual impulse disorder or what? Towards a theoretical model. *Journal of Sex Research*, **41**, 225–234.

[3] Grubin, D. (2008) Medical models and interventions in sexual deviance. In: Laws, D. R. & O'Donohue, W. (eds), *Sexual Deviance: Theory, Assessment and Treatment*, 2nd edn. The Guilford Press, New York.

[4] Grubin, D., Middleton, D., Craissati, J. & Gordon, H. (2014) Disordered and offensive sexual behavior. In: Gunn, J. & Taylor, P. J. (eds), *Forensic Psychiatry: Clinical, Legal and Ethical Issues*, 2nd edn. Taylor & Francis Group, Boca Raton, FL.

［ 5 ］Rosler, A. & Witztum, E. (2000) Pharmacotherapy of paraphilias in the next millennium. *Behavioral Sciences and the Law*, **18**, 43–56.

［ 6 ］Thibaut, F., De La Barra, F., Gordon, H., Cosysns, P. & Bradford, J. M. W. (2010) The World Federation of Societies of Biological Psychiatry (WFSBP) Guidelines for the biological treatment of paraphilias. *World Journal of Biological Psychiatry*, **11**, 604–655.

第二十四章　影响性的道德和文化因素

萨拉·纳赛尔扎德

美国，纽约州，康尼克斯 ABC，性心理治疗师

概述

1. 多元文化和多民族社会（如英国）中的医疗卫生工作人员应该能够了解文化和民族的多样性。

2. 性健康问题带有强烈的文化和种族色彩，影响了流行病学、评估和治疗策略。

3. 患者的文化和种族背景会影响到男性和女性的性行为、生殖手术、阴道性交行为、对处女膜的态度、快速射精、性交疼痛和阴道痉挛等。

4. 从历史上看，不同文化和种族背景的患者在使用性相关术语方面可能会有所不同，这可能会影响咨询的方向和结果。

5. 一旦医疗卫生工作人员（health care professional，HCP）认为患者的性健康状况受到文化因素影响，就应该让在性咨询方面有跨文化经验的医生提供相关服务。

一、引言

大家都知道宗教和文化因素对个人的健康和行为有重大影响。这些宗教和文化因素不仅会对患者的性行为产生约束，而且会对医患关系、治疗过程造成影响，最终会影响其治疗效果。

英国 2011 年人口普查表明，19.5% 美裔和威尔士人并不是白人（1/5）。英国其他种族主要来自具有南亚种族和文化背景的地区（特别是印度和巴基斯坦）、非洲、加勒比海地区、亚洲其他地区、中东、欧洲以及其他具有混血的人。"英国白色人种"这个最大的种族之后，是印度这个第二大种族，约 140 万人（占全部人口的 2.5%），然后是巴基斯坦（2.0%），其他种族最多各占 2%。

只要看一下医学教科书和文献，就会发现大部分教科书和文献都是为白人写的，这可能具有统计学意义，因为这些文献代表了英国大多数人口。但是，人口结构正在发生变化，而且某些疾病和问题更常见于少数种族群体。此外，还要考虑到对于所有种族来讲是普通问题，但是如果医生使用治疗英国白人的方法为少数种族提供治疗措施或是通过普通的眼光来看待这个问题，很可能会造成医生和少数种族之间的误解。为了弥补文化方面的差异，医生应当将患者转诊给熟悉某种特定文化的同事。然而，这种做法有可能不可行，尤其是当这位医生可能是当地唯一的 HCP，或是患者与来自同一社区的医生在交流性方面问题时，会感到不适尴尬。

会让患者感到尴尬的观点包括有人认为性是非常私密的事情，极端到一个人的性会影响到宇宙的健康以及地球的繁衍。从道德价值观的角度来讲，有些人认为性是一种积极的力量，是值得鼓励与庆贺的，而有些人认为性是一种终极罪恶和万恶之源。有些民族的文化背景更为复杂，在同一个种族内，关于性的道德观与价值观可能会千差万别，这可能是因为在登记的时候将他们登记为同一个种族。医生应当知道有关性的观念会如何影响患者对性的看法和行为，以及医生应当认识到谈论性的方式以及重要性。

本章将讨论对性有影响的文化和民族因素，了解这些有助于性问题的诊断与治疗。

二、生殖器手术及整形

男性包皮环切术可能是世界上最古老的生殖器手术之一。虽然包皮环切术是一种非常常见的手术，而且信仰伊斯兰的国家地区或是犹太人在男孩儿刚出生时，都会做包皮环切术。另外，在一些基督教盛行的国家，如美国，包皮环切术也很普遍。男性包皮环切术在信仰印度教或佛教的地区不是必需的。实施过包皮环切术的男性在包皮活动度、性满意度、过度敏感以及快速射精方面一般都没有问题。

对于女性来讲，包皮环切术这个术语有时会被错误地使用，认为是各种程度的生殖器切割手术①。生殖器切割是一种文化，可以在不同的年龄段进行，如在青春期前、婚礼前或是第一个儿童出生后。询问之前的生殖器手术或整形史有助于 HCPs 判断性交后、反复性细菌性阴道炎和生殖器疱疹导致的疼痛与出血。做过生殖器手术的女性更容易发生性交后、反复性细菌性阴道炎和生殖器疱疹导致的疼痛与出血。生殖器切割手术在某些非洲国家、东南亚的某些地区（如马来西亚）和中东部分地区更为常见。虽然 ICD-10-CM（编

---

① 本章中用生殖器切割（Genital Cutting）这个术语来代替使用更为广泛的生殖器残割——Genital Mutilation。Genital Mutilation 这个术语是一个带有贬义色彩的词汇，无法与那些进行生殖器切割术的女性产生共鸣。《2003 年女性生殖器切割法案》规定不允许英国公民和常住居民在英国或国外实施或帮助女性生殖器切割（FGM）手术。

码：N90.81）将这个情况归类到生殖器切割类中，但是该术语只有在与患者进行交流时使用，一般不推荐使用。许多女性将生殖器切割术认为是一种整形手术，美化人体、强化道德感以及让人体的外观明显改善。不满意该手术效果的患者或是因手术产生并发症的患者可能会要求转诊进行生殖器重构和整形。

三、阴道和阴茎方面的习俗与行为

若某文化和种族有某些特定阴茎和阴道的习俗与行为[①]可能会让某些患者容易患某些类型的疾病，或对避孕方式和治疗方法造成影响。阴道过度冲洗（例如在美国生活的非洲裔美国人的某些种族）与人们的社会文化观念密切相关，社会文化认为要经常清洗这个部位，受到这种观念的影响，女性就很容易患细菌性阴道炎等疾病。在某些国家和地区的文化中（如莫桑比克和南非），女性渴望有皮肤与皮肤的摩擦，并认为精液对女性健康有益处，这种观点很有可能导致她们坚决不使用安全套。另外，某些文化信仰也会对阴道治疗产生负面影响，特别是需要将药物局部涂抹在阴道附近或是阴道内时。因此，HCP 在给患者提供治疗服务时，要询问清楚患者在阴道方面是否具有文化上的特殊要求（广义上），这样不会因文化和民族信仰导致患者无法遵医嘱。

医生有可能不熟悉某种文化中性相关的习俗，即使医生本身就是来自这个文化背景的也有这个可能，这就需要从整体的历史观的角度来考虑问题。例如，在伊朗小部分人有故意压裂阴茎来判断是谁发出了响亮的噪音的习俗。这类患者主要的问题要么是勃起障碍要么是阴茎不对称。

四、处女膜问题

在某些文化中，尤其是在中东和北非的一些国家，处女膜被认为是女孩是否纯洁的标志。因此，来自这些文化背景且发生过婚前性行为的女性就需

---

① 阴道习俗与行为是一个广义的概念，包括阴道清洗、整形、切割、干燥、紧收、润滑以及放松阴道、阴唇、阴蒂、处女膜等。这个行为可能会涉及到某些物质或材料的使用、插入或用这些物质进行蒸气处理。

要去医院做处女膜整形术，或是要求医院给她们出具确认处女膜完好的医学证书。很多 HCP 可能会面对这类患者，医生通过自己的判断将患者转诊到整形外科、社会服务机构以及妇科，但他们不是很清楚哪种方式更为有效，因此，人们认为医生需要一个为这类服务提供方向的指南。大部分情况下，咨询当地已有的关于性的习俗，并根据获得的信息建议女性选择合适的治疗方法被证明是行之有效的。另一方面，这种治疗规范在其他国家可能是合法的，也有可能是非法的，有可能在私密的条件下处理，这类患者也可能会面临这类治疗方法带来的一些并发症，如感染、出血和疼痛等。

五、射精过快

射精过快是男性去泌尿科医生、全科医生以及性心理医生那里就诊的主要原因之一。然而，有研究表明射精过快在某些种族的发病率较高。有些研究表明，射精过快在亚洲男性更为常见。射精过快与文化和宗教因素有关，因此，除了标准化治疗方案外，医生还要为患者提供咨询服务或将患者转诊到性心理医生那里。

六、性交疼痛和阴道痉挛

性交疼痛和阴道痉挛与文化因素和种族因素有关。某些人群性交疼痛和阴道痉挛的发病率较高，这可能与这些文化背景的人对性、处女持不是很正确的观念，对第一次性关系误解，缺乏性教育，男女双方缺乏性技巧以及从单身和处女阶段突然过渡到已婚和性开放阶段有关。患者除了因疼痛就诊外，就诊的其他原因还包括不孕以及婚后无法同房。一旦排除器质性原因，建议医生将患者转诊到性心理医生那里接受性教育与咨询服务。

七、异性恋男性与男性随意发生性关系（男性社会化）

在某些文化（或亚文化）中，异性恋男性可以随意与其他男性发生性关系，这种性行为可能会给 HCP 带来困惑。当被问到这类问题，这些文化背景中的男性可能认为他与男性发生性行为的信息可能没有什么相关性或价值，就不会告诉医生，因为他们认为自己并不是双性恋或同性恋，甚至对于这类术语非常敏感，认为这是对他们的侮辱。然而，如果不涉及类似的问题，这类患者会隐瞒信息，就像他们没有这类行为一样。在诊断性传播疾病（sexually transmitted infections，STIs）和 HIV 感染时，这类信息很重要。

八、多种族多元文化背景

根据患者的文化和种族背景来调整咨询方式。专栏 24-1 简明地列出了要点。

专栏 24-1　根据患者的文化和种族背景来调整咨询方式

聘用翻译	有可能的话，聘用与患者同性别无利害关系的翻译，而不是让家庭成员将问题转述给医生
隐私	涉及较为私密的话题时，可通过调查问卷来完成。然后根据患者提供的信息再进行提问（例如，询问糖尿病患者勃起功能障碍方面的问题时）
HCP 的性别	如果主要是与性有关的问题，最好是与患者性别相同的医生来提供咨询服务
HCP 的种族背景	虽然与患者同一背景的医生在提供咨询方面可能会给患者带来更好的效果，但一些人口较小的社区，患者可能更愿意去咨询其他社区的医生
术语语言的选择与使用	患者使用的语言可能与医生不同。同一语言，患者所表达的意思可能与医生所表达的不同 ·"疲软"可能用来形容勃起功能障碍。"背痛"可能是患者对自慰行为表示担忧的一种隐晦方式 ·"清洁""干性性交行为"这类词汇，不同的人理解不同 ·在某些文化中，性交仅指阴茎-阴道性交行为，并不包括口交和肛交行为

九、结论

　　某些性问题更常见于某种文化或种族背景的人群，但在大多数情况下，性问题在全世界范围都差不多。然而，产生同一个问题的环境因素及基本原因还是有很大差异的，这会影响到患者与 HCP 之间的交流、医生的诊断以及治疗方案的制定。本章简要地介绍了文化背景的重要性，指出 HCPs 应当意识到文化之间的细微差别对诊断和治疗造成的影响。

延伸阅读

[1] Diclemente, R. J., Young, A. M., Painter, J. L., Wingood, G. M., Rose, E. & Sales, J. M. (2012) Prevalence and correlates of recent vaginal douching among African American adolescent females. *Journal of Pediatric and Adolescent Gynecology*, **25 (1)**, 48–53.

[2] Essén, B., Blomkvist, A., Helström, L. & Johnsdotter, S. (2010) The experience and responses of Swedish health professionals to patients requesting virginity restoration (hymen repair). *Reproductive Health Matters*, **18 (35)**, 38–46.

[3] E͵ssizoglu, ˘ A., Yasan, A., Yildirim, E. A., Gurgen, F. & Ozkan, M. (2011) Double standard for traditional value of virginity and premarital sexuality in Turkey: a university students case. *Women and Health*, **51 (2)**, 136–150.

[4] Frewen, A., Rapee, R. M., Bowden, P. & Lagios, K. (2007) Regional differences in men attending a sexual health clinic in Sydney for premature ejaculation. *Journal of Sexual Medicine*, **4 (6)**, 1733–1738.

[5] Hall, K. S. & Graham, C. A. (eds) (2013) *The Cultural Context of Sexual Pleasure and Problems: Psychotherapy with Diverse Clients*. Routledge, England.

[6] Khodary, M. M., Shazly, S. A., Ali, M. K., Badee, A. Y. & Shaaban, O. M. (2013) The patterns and criteria of vaginal douching and the risk of preterm labor among upper Egypt women. *Journal of Lower Genital Tract Disease*, **17 (4)**, e35.. doi: 10. 1097/LGT. 0b013e3182a4e7a5.

[7] Luong, M. L., Libman, M., Dahhou, M. *et al.* (2010) Vaginal douching, bacterial vaginosis, and spontaneous preterm birth. *Journal of Obstetrics and Gynaecology Canada*, **32 (4)**, 313–320.

[8] Malebranche, D., Fields, E., Bryant, L. & Harper, S. (2009) Masculine socialization and sexual risk behaviors among black men who have sex with men: a qualitative exploration. *Men and Masculinities*, **12 (1)**, 90–112.

［9］ Martin Hilber, A., Hull, T. H., Preston-Whyte, E. *et al.* (2010) A cross-cultural study of vaginal practices and sexuality: implications for sexual health. *Social Science and Medicine*, **70** (3), 392–400.

［10］ van Moorst, B. R., van Lunsen, R. H., van Dijken, D. K. & Salvatore, C. M. (2012) Backgrounds of women applying for hymen reconstruction, the effects of counselling on myths and misunderstandings about virginity, and the results of hymen reconstruction. *European Journal of Contraception & Reproductive Health Care*, **17** (2), 93–105.

［11］ Office for National Statistics (2011) Part of 2011 Census, Key Statistics for Local Authorities in England and Wales Release. Ethnicity and National Identity in England and Wales 2011, Published in December 2011.

［12］ Richardson, D. & Goldmeier, D. (2005) Premature ejaculation--does country of origin tell us anything about etiology? *Journal of Sexual Medicine*, **2** (4), 508–512.

［13］ Zargooshi, J. (2004) Trauma as the cause of Peyronie's disease: penile fracture as a model of trauma. *Journal of Urology*, **172** (1), 186–188.

［14］ Zargooshi, J. (2009) Sexual function and tunica albuginea wound healing following penile fracture: an 18-year follow-up study of 352 patients from Kermanshah, Iran. *Journal of Sexual Medicine*, **6** (4), 1141–1150.

第二十五章　性取向、性实践和性行为带来的问题

多米尼克·戴维斯

英国，伦敦，品客诊所（Pink Therapy）

概述

本章将探讨患者的忧虑与烦恼。

1. 关于男同性恋 / 女同性恋或是对同性的吸引力。

2. 性交的资料或是影响性行为的环境。

3. 关于性幻想或是患者认为超出"正常范围"的性行为，包括捆绑和束缚、主导与服从、施虐与受虐（BDSM）/ 性虐。

患者与医生在讨论性问题时，往往害怕医生看不起或是同情他，而医生可能会因为尴尬、缺乏培训、个人道德价值观和职业道德与开放的以患者为中心的医疗理念相冲突，与患者的价值观发生冲突，甚至损害患者的利益。医生与患者讨论性问题的舒适度很重要，而且医生需要铭记：你是他们的医生，不是他们的精神导师或道德监护人。

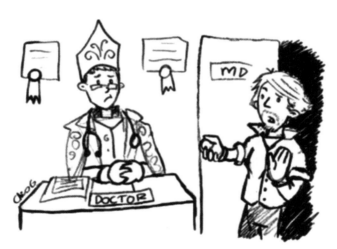

对不起，我走错房间了

一、同性性吸引的担忧

　　英国民事伴侣（目前在英国合法的同性伴侣被称作民事伴侣，大多数情况下法律上等同于婚姻）占全部人口的 5%~7%，也就是说有 5%~7% 是女同性恋、男同性恋。虽然很难精确地研究性行为，但英国统计学家们根据最可靠的证据估算出了相关数据。很多人有时会有同性性行为，但可能不确定其为同性恋或双性恋，在绝大多数情况下，这种同性恋行为并不会给他们带来什么困惑或顾虑。

　　1991 年 WHO 认为同性恋是一种疾病，现在所有的主要医疗机构和心理机构均认为同性恋和双性恋是正常现象（现在称为女同性恋、男同性恋和双性恋）。但是由于宗教、种族和文化信仰等因素，有些人仍然需要别人帮助改变他们的性取向，现在还没有可靠的证据表明改变患者性取向的治疗方法是有效的。事实上，有大量研究显示改变性取向的方法可能是有害的，甚至会导致严重的自残、抑郁甚至自杀。

二、如何应对同性恋所遇到的问题

　　临床医生要向那些需要改变性取向的患者解释改变性取向的治疗方法、疗效以及可能带来的不良后果。此外，医生也可以将患者转诊至心理医生，让患者寻找到能够使性取向与生活其他领域协调的方法。"出柜"（公开宣称自己的性取向）并不适合每一个人，所以医生要鼓励患者在能够接受他们性取向的人以及不清楚他们性取向的人之间找到一个平衡点，这也是医生进行干预治疗的措施之一。

　　有时，有人会跟你说他深受自己性取向的折磨、深感矛盾。该患者很有可能是男性，而且他的文化背景可能是排斥同性恋的。如果你自己的文化背景或宗教信仰也认为同性恋"违背了自然规律"或"神的意志"，你可能倾向于同意帮助改变他们的性取向。如果患者将其性取向公开的话，很可能会面临家庭和社会的压力，甚至自杀。

　　需要明白的是目前还没有证据表明任何心理或生理疗法有治愈同性恋的可能性。显而易见，同性恋并不是一种疾病，但往往会给当事人带来心理上精神上的压力，而且还会引起精神、宗教和文化方面的辩论。这使得人们很难遵守希波克拉底关于"不伤害"的医学伦理原则。即使同意同性恋是有可能治愈的，或是能够减少与同性发生性行为的次数，也只是不断强化同性恋是一种错误行为的观念而已。所谓的"修复疗法"失败后，有可能导致患者患上抑郁症，使得患者具有自杀的倾向。

最合适的治疗方法是通过当地的女同性恋、男同性恋、双性恋和变性者（LGBT）帮助热线或诊所，将患者转诊给知识丰富、态度客观的心理顾问或心理医生。

三、心理健康问题

应该牢记的是，很多女同性恋者、男同性恋者、双性恋者由于生活在一个歧视他们的社会里，他们患焦虑、抑郁、自我伤害、酗酒和物质滥用的风险非常高。这种高风险与他们本身的同性恋倾向没有关系。最近有研究表明双性恋者要比女同性恋者和男同性恋者的心理健康状况更差。这很可能与异性恋、同性恋社区人们对双性恋者的偏见（双性恋恐惧症）有关。

四、抑郁症的药物治疗

在为同性恋和双性恋患者治疗抑郁症时，医生可能要考虑使用选择性5-羟色胺再摄取抑制剂进行治疗，这时医生就要考虑到这类药物带来的不良反应。这些不良反应包括性欲减退、勃起功能障碍和射精困难。这些不良反应往往会进一步加重患者的抑郁症状，降低患者对自我价值的判断，进而影响患者的依从性。并不是所有的 SSRIs 药物都有上述不良反应，但是在开始药物治疗之前，就应该考虑到这方面的问题。

五、娱乐性药物的使用

如果患者想使用娱乐性药物，尤其是大城市同性恋社区的同性恋者，医生可以建议患者去专门的机构进行咨询。某些娱乐性药物的使用量是不断增加的，例如 γ-羟丁酸、γ-丁内酯、甲基苯丙胺（冰毒/蒂娜）以及甲氧麻黄酮（俗称喵喵的兴奋剂），这些药物的使用会使性传播感染（性病）中艾滋病毒 HIV 和丙型肝炎感染的概率增加，另外，还会影响 HIV 阳性男同性恋抗逆转录病毒的治疗。

六、非一夫一妻制

现在除了一夫一妻制这种婚姻制度，世界范围内还存在一妻多夫、一夫多妻等婚姻制度。并不是每个人都想过一夫一妻的生活，只爱一个，只与一个人发生性行为（一夫一妻制）。某些文化还支持一夫多妻制，以及在西方的一些国家地区，可以看到各种形式的非一夫一妻的婚姻制度。例如，差不多 5年之后，50%~80% 的男同性恋者可能会公开他们的关系。许多异性恋者可能会与他人共享自己的性伴侣；或是与他人交换性伴侣，或是私底下进行一些换妻、换夫的行为。有人认为他们不可能只爱恋一个人，认为自己是多情的、风流的，会与多人发生爱恋关系。说到某人的性伴侣时，不要误认为某人只有一个性伴侣，而且这种非一对一的婚恋关系本身并不是问题。

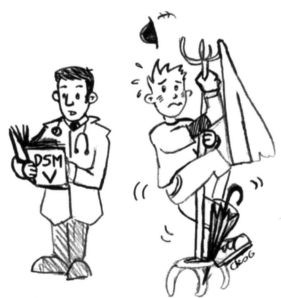

好吧，性瘾这个问题是不存在的。我想这只是
腹股沟部位的相关疾病导致的症状

七、对性活动的担忧

某些患者（通常是有双向性取向的男性）可能对性交行为的次数以及对性行为发生的环境表示担忧。患者的这些担忧可能是来自自身，也有可能是其性伴侣、家庭成员的担忧情绪感染到患者导致的。他们可能认为自己患有"性成瘾"，这种很不专业的诊断是很有争议的。最近美国精神病学协会精神命名委员会（psychiatric nomenclature committee of the American Psychiatric Association）编制的《精神障碍诊断与统计手册》（DSM）最新版（第 5 版）将该疾病归类到"性欲亢进"这个类目中。"性成瘾"是一种具有争议性的疾病，其诊断标准具有高度的可变性，而且临床诊断标准也不太可靠。

这并不是说这种强迫性性行为不存在，或是性欲、性行为可能在生命的某个时期失去控制，而是说这种性行为引起的压力、焦虑、更深层次的心理问题——人格障碍、抑郁症等使患者更容易发生强迫性性行为或是更危险的作为。需要对一个人的整体健康进行评估，而不是仅仅关注患者的性行为，尽管这种评估方法可能花费的时间很长、比较麻烦，但这种方法对评价性健康和心理健康至关重要。

有证据表明，有些人本身睾酮水平就高于平均水平（高 T 水平），那么他们性欲较强是很正常的，是一种健康状态。高 T 水平的人群每天有四五次的性交行为很常见，但是，如果他们无法达到性高潮，就会感到焦虑、烦躁。如果睾酮水平高，而性欲水平低（或是性欲因各种原因受到抑制），这类人群就可能有问题。建议医生将这些患者转诊至治疗性问题的专家和处理性关系的医生那里。

在为患者提供性方面的医疗服务时，需要牢记的很重要的问题是：性问题是否给患者或他人带来生理或心理上的问题。还需要考虑到患者或其性伴侣发生性行为是否是被迫的、勉强的，而不是自愿的。如果性行为不是强迫的，不会造成长期损害，医生要让患者相信这种性行为是可以接受的，以减轻患者对这种性行为的负罪感或羞耻感。

有些性表达、性欲会让患者认为自己的性行为、性幻想是不对的，这种错误认识可能会给患者带来深深的负罪感、羞耻感。如果医生让患者相信这种性行为是可以接受的，在大众接受的范围内，就能够在很大程度上减轻患者的负罪感、内疚和焦虑感。现在有一关于性幻想的重要研究表明，有很多情色幻想往往与人们自身的价值观、信仰和道德规范相违背。

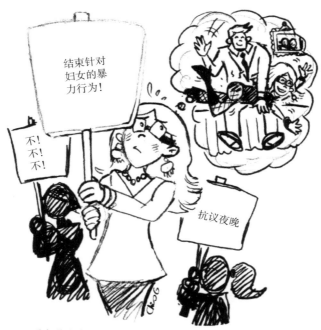

我们将在白天抗议：在夜晚我们一直有着同样的遭遇

八、BDSM/ 性虐——风险评估

BDSM（也称为性虐）是指在性交过程中双方自愿使用伤害手段以达到增加性欲和性快感的性行为。

任何性取向和任何性别的人都有可能发生性虐行为。圈外人士认为 BDSM 行为会对人们的生理、心理健康造成不利影响，而且这些行为会给 BDSM 者造成痛苦，BDSM 具有一定的风险性和危险性。

说到风险，需要注意的是 BDSM 行为的人是否是在安全、理智、自愿

（safe，consensual，sane；SSC）或风险意识自愿性虐（risk aware consensual kink，RACK）行为规范的框架内实施性行为。RACK 是指人们在从事某些性虐行为（如勒紧颈部使人处于轻度窒息状态、血腥的性虐待和针刺等）时，可能会损害相关人的健康，因此，进行 BDSM 的人需要理性认识到其中的风险，RACK 规范就是在这种情况下出现的。另外，如果性虐的人参与到相关的团体社区，在进行相关活动时，这些人就会有一个相对安全的环境、相关指导、信息来源和支持，获得同类人在这方面的支持，有助于安全、理性地实施性虐性质的性行为。

九、心理健康教育

有些人担心自己的性欲或性行为会带来一些问题，通过心理教育可能会缓解这方面的问题。Fetlife 网站等类似的网站中有大量的关于各种性癖好方面的信息，而且论坛上也充满了支持性的建议和信息，患者可从中获得信息。另外，还有一些关于 BDSM 行为方面的指导意见和 BDSM 心理方面的资料 ﹝ 参看多茜·伊斯顿（Dossie Easton）的著作，多茜·伊斯顿是心理医生、性治疗师，在美国旧金山执业 ﹞。

现在有一个普遍的说法，那就是 BDSM 是一种内在的病理状态，可能是早期受虐引起的。现在很多研究都表明，这种说法是错误的，与之相反的是，BDSM 是一种娱乐行为，还有很多人认为 BDSM 是一种性取向，这个观点也很有道理。

延伸阅读

[1] Anton, B. S. (2010) Proceedings of the American Psychological Association for the legislative year 2009: Minutes of the annual meeting of the Council of Representatives and minutes of the meetings of the Board of Directors. *American Psychologist*, **65**, 385–475.. doi: 10. 1037/a0019553 online http: //www. apa. org/about/policy/sexual-orientation. aspx Accessed 4/12/2013.

［2］ Barker, M., Richards, C., Jones, R., Bowes-Catton, H., Plowman, T., Yockney, J. & Morgan, M. (2012) The Bisexuality Report. Available for download http: //www. open. ac. uk/ccig/files/ ccig/The%20BisexualityReport%20Feb. 2012. pdf Accessed 4/12/2014.

［3］ Connolly, P. H., Haley, H., Gendelman, J. & Miller, J. (2006) Psychological functioning of bondage/domination/sado-masochism practitioners. *Journal of Psychology & Human Sexuality*, **18**, 79–120.

［4］ Fearless Press (2013) Is BDSM a Matter of Sexual Orientation. Online blog: http: //www. fearlesspress. com/2013/03/17/is-bdsm-a-matter-of-sexual-orientation/ Accessed 27/05/2013.

［5］ Khar, B. (2007) *Sex and the Psyche: The Truth About Our Most Secret Fantasies*. Penguin, London.

［6］ Ley, D. (2012) *The Myth of Sex Addiction*. Rowman & Littlefield Publishers, Plymouth.

［7］ Newmahr, S. (2010) Rethinking kink: sadomasochism as serious leisure. *Qualitative Sociology*, **33**, 313–331.

［8］ Ortmann, D. & Sprott, R. (2013) *Sexual Outsiders: Understanding BDSM Sexualities and Communities*. Rowman & Littlefield Publishers, Plymouth.

［9］ Perel, E. (2013) The Secret to Desire in a Long-Term Relationship. http: // www. ted. com/talks/ esther_perel_the_secret_to_desire_in_a_long_term_ relationship. html Accessed 27/05/2013.

［10］ Richards, C. & Barker, M. (2013) *Sexuality & Gender for Counsellors, Psychologists and Other Health Professionals: a practical guide*. Sage, London.

［11］ Richters, J., De Visser, R. O., Rissel, C. E., Grulich, A. E. & Smith, A. M. A. (2008) Demographic and psychosocial features of participants in bondage and discipline, "Sadomasochism" or dominance and submission (BDSM): data from a national survey. *Journal of Sexual Medicine*, **5**, 1660–1688.

［12］ Stuart, D. (2013) Sexualised drug use by MSM: background, current status and response. *HIV Nursing Journal*, **13** (**1**), 6–10 (Spring 2013).

［13］ Wismeijer, A. A. J. & van Assen, M. A. L. M. (2013) Psychological characteristics of BDSM practitioners. *Journal of Sexual Medicine*, **10** (**8**), 1943–1952.

第二十六章　性别焦虑症和变性健康问题

林·弗雷泽[1]　盖尔·A·努森[2]

1 美国，加州，旧金山
2 加拿大，温哥华，不列颠哥伦比亚大学

概述

1. 性别焦虑症和变性健康问题从以前的病理分析转换到现在的医疗保健，关注重点是不断发生变化的。

2. 人们越来越认为性别焦虑症不再是一种疾病，但该症状还需要治疗。

3. 人们对这种疾病的认识发生了变化，不再认为它是一种疾病。一个人的性别身份问题不再是一种疾病，现在诊断的是身/心在性别上的认同不一致导致的焦虑症状。

4. 世界变性健康专业协会已经出版了关于变性健康的诊疗指南——诊疗标准，该诊疗标准是随着时代的变迁而不断变化的。

5. 该病的治疗应当根据个体化的诊疗方案进行，也就是应根据症状学特征和烦躁不安的程度进行治疗。

6. 干预措施包括根据患者个人需要进行女性化和男性化的激素治疗和变性手术。

7. 变性人患心理疾病、精神疾病的风险非常高。

一、引言

（一）变性的概念是什么？

在讨论变性健康问题时，用词就是个问题。人们越来越认为变性不再是一种疾病，所以语言用词也要发生变化。一般认为变性这个术语是一个广义的概念，包括易性癖、变性和性别身份错乱。性别焦虑症是个医学术语，主要是描述身/心在性别上的认同不一致导致的痛苦状态。

该领域的语言和术语是在不断发生变化的，本章涉及的术语甚至在本书出版之前就会发生变化。不同的术语可能描述的是同一个问题，术语不同可能是因为该术语产生的文化背景不同。那些支持变性的社区变性人群很有可能更喜欢某些术语。

诺尔曼-菲斯克医生于 1979 年创造了"性别焦虑症"这个词。那时，性别焦虑症还是一个非常新的领域。"dysphoria"这个词来自希腊词语"*dysphoros*"，意思是"难以忍受"。菲斯克医生用性别焦虑症来描述一个人在心理上无法认同自己的生理性别，并为此产生不舒服或焦虑的感觉。患者一般是通过治疗来缓解焦虑症状。

多年来，人们一直使用这个医学术语来描述性别焦虑症、易性癖以及性别认同障碍。使用性别焦虑症这个术语是试图找寻一种去除病态以达到健康保健的平衡。在该专业领域达成的共识是一个人的性别身份问题不再是一种疾病，现在诊断的是基于性别焦虑症所导致的焦虑症状。

（二）变性不再是一种疾病，而且诊疗标准也不断发生变化——这个演进过程是如何发生的？

在所有的文化中，变性者是一直存在的。变性与西方文化中的性别焦虑症的内涵是相似的。据说有些名人认为自己的生理性别和心理性别是不和谐的，这些名人包括黑利阿加巴卢斯（罗马皇帝）、英国的詹姆斯一世以及法国的亨利三世。公元前 5 世纪的希波克拉底时代，一个高加索部落就发生过男性变性为女性的事件。据说古代塔希提岛的一些部落以及北美土著居民在变性方面具有特殊的精神力量。

（三）治疗方法的发展历程

马格努斯·赫希菲尔德于 1923 年引入了易性癖这个术语，1930 年实施了首次变性手术。1954 年，哈里·本杰明首次将易性癖与同性恋区分开来。本杰明描述了一些病例，在这些病例中有很多男性为了缓解性别焦虑症的痛苦而选择自我阉割。

世界变性健康专业协会（The World Professional Association for Transgender Health，WPATH）的前身哈利·本杰明国际性别焦虑症协会（Harry Benjamin International Gender Dysphoria Association，HBIGDA）成立于 1977 年，该协会由跨学科领域的心理健康专家、内分泌医生、外科医生以及能够治疗性别焦虑症的其他领域的专家组成。这种跨学科合作有助于刚成立协会对相关治疗指南标准、伦理规范、诊疗标准的制定与完善。首个诊疗标准于 1979 年出版（最新版的是第 7 版诊疗标准，于 2011 年出版）。

第一个诊疗标准标准的制定，旨在促进性别焦虑症这个领域的发展以及保护变性者免受职业道德差的外科医生的伤害。诊疗标准随着时间的变化而不断地进行调整，反映了人们对该疾病认识的变化。某些国家（例如英国），诊疗标准受到 WPATH 指南的影响。

（四）DSM 与 ICD 的诊断标准

易性癖于 1980 年首次纳入美国精神病协会《精神障碍诊断和统计手册》第 3 版（American Psychiatric Association's Diagnostic and Statistical Manual of Mental Disorders，third revision，DSMⅢ），于 1987 年纳入 DSMⅢ-R。1994 年的 DSM Ⅳ 和 2000 的 DSM-Ⅳ-TR 使用性别认同障碍（gender identity disorder）这个术语代替了易性癖，而 DSM-5 使用由菲斯克医生创造的性别焦虑症这个术语代替了性别认同障碍。

世界卫生组织编制的 ICD 也随着时代的变迁不断地进行调整。在 ICD-9 中，易性癖被归类到"性别偏差与障碍"这个类目下，而在 ICD-10 中，易性癖被归类到"性与性别认同障碍"下面的"性别认同障碍"这个类目中。ICD-11 于 2017 年出版。在 ICD-11 中，人们可能不再使用具有疾病色彩的术语来描述性别焦虑症这个症状，但具体还没有确定。

（五）性别是身份认证的一种特征而不是一种疾病

当制定首个 SOC 和诊断标准时，是以那些需要变性的人们采取的治疗方法：使用女性化激素或男性化激素，以及做变性手术这个学说为基础的。这个学说的基础是性别只有两个，不是男就是女，以及异性模型。

现在，人们认为性别并不是只有两个分类，不是非男即女，而是一个变量谱，有很多的类型，与之相应的，治疗措施也更个体化。随着时间的推移、知识的更新以及 20 世纪 90 年代变性者社区的出现，人们对性别焦虑症患者的态度以及相应的治疗手段也发生了变化。现在，关于变性者的医疗机构在医疗领域也发挥着越来越重要的作用，性别是身份认证的一种特征而不再是一种疾病。

现在，我们越来越清晰地认识到变性不再是一种疾病，而是性别谱中的正常变异。现在对变性者的歧视和边缘化仍然存在，人们要求将变性者的人权纳入人权的范围。

现在对变性的理解与观念发生了变化，不再将变性认为是一种疾病。一个人的性别身份不再是一种疾病，现在诊断的是身/心在性别上的认同不一致导致的焦虑症状。现在人们认为性别焦虑症导致的焦虑、压力才是需要诊断和治疗的问题，而不是性别本身，这从 DSM-5 诊断标准中就可以看出（专栏 26-1）。

专栏 26-1　变性非疾病化声明（2010 年 5 月）

2010 年 5 月，WPATH 发表了一项声明，旨在促进变性在全球范围内非疾病化。该声明指出："一个人的性别特征，包括性别身份与刚出生时的性别无关。性别特征是构成人类文化多元的常见属性，不应该被认为是一种疾病或病理状态。"

诊疗标准的最新版本（第 7 版）认为医疗卫生服务的种类会更加丰富。很多性别焦虑症患者需要进行医学干预，但是仍然需要根据实际情况进行调整。例如有些人可能需要激素治疗，而不需要手术；而有些人可能需要做胸部手术，而不需要激素治疗和（或）生殖器手术。具体可参看专栏 26-2。

专栏 26-2　WPATH 发布的诊疗标准（第 7 版）的目标

SOC 的总体目标是为医疗卫生工作者提供相关指南，为易性癖者、变性者及性别错位者提供安全、有效的治疗方法，使患者最终对自己外在的性别感到舒适和谐，提高患者的生理、心理健康水平，使患者获得自己想要的东西。

二、变性相关的医疗服务

性别焦虑症与其他医学领域明显不同，其他疾病有明确的发病机制和治疗方案，而性别焦虑症的病因不明，发病机制也不明。治疗方案主要是根据症状和焦虑症状的缓解程度调整，给患者提供个性化的治疗方案。有些人可能会自己适应，而有些人可能需要一些医学干预措施，如女性化激素、男性化激素和手术治疗（专栏 26-3）。

专栏 26-3　医生所面临的挑战

1. 性别焦虑症的病因目前还不清楚。
2. 还需要进一步研究该领域的流行病学，这充满了挑战。另外，发展中国家在这方面还缺乏相关资料。

（续栏）

3. 大部分研究文献来自北美洲和西欧地区。
4. 现在还没有医生判断标准或实验室检查方法来确诊。准确的诊断与医生问诊患者相关病情的能力密切有关。
5. 医疗卫生工作者还没有遇到较多的性别焦虑症患者，对这类病情还不熟悉，经验不够丰富。
6. 性别和变性的意义与患者所处的文化背景和个人情况有关。
7. 性别不再只分男女，而是个性别谱，因此，患者经过治疗后可能出现多种结果。

（一）医疗干预措施

有些人可能需要医疗干预措施来缓解性别焦虑症。医疗干预措施包括女性化激素、男性化激素和变性手术治疗。如前所述，性别不再只分男女，而是个性别谱，患者可以选择自己最舒适的性别。

（二）使用女性化激素、男性化激素以及变性手术的治疗指南与标准

WPATH 制定的诊疗标准标准主要是为那些需要女性化激素、男性化激素以及变性手术治疗的患者（青春期或成人）提供治疗指南。这些医疗干预措施也包括训练有素的医疗卫生工作者对变性者的健康进行评价和转诊。

尽管性别错位不再被认为是一种心理障碍，但是，由于社会对这类人群的歧视，人们关于性别错位是一种疾病的观念，"秘密生活"，内心深处对变性的恐惧，无意中的异装隐瞒（不用真实的性别进行交际）等，都会对性别焦虑症者精神、心理造成不利影响。常见的心理问题包括抑郁、焦虑、孤僻以及物质滥用。

HCP 应当接受适当的培训，取得行为健康方面的相关资格，有能力评价与诊断性别焦虑症。HCP 在多学科专业团队充当相关角色，为患者提供女性/男性化激素治疗措施时，评价与诊断性别焦虑症的能力尤其重要。

评价的目标旨在制定最适合个人需要的治疗方案。临床医生必须意识到可能掩盖性别焦虑症的其他疾病或症状，有时变性可能并不符合患者个人的

最佳利益。上述其他疾病或症状，包括精神病，会导致器官变异妄想的精神分裂症（但经过精神治疗后，妄想就会消失），自我排斥的同性性行为和强迫异装癖。

性别焦虑症的成年患者，其相关症状必须持续发生，且证据充分，才能够开始激素治疗或乳腺／胸部手术。这类患者对自己所接受的治疗充分了解，并能够在此基础上做决定，而且患者正在合适年龄段。如果存在重大的生理或心理健康问题，必须有证据表明能够解决这些问题。虽然现在没有一个明确的标准，但还是建议男性向女性变性时，首先进行为期至少 12 个月的个体化激素治疗，然后再进行隆胸手术。这样做的目的是最大限度地促进乳腺生长，为之后的隆胸手术（整形）做好准备。提供激素治疗或乳腺／胸部手术的 HCP 应当具备相关资质。

12 个月的激素治疗除了为隆胸做准备外，另外一个目的是为让男性失去生育能力（性腺切除术）做准备。在女性向男性变性的手术阴茎成形术之前，患者需要以男性的身份持续生活 1 年；或是在男性向女性变性的手术阴道成形术之前，患者需要以女性的身份持续生活 1 年。患者在做生殖器手术之前，需要 1 年内相关生活经历的证明文件。

（三）女性化／男性化的激素治疗

有些性别焦虑症患者可能要求进行激素治疗，根据 WPATH 诊疗标准第 7 版进行相关治疗。

具有处方资格医生的职责包括以下数项。

1. 进行初步评估，包括患者身体过渡讨论、目标、病史、体检、风险评估和相关的实验室检查。

2. 解释其影响和可能的不良反应，包括生殖能力的丧失。

3. 确认患者有同意治疗的能力。

4. 提供持续的医疗服务，包括体格检查和实验室检查。

5. 提供必要的证明文件，最大限度地提高患者的安全性（如激素治疗的相关证明文件）。

一般来讲，女性化激素疗法包括的激素为雌激素和睾酮受体阻滞剂——直接（醋酸环丙孕酮）或间接（螺内酯），有时还包括孕激素。男性化激素疗法主要是使用睾酮开始治疗和维持治疗。促性腺激素释放激素类似物一般是在使用女性化激素和男性化的激素之前就开始使用，进行激素封闭。

建议根据 WPATH 诊疗标准第 7 版和内分泌学会制定的《变性治疗指南》的相关规定进行相关剂量方案和手术方案的制定。

（四）变性手术

并不是所有的性别焦虑症患者都需要手术。之前提到原发性和（或）继发性性别特征的外科手术是减少性别焦虑症症状的必要医学手段。WPATH 诊疗标准提出的相关手术要求与规范在前面已经论述，不再赘述。男向女的变性手术过程在专栏 26-4 中有描述，女向男的变性手术过程在专栏 26-5 中有描述。

专栏 26-4　男向女的变性手术过程，包括下列几步：

1. 乳腺 / 胸部手术：称乳房增大手术（假体隆胸手术 / 自体脂肪移植隆胸手术）。
2. 生殖器手术：阴茎切除术、睾丸切除术、阴道成形术、阴蒂成形术、外阴成形术。
3. 非生殖器、非乳腺类外科手术：面部女性化手术、吸脂、自体脂肪移植手术、嗓音外科手术、甲状腺软骨复位、隆臀手术（假体隆臀手术 / 自体脂肪移植隆臀手术）、头发移接以及各种美容手术。

专栏 26-5　女向男的变性手术过程，包括下列几步：

1. 乳腺 / 胸部手术：皮下乳房切除术、男性胸部构建手术。
2. 生殖器手术：子宫切除术 / 卵巢切除术、尿道固定部分重建手术、性再造手术或阴茎再造术（采用有蒂的或游离的血管瓣）、阴道切除术、阴囊成形术、阴茎植入术和（或）睾丸假体植入术。
3. 非生殖器、非乳腺类外科手术：嗓音外科手术（罕见）、吸脂、自体脂肪移植手术、胸部植入手术和各种美容手术。

　　总之，就医的患者当然会有医疗需求，这与其他类型的患者没有差别，变性患者的医疗需求具有特异性，主要是激素药物方面的需求。当然，这类患者还需要做一些检查（如女变男的患者需要做前列腺检查，而男变女的患者需要做子宫颈检查），但这些检查在患者没有做变性治疗前很少做。重要的是医疗卫生服务提供者要有温馨的环境、客观的立场、使用的代词和名字要与患者希望的一致。

　　最后，由于世界文化的多元性，HCPs 对患者不同的文化背景要高度敏感，根据当地的实际情况，结合 WPATH 诊疗标准第 7 版调整治疗方案。

延伸阅读

［1］Hembree, W. C., Cohen-Kettenis, P., Delemarre-van de Waal, H. A. *et al.* (2009) Endocrine treatment of transsexual persons: an Endocrine Society clinical practice guideline. *Journal of Clinical Endocrinology and Metabolism*, **94 (9)**, 3132–3154.

［2］Meyer-Bahlburg, H. F. L. (2010) From mental disorder to iatrogenic hypogonadism: dilemmas in conceptualizing gender identity variants as psychiatric conditions. *Archives of Sexual Behavior*, **39 (2)**, 461–476.

［3］World Health Organization (2007) *International Classification of Diseases and Related Health Problems*, 10th Revision. World Health Organization, Geneva.

［4］World Professional Association for Transgender Health (2012) *Standards of Care for the Health of Transsexual, Transgender, and Gender Nonconforming People*, 7th edn. World Professional Association for Transgender Health (WPATH), Minneapolis, MN. http: // www. wpath. org/site_page. cfm?pk _association_webpage_menu=1351&pk_association_ webpage=4655 (accessed 15/2/15).

［5］WPATH Board of Directors (2010) Depsychopathologisation statement released May 26, 2010. Retrieved from http: // wpath. org/announcements_ detail. cfm?pk_announcement.

［6］Wylie, K., Barrett, J., Besser, M. *et al.* (2014) Good practice guidelines for the assessment and treatment of adults with gender dysphoria. *Sexual and Relationship Therapy*, **29 (2)**, 154–214.

第二十七章　性心理疗法与性伴侣双方疗法

特鲁迪·汉宁顿

英国，伦敦，性与关系治疗师学院，莱杰诊所

概述

　　本章主要讲述的是性心理治疗和性伴侣双方疗法的总体情况，为性、性伴侣关系问题以及相应的治疗干预措施提供了一个总体的框架。

一、引言

人们普遍认为心理咨询疗法在治疗性问题上是非常有效的。2010 年，英国政府宣布一项计划，将心理疗法纳入英国国民保健服务（National Health Service，NHS），从而使心理疗法可以更有效地发挥作用。

咨询 / 治疗是指让患者与训练有素的专业人士谈论他们的问题、忧虑及感受，这些专业人士在倾听时，要具备同情、移情的特质。这样专业人士才能够客观地帮助患者解决消极的思想和感情问题。

现在咨询与治疗有很多方式，下面介绍与性及性伴侣关系有关的最常见的心理治疗。

二、心理动力学疗法

心理动力学疗法是一种深度心理疗法，关注的重点是患者潜意识层面的问题和过去的经历，从而确定患者现在这样行事的原因。

该类型治疗关注的重点是患者在儿童期时与父母、与具有重大影响力的他人的关系问题，所谓的"他人"在患者儿童期起到了重要作用，可能会与父母同样重要。因而，解决患者儿童时期记忆深处不好的事件对患者造成的影响很重要。儿童期不好的记忆经常会使患者感到压抑，或是让患者产生自我否定的不良情感，这种不良情感会扎根于患者的潜意识中。心理动力学疗法主要是解决患者儿童期产生的这种痛苦的不良记忆和情感，从而使患者释怀这种不良情感，继续前行，形成更具有建设性的人际关系。

三、认知行为疗法

认知行为疗法（cognitive behavioural therapy，CBT）应用广泛，尤其在 NHS 中。该疗法基于改变患者的认知、思想、感觉方式，进而改变患者的行为方式，达到解决患者相关问题的目的。

CBT 在打破患者消极思想的恶性循环方面特别有效，CBT 更注重此时此地（而不是过去）。CBT 将一个目标分为多个小步骤和可实现目标，能够帮助患者改变他们对自己、他人、世界的看法和信念，让他们不再以偏概全、不再让消极思想扩大。

四、认知重建

认知重建是 CBT 的核心，广泛地应用于性治疗。产生性问题的常见原因是对性信息认识错误和（或）不足，导致对性产生不切实际的期望。

这使得某些人对性产生非理性看法，往往导致焦虑。通过认知重建疗法，人们可以学会挑战自己的不良思想以及"全或无"的极端思想。

治疗师一般建议患者写思想日记，记录患者消极和扭曲的想法和观念，鼓励患者评价和分析支持／反对这种想法和观念的证据，然后激励患者写下更加平衡的想法，改变那些扭曲的观念。

这种疗法配合相关的行为疗法对解决性行为中的相关焦虑问题如性交痛、性欲减退、早泄特别有效。

女性性交疼痛或阴道痉挛问题往往会形成恶性循环（图 27-1）。女性疼痛往往会导致患者害怕疼痛，这会导致患者紧张，进而导致疼痛加剧。

放松技巧及盆底练习（凯格尔运动）等行为疗法在缓解性交疼痛和阴道痉挛方面非常有用，另外还有一些特别的技术治疗快速射精的问题。具体请参看专栏 27-1。

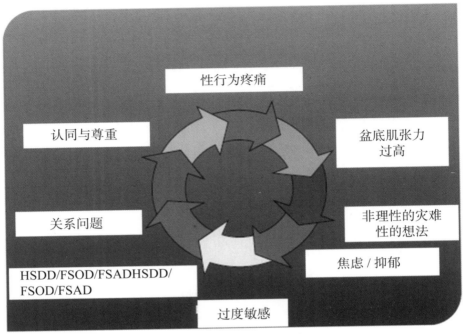

图27-1 性行为疼痛恶性循环

专栏27-1 凯格尔运动

凯格尔运动，于1948年由美国的阿诺·凯格尔医生公布，借由重复缩放部分的骨盆肌肉进行，其目的在于借着伸展骨盆底的耻骨尾骨肌来增强肌肉张力。

年龄增长、生育儿童、盆底手术等都会使盆底肌肉松弛，导致压力性尿失禁、脱肛、性行为困难以及性高潮能力下降。

即使客户/患者没有上述问题，也可以鼓励他们做盆底运动，以预防将来出现问题。但是，如果患者已经存在上述问题，现在开始进行盆底运动也不晚。也可以将患者转诊至理疗师那里进行专门的培训，一些诊所也提供一些盆底训练器械，可以租用。

盆底训练器械也可以从布茨（Boots）或网上购买，最基本的大约为30英镑，较高级使用电流，价格在80~150英镑，这些器械有利于患者更快更好地达到效果。下面是不使用任何器械的盆底运动，简单的基本步骤如下。

首先应该正确认识相关肌肉。在认识过程中，可以建议客户/患者在排尿时憋尿，这时动用的肌肉就是需要进行锻炼的肌肉（但是不建议患者继续进行憋尿动作，因为这可能会对膀胱造成不利影响）。

（续栏）

步骤 1. 舒舒服服地坐在椅子上。

步骤 2. 挤压肛门，该动作就像停止排便动作的同时继续收紧阴道和尿道。该动作的感觉就像将所有的东西都向上向体内包裹的感觉。

步骤 3. 保持紧张动作 1~2s，然后放松，这种紧张、放松动作是相当快的。

步骤 4. 一旦你能够很容易地做这些动作后，就应当逐渐增加紧张动作的持续时间，最终增加到 10s。

　　每天做 3 组该动作，每组连续做 10 次。根据早餐、午餐和晚餐这样的规律安排每天的 3 组动作。当咳嗽和打喷嚏时，可以收缩盆底肌肉，以减轻压力。

　　练习几个星期，效果会非常明显。

　　凯格尔运动也有助于患有性交疼痛或阴道痉挛的女性缓解其症状。

　　性交疼痛或阴道痉挛的女性阴道会有不自主痉挛的反应——这是一种保护性的反应。凯格尔运动有利于女性除去这种保护性反应，学会放松盆底肌肉，有利于阴茎进入。

　　这将有助于妇女接受阴道检查，完成涂片检查和享受阴道性交活动。

　　阴道扩张器一般用于缓解性交疼痛和阴道痉挛。最常用的阴道扩张器是阿美莉（Amielle）和凡马科斯（Femmax）扩张器。扩张器有大有小，最小的差不多手指那么小，最大的差不多勃起阴茎那么大。

　　对盆底的自我按摩或是使用振动器都有利于缓解性交疼痛或阴道非触发性疼痛。

　　盆底肌运动（凯格尔运动）对男性也有好处，不仅有利于阴茎勃起的肌张力强度，而且有利于射精控制。学会放松盆底和臀部肌肉有助于延缓射精。

五、放松和呼吸练习

　　压力和焦虑会对性功能产生重大不良影响，因而需要学习针对性的放松技巧，从而缓解压力和焦虑问题。

　　通过放松学习，一个人能更清晰地思考，更容易集中精力。学会呼吸是学会放松的第一步。

　　深吸气，缓慢呼出，重复几次，确保呼吸运动是来自膈肌而不是胸部。在学习放松技巧时，可使用 CD，有助于患者更好地学习。CD 往往有轻柔的背景音乐，瀑布，大海上轻轻翻滚的海浪，有些 CD 还会让患者产生想象，让患者认为自己在一个非常舒服的地方，从而更加放松。

即使没有太多的时间做深呼吸练习，仍可以放松自己的肩膀，让所有的事情都慢下来，这会取得非常明显的效果。然后让身体的其他部分也逐渐放松下来，注意身体的紧张部分，轻轻地让这些部位放松下来。锻炼和新鲜空气也有助于缓解焦虑和压力，然后给你更多的能量，从而改善你的感觉，使你不断提升。

性感集中训练法是一种行为疗法，用于缓解性方面的压力。该训练法是20世纪70年代由马斯特斯和约翰逊首先提出的，特别适合于性伴侣共同解决性问题。

最初提出的是"禁止"性行为和男女双方的基本亲密行为。现在，这方面已经有多个版本了，而且已经广泛应用于性治疗领域。该概念在20世纪70年代刚提出时是一个指令性、标准化、严格的概念，但是为了适应今天的生活方式，这个概念不再那么死板、严格。然而，它在诊断分析夫妻关系方面非常合适。性感集中训练法是在男女双方同意的前提下，进行最基本的亲密行为，然后逐渐过渡到高质量的亲密行为，如牵手、亲吻，然后到更为亲密的接触以及在治疗师指导下的"约会之夜"。治疗师会为患者及其性伴每个阶段的亲密行为安排设置界限，为双方安排相应的作业及规则，从而让双方有安全感，在性方面持续、平稳进步。逐渐地性伴侣双方会更加亲密，从赤裸身体接触获得更多的性体验，到前戏，到最后完整的性交过程。

早泄如果没有进行药物治疗或医疗干预，可以用行为疗法来治疗。停止/启动技术首先在20世纪50年代提出，主要用于自慰治疗方案中。在自慰治疗方案中，鼓励患者每周进行3~4次的自慰行为，医生使用1~10性觉醒量表衡量患者的性觉醒水平。停止/启动技术在让患者性觉醒方面非常有效，能够让患者意识到性觉醒，并且达到不归点（很想要停止射精但无法停止的某个时间点）。患者在性行为过程中，性觉醒水平应当在1~10范围内。最初，患者是直接用手自慰，直至达到5这个水平——性觉醒中等水平，然后休息10~15s，性觉醒程度逐渐消退，随后重复上述过程。总共3次后，停止上述行为，进行射精，达到性高潮，让患者认识到不归点，从而更好地控制性觉醒过程。然后让性伴侣也参与到这个自慰治疗方案中。在这个过程中，让患者注重性觉醒过程中阴茎和盆底部位的感受，而不是持续时间的长短。盆底放松有利于延长射精，因而，患者充分意识到盆底的紧张程度有利于缓解相关症状。

挤压技术是指阴茎受刺激后，男性本人或其性伴侣用拇指和示指挤压阴茎体，直到男性失去射精冲动的一种技巧。

六、正念法

"布罗托（Brotto）"在正念法方面取得了突破性成果。性觉醒障碍女性患者应用正念干预法后疗效非常好，已发现正念法在治疗许多精神和身体疾病方面非常有效。现在有越来越多的证据证明正念法在性心理治疗（psychosexual therapy，PST）方面的有效性，正念法让患者关注"此时此刻"。我们经常花时间思考我们过去做了些什么，我们将来要做什么，而不是考虑我们的现在。多重任务已经成为常态！在性行为过程中，使用正念法能够避免让患者成为"旁观者"，让他或她集中注意力，注意到性敏感区的机体感觉，让其积极参与到性生活中。正念法让患者学会将消极思想或分散注意力的想法排出脑外，让患者关注机体对性刺激的反应，从而获得积极的、高质量的性生活。这种方法已被证明可获得积极的结果。

性心理治疗是解决性功能障碍的一种针对性疗法，也是解决夫妻之间相关性行为之间障碍的一种方法。

大多数心理治疗师会使用包括心理、行为、系统在内的综合疗法进行治疗。PST中一个重要任务是病史采集，对所有可能的危险因素进行分析评价。许多患者可能是因为生理方面的原因导致性功能障碍，然而在患者就医时，通常平均2~3年后，就会有心理因素参与了！虽然有更多的媒体认为这意味着患者及其（或）性伴侣在谈论性问题时会感到尴尬。

性问题的解决对于缓解性伴侣双方的紧张关系至关重要。

如果夫妇在卧室相处不好，在客厅也不会相处得很好！

PST 模板主要包括下列内容。

- PST 适宜性评价
- 病史采集，包括家族史、性史和用药史
- 具体操作步骤
- 易感因素
- 诱发因素
- 维持因素
- 与患者建立良好的关系
- 给患者安排工作
- 考虑综合治疗（酌情）

应当实施个体化治疗，满足患者或性伴侣双方的具体需求。但是，PST 也有一些与其他疗法不同的基本原则和惯常做法，这就是给患者安排的工作。

PST 最初包括完整的病史，这不仅包括患者的性功能障碍史和关系问题，还包括其性伴侣的性关系问题，这些会在"社交 / 人际关系技巧"那个部分作为一个完整的内容加以讲述。先前创伤 / 虐待带来的问题必须提前解决或在治疗的过程中解决。PST 为客户 / 患者全面了解自身生活提供了机会。

七、系统化治疗

系统化治疗源自家庭式治疗，该治疗方法用实践的方式而不是分析的方式解决问题。系统化治疗是让患者或性伴侣双方认识问题的模式，然后根据其类型解决消极和停滞的问题，引入更积极的互动模式。这在改善性伴侣双方交流方面非常有效。

有效的沟通是良好关系和互动过程的关键。这就意味着要做一个积极的倾听者而不是一个健谈的人！

性伴侣双方的争执大多来自沟通不良导致的误解。解决的办法是停止争论，"拖延时间"，然后开始沟通。

脾气爆发后（图 27-2），肾上腺素升高，机体和心理就会进入"战斗或逃跑"的状态。这会使人进入防守、撤退、攻击或逃跑的行为模式。使用"我"开头的句子能够清楚地表达人们的感受或意愿，例如，"当……我感到与你很亲近或当……我觉得离你很遥远"。

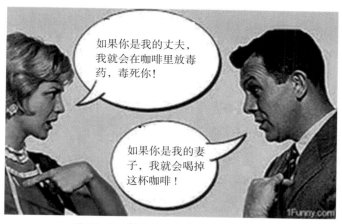

图 27-2　有效沟通是良好关系的关键

在许多情况下，性伴侣双方有机会讨论他们的性问题，明白性问题是非常普遍的问题，获得双方的谅解对于解决性问题很有帮助。

普里西特模式（PLISSIT model）在 PST 中非常有效，1974 年由美国性学家杰克·安农及其同事提出。PLISSIT 模式有四个阶段，这四个阶段分别为 P、LI、SS 和 IT。P 代表 Permission，即对性问题患者的一些性行为给予认可，从而消除其恐惧和焦虑；LI 代表 Limited Information，即给予性问题患者一些特定的信息，这些信息通常和解决性问题患者的性问题有关；SS 代表 Specific Suggestions，即给性问题患者一些针对其问题的特定治疗建议；IT 全文为 Intense Therapy，即给予加强治疗。PLISSIT 是这 4 种性治疗的英文名称的缩写组合，这四个阶段的治疗程度构成了由初级到复杂性治疗的临床治疗过程，但是并不是所有的性问题患者都需要经过四个阶段的治疗。

　　Permission，就是对性问题患者的一些性行为（例如性幻想、性梦想、性想法、性感觉以及性行为）给予认可，只要这些行为不会对性伴侣造成不利影响。这个阶段的主要目的是减少患者对其性行为的羞耻感、焦虑感和负罪感。对于某些患者来讲，只需这个阶段的治疗，就可以缓解病情，改善症状。

　　Limited Information，即给予性问题患者一些特定的信息，这些信息通常和解决患者的性问题有关。治疗师会探索分析患者对性的一些谣传和误解，给予患者正确的信息，例如阴茎的大小、性高潮反应以及药物对性的影响等。当然有可能某些患者只需这个阶段的治疗，就可以缓解病情，改善症状，不需要进行下一阶段的治疗。

　　Specific Suggestions，即给性问题患者一些针对其问题的特定治疗建议。也就是说治疗师给患者一些具体的作业——家庭作业，如性感集中训练、停止/启动技术等。帮助性伴侣双方改善沟通、实现目标。

　　Intensive Therapy，即给予加强治疗。有些患者的性问题是更深层次的关系导致的，或是患者还有其他问题，这些患者就需要这个阶段的治疗措施。可能是身体上的问题，需要医疗干预措施，也有可能是精神上的问题，如抑郁症、吸毒，或是与性问题有关的导致患者在性问题方面无法取得进展的问题，或是无法让患者完成治疗师安排的"家庭作业"的阻挠事件。

八、社交 / 人际关系技巧

　　良好的社交/人际交往能力有助于建立、维持和加强与他人的关系。良好的社交能力能够有效地促进与他人的交流和互动。同感能力是一个非常有用的技能，这意味着具有同感能力的人能够站在他人的角度上感受他人的情感与情绪。无法清楚有效地自我表达往往会导致人与人之间的误解，引起矛盾，导致挫折以及更深层次的矛盾冲突。

　　肢体语言也很重要。与他人进行有效的眼神交流、保持平静和放松、保持微笑有助于他人集中注意力和感到轻松自在。大多数人喜欢与那些快乐的、善于沟通的人交往，因为这类人会真诚地关心他人，这类人往往是积极向上的人，具有良好社交能力的人往往在人际关系和职业中更容易取得成功。

九、谣传

性有很多谣传！以下是一些你可以完全忽略的有关性的观念。

· 唯一真正的性行为是阴茎插入他人体内。

· 自慰不是真正的性行为，并且自慰行为大多会对自身健康造成不良影响。

· 性行为一般都会达到性高潮。

· 性行为总是需要大量的前戏。

· 年龄小的人才需要前戏。

· 男性勃起后才能发生性行为。

· 男性应该主动，而且应该控制整个性交过程。

· 男性性欲旺盛，总是想要进行性行为。

· 女性性欲不旺盛，总需要别人进行引导。

· 男性应该能够整夜进行性行为。

· 女性应该与其男朋友发生性行为，否则会失去其男朋友。

· 所有的接吻和抚摸都会导致性交行为。

· 如果你有性伴侣的话，你就不应该自慰。

· 如果你对别人产生了性幻想，说明你不满意你的性伴侣。

· 一旦与他人发生一次性行为，就会与他人再次发生性行为。

· 如果你选择某种类型的性行为，说明你对这种性行为并不讨厌。

· 色情作品就是指真人裸体或真人性交行为。

十、联合疗法

虽然有一些心理疗法在治疗性功能障碍方面是有效的，很多性功能障碍的治疗只需心理治疗就可以了，不需要其他疗法的辅助，但是有些性功能障碍还需要药物治疗、性治疗方法和心理疗法联合应用才有可能得到解决。

虽然，为性功能障碍女性患者提供综合治疗方案的选择余地非常小，这是因为治疗女性性功能障碍的药物非常少。厄洛斯阴蒂器械（Eros Clitoral vice）在治疗女性性觉醒障碍方面有效，该设备与从马体内提取的雌激素联合应用，已被批准用来治疗性交疼痛。在治疗 HSDD 方面，也有激素替代疗法和睾酮局部疗法的相关用药指导（用药量、用药部位等）。

十一、多干预措施性治疗

更深层次的治疗需要采取综合疗法来进行。多干预措施性治疗模型为机体治疗、性治疗技术、认知行为夫妻疗法、心理动态夫妻疗法以及其他疗法提供了一个良好的途径和治疗框架。心理动态夫妻疗法可以与其他疗法相互配合使用，形成综合治疗方案，解决相关性问题。

十二、性治疗中阅读疗法的应用

阅读疗法在治疗性问题方面的效果是非常好的，它能够帮助患者自己解决自己的问题，或是帮助他人解决与自己相似的问题。现在有很多自我治疗方面的图书和文献，这些资料在治疗疾病的过程中发挥着积极作用。

一个非常恰当的例子就是阅读疗法可以作为治疗女性阴道痉挛的一种方式。阴道痉挛治疗方案中包括性教育、放松疗法、逐渐暴露法、认知治疗和性感集中训练疗法。阅读疗法贯穿于整个治疗过程中，而且效果非常显著。

十三、催眠法

多年来，催眠已被用于性疗法中，而且效果非常好。回归疗法可以用来挖掘已经被抑制或掩埋的记忆，让患者重温那段痛苦的记忆。治疗师会为患者提供合适的建议帮助患者解决问题。催眠疗法自我强化法能够为患者提供希望，让患者认识到我们能够改变这一切，让事情能够朝着好的、积极的方向发展。催眠法一般是用作行为疗法的辅助手段，催眠在让患者迅速放松、联想到良好的性行为方面具有非常好的疗效。联想催眠法在治疗因为性行为挫败导致的焦虑和恐惧方面也具有疗效。治疗师让患者对成功性行为产生积极向上的想象，不仅会让患者机体的反应性提高，也会改善患者机体性方面的感受。

十四、用于治疗性问题的其他资源

现在还有很多资源可用于性治疗，但是，在为患者提供这方面的资源时，要考虑到患者及其性伴侣的文化背景和宗教背景，不要冒犯患者及其性伴侣。

色情资料和阅读疗法在治疗性问题方面也很有效。《格雷的五十道阴影》和《黑蕾丝》等情色小说有助于患者产生性幻想和性觉醒。

近年来，振动器在性能、外形上大大改善，现在振动器在形状、大小、颜色和材料方面有多种选择。非常小的差不多子弹大小，这类振动器主要是对阴蒂进行刺激，而传统的阴茎形状的振动器主要是为了让患者从内部产生快感，或是同时提高内部和外部刺激，让患者产生快感，所谓的兔子式快感。

润滑油——近年来，润滑油得到了显著的提高，从基本的 KY 胶状物发展到油基、硅胶和水基等各种类型，而且很好闻，味道不错。

性爱教育类 DVD 中所蕴含的思想、指导以及对某些性行为的认可都有利于患者及其性伴侣相关性问题的解决。人们对于性爱教育类 DVD 的很多性相关观念非常认可。"情侣指南"汇集和"性-终身乐趣"就是很好的例子。

性游戏、性玩具和内衣都能够增加患者在性方面的自信，使其对性产生相关想法以及在卧室内的性行为产生新花样。换衣打扮进行角色扮演或者穿着性感内衣也可以真正增加性信心。

上面所有的物品都可以在大街上或网上购买。大部分城镇和城市都有安妮萨默斯（Anne Summers）、普尔森（Pulse）和鸡尾酒（Cocktails）等品牌的物品。

如果患者有潜在的健康问题，也有专门针对相关问题的药物和医疗器械。

扩张器——有助于训练阴道肌肉，改善阴茎进入阴道时的反应性。女性阴道痉挛或是阴道做过手术，就需要阴道扩张器来进行治疗。

厄洛斯（爱神）器械是一个较小的真空装置，能够促进血液向阴蒂流动，有助于患者发生性觉醒。

真空装置和旋塞环是一种非侵入性治疗器械，能够帮助患者勃起，而且有利于维持勃起状态。一般是在口服药物无法达到预期效果或是无法使用口服药物时使用这些器械。

延伸阅读

［1］Brotto, L. A. *et al.*, (2008) A Mindfulness-Based group psychoeducational intervention targeting sexual arousal disorder in women. *Journal of Sexual Medicine*, **5**, 1646–59.

［2］Brotto, L. (2013) Mindfulness & Sexuality (Special Issue) Sexual & Relationship Therapy, **28**, 1–152.

［3］Bancroft, J. (2009) *Human Sexuality and its Problems (3rd Edition).* Churchill Livingstone.

［4］Barker, M. (2012) *Rewriting the rules*. Routledge.

［5］Binik, Y. I. & Hall, K. S. K. (2014) *Principles & Practice of Sex Therapy 5th Edition*. Guilford Press.

［6］De Carufel, F. & Trudel, G. (2006) Effects of a New Functional-Sexological treatment for premature ejaculation. *Journal of Sex and Marital Therapy*, **32**, 97–114.

［7］EFS & ESSM Syllabus of Clinical Sexology (2013) *ESSM Education Committee.* Amsterdam: Medix Publishers.

［8］ESSM Syllabus of Sexual Medicine (2012) ESSM Educational Committee. Amsterdam: Medix Publishers.

［9］Hawton, K. (1985) Sex Therapy: A Practical Guide. Oxford Medical Publications.

［10］Hudson-Allez, G. (1998) Time Limited therapy. Sage Publications. Ford, V. (2010) Overcoming sexual Problems. London: Robinson.

［11］Kleinplatz, P. J. (2012) New directions in Sex Therapy. New York: Routledge.

［12］Luquet, W. (2006) Short-Term Couples Therapy. Routledge.

[13] Recommended websites:

COSRT: cosrt. org. uk

NHS Choices: www. nhs. uk/Pages/HomePage. aspx

Relate: relate. org. uk

Porterbrook clinic: shsc. nhs. uk/porterbrook

UKCP: ukcp. org. uk

第二十八章　通过书籍和网络资源解决性问题

雅克·范·兰克维尔德[1]　弗兰基·E·F·梅菲森[2]

1 荷兰，海尔伦，开放大学

2 荷兰，马斯特里赫特，马斯特里赫特大学

概述

1. 自助干预的方法包括自己查阅资料获得专门的技术指导和更为复杂的干预措施后自己解决问题。

2. 性功能障碍的自助疗法是有效的，但是随着时间的推移疗效会逐渐下降。

3. 在医生辅助下的自助疗法的疗效比没有医生辅助的疗效要好。

4. 解决女性性高潮问题可采用视频疗法，其疗效与其他自助疗法不相上下。

5. 初步的实验研究证实互联网疗法有效。

6. 互联网为性健康教育提供了新的机会与选择。

7. 在线性健康教育具有很大的可行性，但其效果仍然具有一定的局限性。

一、引言

很多有性方面问题的患者是不会因性方面问题而就医的，有的人是因种种原因不能，有的人是不愿意。虽然在社会中性问题是非常普遍的，但由于尴尬，人们不会讨论这方面的问题，问题很难暴露出来，因而自我干预就有一定的优势。自我干预能够在解决自身性问题的同时有效保密，能够减少对治疗师情绪上的依赖性，其自主性、独立性比面对面的治疗方式要高。另外，由于自我干预治疗一般是在家中进行，就没有适应的问题。最后，自我干预治疗后性功能的改善主要是自我能力提升的结果，有利于提高患者的自信。也要认识到自我干预治疗的不利方面，自我干预治疗的失败会让患者降低对性问题治疗痊愈的信心。不正确的自我诊断可能会导致人们选择无益的自我干预措施。

并不是所有的性问题都需要专家的意见，但长期、复杂的性问题可能需要更专业的、更多的医疗服务。许多性问题，特别是性问题的早期阶段，往往很少的干预就可以得到解决。例如，难以达到性高潮的女性一般通过自慰就可以解决这个问题，其他问题通过阶梯治疗方案进行治疗：第一步是对患者进行性的解剖学和生理学方面的性教育，让其了解到正常性体验方面的知识；第二步是根据患者的具体情况，给予针对性建议，例如如何进行自慰、润滑剂的使用、特殊性交姿势以及早泄方面的挤压技术等。有些性问题需要病史采集、感觉集中训练、认知重建等专业化的医疗服务，但是这类性问题比较少见。

除了一些心理问题外，其他方面的性问题可以用自我干预治疗代替专业化的治疗方式，以最低程度的干预形式达到治疗的目的是比较容易达到的。20 世纪 70 年代以来，性治疗中就包括自我治疗的方式。性治疗方式转变（感觉集中练习）的核心是自我治疗，这种治疗通常是在家中这种私密的环境中进行的。唯一的例外是性问题医生或妇科医生治疗女性阴道痉挛在医疗机构内进行，通常是在阴道内插入扩张器来解决阴道痉挛的问题。另外需要注意的是，其他性功能障碍（如性倒错症、性别认同障碍）的自我治疗或最低程度的干预，并没有发现其相关的文献报道。

二、性功能障碍自我治疗的类型

根据治疗方式以及与治疗师接触量的不同，性功能障碍自我治疗可分为阅读治疗，视频治疗，互联网治疗（很少或不需要治疗师的参与），电话治疗（单独进行，或是作为阅读治疗、视频治疗的辅助疗法进行）以及需要治疗师参与的互联网治疗（通过数字交换技术进行）。这些不同的自我治疗类型将在下面的几个段落中分别描述，有的还有治疗有效性的相关实验证据。

（一）阅读治疗

性功能障碍阅读治疗是通过阅读传递自我治疗技术信息的书面材料达到治疗的一种疗法，这种治疗方法有多种形式，有食谱样的文献，患者只需根据文献中的步骤操作即可，也有患者需要根据文献中的信息结合自身情况进行调整，让患者成为医生。自我干预治疗资料中的大部分自我治疗方法都是从面对面治疗方法中转化而来的，这些治疗方法是在马斯特斯和约翰逊提出的方法以及在认知疗法中相关自我疗法的基础上不断改进获得的。在市场上还有一些自我治疗方面的英文书籍可以购买到，如巴巴克（Barbach，2000 年）、海曼（1987 年）、罗哌克罗（LoPiccolo，1987 年）以及蔡司（1978年）写的书籍，最新的资料文献更注重认知重建这种治疗方式。Meta 分析研究表明阅读疗法对多种类型的性功能障碍均具有中等到显著程度的疗效（标准为 0.68~1.86），但是，随着时间的推移，该疗效会逐渐下降。Meta 分析研究纳入的大多数是女性和男性器质性障碍方面的问题。最近的一项 Meta 分析研究（范·兰卡维尔德，于诺 & 怀利，2006 年）表明，面对面咨询治疗和最低程度接触的自我治疗在治疗男性早泄和女性性高潮障碍方面具有同等疗效。

（二）视频治疗

性功能障碍视频治疗是一种以观察学习为主的治疗方法。视频治疗中所含的信息一般与阅读治疗和面对面疗法中所含的信息相同，但视频治疗更加注重的是观察视频中的行为，然后患者在遇到相似问题时，再模仿视频中的行为。大多数视频治疗遵循的是感觉集中疗法的原理。视频治疗有效性方面的研究已发表，但数量不是很多。例如，麦克马伦和罗森 1979 年对最低程度治疗师辅助的视频治疗进行了研究，研究对象是无法达到性高潮的女性患者，这些患者观看 20min 的录像带。录像带中的女演员扮演一个预高潮女性，学习技能，刺激自己，使自己达到性高潮，然后将学习的新技能教给自己的性伴侣，使自己在与性伴侣的性交中达到性高潮。观看该视频的 60% 的女性均达到了高潮，而对照组中一个都没有。视频治疗对其他性功能障碍是否具有效果以及效果的大小还没有经过实验证明。

（三）在线性治疗

计算机辅助性治疗可以通过互联网得以开展，有两种方式：一种是治疗师与患者直接在线交流；另一种是没有治疗师参与的在线疗法。当然也有兼具上述两种特征的治疗方式，这种治疗方式有一种结构化的治疗方案，该方案是用计算机相关算法表示的，并且有咨询师提供相关指导，这两种方式在自我治疗方面有很多相似的地方。治疗师与患者非面对面疗法具有很强的私密性，患者具有较好的自主水平，不需要在路途上花费时间，也没有交通费用。在线互动性疗法可以是同步的，也可以是非同步的。同步的包括直接聊天或视频聊天，非同步的主要是通过电子邮件进行交流。许多性治疗师已经建立了易于追踪和访问的网站。通过认知行为法（包括性感集中练习法和认知重建法）为勃起障碍患者提供治疗师协助的在线性治疗。有研究发现，与通过等待让患者自身恢复疗法和积极对照组相比，该疗法显著有效。治疗师平均在每位患者身上花费的时间为 1~4h。计算机治疗模块与治疗师电子邮件支持的混合疗法能够有效地改善各种类型的性功能障碍，且该疗效具有临床意义。

（四）改善性健康的在线教育工具

据联合国和世界卫生组织报告，2008 年，全球约有 3400 万人感染了艾滋病毒，而近 5 亿人感染了性传播感染疾病（sexually transmitted infections，STIs）。另外，意外怀孕的女性约 8000 万，而一半的人选择了流产（通常是不安全的）。虽然在不同的国家，不同的社会群体（如青少年、男同性恋、静脉注射吸毒者、性工作者和少数民族），这些问题的发生率不同，但性生活活跃者都有可能患 STI 或者意外怀孕。为了减少这类事件的发生，医疗卫生工作者采取多种形式的性健康教育方式为公众提供健康服务，帮助人们形成正确的性观念，减少不良性行为，或者进行安全性行为（例如，使用避孕套或采取其他避孕措施进行性病筛检）。

可以通过互联网传播性健康知识。随着网民人数的增加（在美国，网民人数占全国人数的 80%，欧洲为 63.2%），互联网形式的性健康教育能够以匿名的方式为越来越多的人提供性健康知识，而且是以一种全天候不间歇的方式进行，大部分都是免费的。此外，互联网式的性健康知识传播还会让那些难以获得相关知识的人群较为容易地获得性知识。互联网还可以通过互动的形式传播性知识，这样可以根据个人具体的需求，调整信息的内容，为患者提供最切合实际的信息，在某种程度上可以替代那些成本较高的面对面性健康教育方式。互联网方式的性知识传播可以根据人们需要的信息内容、时间、接受的方式进行灵活处理。最后，根据个人需求对性知识信息进行调整，在互联网更容易实现，而且更有效。

谷歌搜索引擎就提供"性教育"的搜索服务，0.34s 内的点击率为 72.6 万人次。谷歌将会给你提供相关健康知识的网站链接。这些网址主要是来自世界各地的市卫生中心、非政府组织、小的当地的卫生机构等机构给你提供的网站链接。这些网站链接中的性知识与通常意义上的性健康与性行为知识所关注的重点不同，这些网站主要关注避孕方法、性病 / 艾滋病预防或性病 / 艾滋病检测等方面的内容，它们所提供的性健康知识信息包括性病的基础知识、避孕方法的介绍（功能类似小册子），先进的网站还具有聊天功能，展示避孕套使用方法的互动视频，根据个人需要、针对性风险进行性知识内容调整的工具，有的网站甚至还能够以虚拟现实方式提供性知识。尽管网站看起来很先进，或很专业，但这并不意味着网址上提供的性健康知识以及传播性健康知识的形式是科学的、经过实验或事实论证的，也不意味着网站上提供的信息能够帮助人们做出正确的决定，或是改变他们的（不安全的）性行为。此外，一些研究（2010 年梅菲森、米尔坦斯、鲁伊特、斯卡阿尔玛的研究以及 2013 年彼得斯和科克的研究）表明，网站上的信息也有可能会起到意想不到的相反效果，而且这种相反似乎还是比较合理的。所以，这些研究是对"只有好处，没有坏处"相反论证的例子。

那么，哪些互联网教育工具能够有效地提供性健康教育知识呢？不幸的是，这个问题只能给予部分答案。这是因为世界范围内只有少数的性健康教育网站在国际同行评审期刊上进行过相关评价。然而，也可以从线下工具中获取相关知识。有一些 Meta 分析研究对不同卫生服务中心提供相关信息的有效性做过研究，研究结果表明人们对这些卫生中心有"诉求恐惧心理"，而且咨询这些机构后，往往无法获得明确的解决方案，导致这些机构无法提供有效的信息。具有"诉求恐惧心理"的人不愿意到卫生服务中心咨询性健康方面的信息，因而也就无法从这些机构获得相应的信息。此外，禁欲方法在传播性健康知识方面是有效的，但有关这方面的证据研究非常少。该方法包括各种类型的互动活动，有技能培训、专题讲座。这类活动能够有效地传播性健康知识（Kirby，2002；Albarracín，Gillette，Earl，Glasman，Durantini，Ho，2005）。最后，一些Meta分析研究（包括Noar，Pierce，Black，2010在内的多个研究）对比较安全的在线性行为干预的有效性进行了研究，结果表明，有理论基础支撑、个性化网站信息、不仅提供性健康知识还提供其他服务内容（例如，技能培训）的网站能够更有效地提供相关服务。还需要注意，一个网站的有效性还取决于相关信息能否到达目标群体，人们是否会花足够的时间访问网站，吸收相关知识。作为"医疗卫生工作者"，有责任让人们了解这些网站，从这些网站上获取相关信息。表28-1显示的是现阶段提供性健康服务网站的简要说明。

表 28-1　现阶段提供性健康服务网站的简要说明

URL	目标人群	内容	参考文献
www. langlevedeliefde. nl（英国版点击英国旗）	即将进入青春期的在校学生	该网站提供的一些性健康内容有理论基础和有效的学校规划。部分内容有英语版本。该网站提供的线上和线下的活动内容，也有如视频（英文字幕）、杂志以及教育手册等资料	Hofstetter, H., Peters, L.W.H., Meijer, S., VanKeulen, H.M., Schutte, L., VanEmpelen, P.（in progress）. Evaluation of the effectiveness and implementation of the sexual health program long live love iv.
https：//sph.uth.edu/ iyg/	中学生及其HIV阳性的青少年	该网站提供针对青少年和HIV阳性的青少年性健康自我管理方面的内容，这些内容有理论基础，而且被证明有效。包括线上和线下活动内容	Tortolero, S. R., et al.（2010）. It's your game: Keep it real: Delaying sexual behavior with an effective middle school program. Journal of Adolescent Health, 46, 169–179

（续表）

https：//www.facebook.com/justusisis	在线青少年	同行和专家通过脸谱网对在线的年轻人提供安全套的使用方面的知识。相关理论基础未提及	Bull, S.S., Levine, D.K., Black, S.R., Schmiege, S.J., Santelli, J.（2012）. Social Media-Delivered Sexual Health Intervention：A Cluster Randomized Controlled Trial. American Journal of Preventive Medicine, 43, 467–474
http：//www.checkyourrisk.org.au/	年轻人	针对性风险和 STI 检查提供针对性建议。相关理论基础未提及。没有发现效果方面的相关内容	Bilardi, J.E. et al.,（2009）. The Experience of Providing Young People attending general practice with an online risk assessment tool to assess their own sexual risk. BMC Infectious Diseases, 9, doi：10.1186/1471-2334-9-29
http：//www.hivbigdeal.org/HIVBIGDEAL2012/?event=page.index	18 岁以上与同性发生性行为的男性	在线视频会让与同性性交的男性对自己 HIV 感染状况的认识增加以及降低 MSM 人群中无保护肛交的风险，有理论基础和有效性论证方面的内容	Hirshfield, S. et al.,（2012）. An online randomized controlled trial evaluating HIV prevention digital media interventions for men who have sex with men. PLoS ONE, 7（10）：e46252. doi：10.1371/journal.pone.004625

延伸阅读

[1] Bartholomew, L. K., Parcel, G. S., Kok, G., Gottlieb, N. H. & Fernández, M. E. (2011) *Planning Health Promotion Programs: An Intervention Mapping Approach.* Jossey-Bass, San Francisco, CA.

［2］Hucker, A. & McCabe, M. P. (2012) Manualized treatment programs for FSD: research challenges and recommendations. *Journal of Sexual Medicine*, **9**, 350–360.

［3］Jones, L. M. & McCabe, M. P. (2011) The effectiveness of an internet-based psychological treatment program for female sexual dysfunction. *Journal of Sexual Medicine*, **8**, 2781–2792.

［4］Mevissen, F. E. F., Ruiter, R. A. C., Meertens, R. M., Zimbile, F. & Schaalma, H. P. (2011) Justify your love: Testing an online STI-risk communication intervention designed to promote condom use and STI-testing. *Psychology & Health*, **26**, 205–221.

［5］Noar, S. M., Clark, A., Cole, C. & Lustria, M. L. A. (2006) Review of interactive safer sex websites: practice and potential. *Health Communication*, **20**, 233–241.

［6］Van Lankveld, J. (1998) Bibliotherapy in the treatment of sexual dysfunctions: a meta-analysis. *Journal of Consulting and Clinical Psychology*, **66**, 702–708.

［7］Van Lankveld, J. (2009) Self-help therapies for sexual dysfunction. *Annual Review of Sex Research*, **46**, 143–155.

［8］Van Lankveld, J., Wylie, K., van de Wetering, F. & Scholten, R. (under review). Bibliotherapy for sexual dysfunction. *Cochrane Database of Systematic Reviews*.

［9］Van Lankveld, J., Leusink, P., van Diest, S. *et al.* (2009) Internet-based brief sex therapy for heterosexual men with sexual dysfunctions: a randomized controlled pilot trial. *Journal of Sexual Medicine*, **6**, 2224–2236.

第二十九章　性快感

苏·纽瑟姆

英国，伦敦，性治疗师和密教老师

概述

1. 性快感可以作为评估性问题的工具。
2. 性快感的影响与关注度。
3. 专业人员所使用的性自信模型。

一、性快感

对于从事医学和性健康的学生和医疗卫生工作者来说，性快感这个概念是一个非常有用的补充和强化。在诊断和治疗性功能障碍方面，有很多惯常做法和临床指南，但是很少考虑或是根本没有考虑到患者治疗后的性体验是否是愉悦的。医疗卫生工作者越来越认识到性快感是性健康和幸福的重要组成部分，但是性功能的提高、改善并不一定意味着良好的性体验。如果只关注患者的性功能障碍，就不一定非要解决患者某些苦恼或问题。想想女性在整个成年性生活中，希望自己能够达到那种难以捉摸的性高潮，而男性也是这样的，男性会因勃起失败而有挫败感。所以，当性功能改善时，他们会非常高兴。但是，当他们认识到性功能的改善并不能够给性生活带来愉悦感，这种欣喜的心态会迅速被失望所替代。如果忽视性快感这个问题，很可能只会为患者提供一个短期的解决方案，不会完全解决患者对"性快感的渴望"的问题。

（一）定义

性快感这个概念很难定义。首先，性快感是一种个人体验，而决定这种个人体验的影响因素有很多；其次，年龄和心情等因素会对性快感产生重大影响。性幻想和色情想法这些精神活动、身体上的反应或性刺激、与他人在一起的情感情绪、深层次精神上的接触都会让人感受到性方面的愉悦。人获得性快感，有可能是身体上、精神上以及情感上多种感受共同导致的。如果接受性愉悦为"性刺激导致的、积极的、美好的性感受"这样的定义，就没有通用的量表来衡量这种多样化的个人体验。在谈论性时，如果忽略性快感这个基本要素，就会用性觉醒、性高潮、射精、性交定义积极的性体验，这会让我们陷入误区。性功能就是性快感的错误观念可能会让人们在性行为过程中产生焦虑感，对性功能产生不利影响。

（二）影响与态度

　　不同文化、宗教、性别、能力、性偏好和年龄的人对性快感的态度是不同的，而且这种差异非常大。我们的个人观念将决定我们是否能够接受从性行为中获得快感的行为，以及能够接受的性行为方式。西方宗教认为性是为生育后代存在的，为获得性快感而进行的自慰行为是罪恶的，这与密教所倡导的性观念明显不同（图 29-1）。密教倡导各种性行为，认为性快感是一种精神上的体验，人们应当追求这种体验。

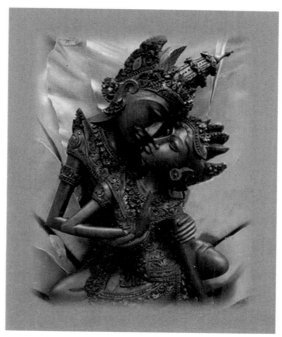

图 29-1　密教文物象征了男权意识与女性能量的神秘结合

我们的文化和宗教会影响我们对性的观念。不断增长的经验也会对性观念造成影响，现代媒体不断地向我们传达性规范。我们在进行自慰或是与他人发生性行为时，身心都会参与到性行为中，如大脑会用我们对性规范的理解来解释性刺激和性反应造成的影响：假如某人认为自己是异性恋，但与同性别的人亲密接触时，他会认为这种亲密行为是无法接受的，但是，如果他不清楚与其发生性行为的人的性别，他也有可能获得性方面的快感。

人们对性快感的不同态度会导致不同的性问题。从一位性高潮障碍患者的谈话中，我们得知该患者无法达到性高潮是因为性伴侣无法提供足够的性刺激，而不是因为身体上或心理上的问题。同样，如果有人称自己没有性生活，这可能是因为其中一方满足于常规的性行为，而另一方更希望其他花样的性行为，这种性行为不一定是指阴道性行为。性伴侣双方对性行为的逃避行为表明他们不愿意谈论不同的性欲、性行为。

人类对性快感不断地进行探索，创造性快感新类型，这可以从不断出现新的性行为类型、恋物癖和早已被遗忘的性行为再次引领潮流中看出。例如，在维多利亚时代，人们喜欢将生姜根部插入肛门或阴道口，这种性行为在很长一段时间已经被人们遗忘，现在，这种性行为又被人们提起。该行为作为一种另类性行为已经被归类到 BDSM［B：捆绑与束缚（Bondage，Discipline），D：支配与服从（Domination，Submission），SM：施虐与受虐（Sado-Masochism）］中。这说明人们可以从各种各样的性行为中获得快感，但是在进行某些性行为时，要咨询性健康专家，了解性行为的流行趋势。我们必须清楚自己对性的态度，这样在对患者获取性快感的相关性行为做判断时，不会让个人判断与价值观对工作造成不利影响。个人的性快感方式对于他人来讲可能是刺激的、无聊的、令人厌恶的。

随着性医学的进步与发展，医疗卫生工作者的执业风险增加，因此人们才采取"黑盒子"方法来处理性问题（图29-2）。"黑盒子"方法认为良好的性体验的输入部分包括性欲、性觉醒和性高潮。我们的思路是及时做出性功能障碍诊断、提供相应的治疗方案、关注性功能的改善。性功能改善，就可以认为治疗有了效果。使用这种方法，就可以让患者使用"黑盒子"方法判断自慰或与性伴侣的性行为的满意程度。另外，我们认为患者的性功能改善了，他们就会满意各种类型的性行为、性互动。毫无疑问，如果患者的性功能改善了，或者是恢复到了以前的正常水平，患者就不会再痛苦，就会轻松愉悦。但是，如果性功能恢复后性生活无法给他们带来愉悦感，他们还是会对性生活表示失望。

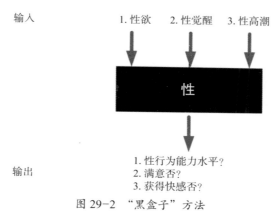

图 29-2　"黑盒子"方法

注：可以比喻成为患者提供做美味蛋糕的配料以及最后成品的照片，并且将配方和设备都提供给患者，让他们自己做出美味的蛋糕。

　　成人间的性行为是一种复杂的社交活动，受到社会规范的约束，这种社会规范是指发生性关系的双方是自愿与对方发生亲密关系的，而且这种交流是自己真实意愿的表达，这种亲密行为会给双方带来愉悦感。当患者无法通过语言、技能和行为让双方获得愉悦感时，他们就认为性行为是人类生存必要的活动，人们必须"忍受"这种行为。人们对性行为的普遍看法是，如果你有了性欲，而且能够达到性觉醒的程度，你就会感受到性行为给你带来的奇妙体验。这种看法与性行为是用来"表达无法用语言表达的东西"，是人们真实意愿的表达这种观点完全不同。我们能够为患者提供性方面的指导，教育相关技能，让患者探索和享受性行为的"黑盒子"给他们带来的神秘体验。

（三）性快感的测定

健全的、全面的性教育有利于人们形成正确的性观念和享受到性带来的愉悦感。目前英国性教育的重点是预防性传播感染和非意愿怀孕。性能够为人类带来愉悦感，对这种愉悦感的追求成为人们进行自慰或与他人发生性行为的动力，但是现在的性教育却缺乏性快感方面的内容。因此，我们从媒体和色情资料上获取相关信息。这些地方充斥着这样的信息：男性的阴茎越大越好，女性应该有傲人的胸部，与性伴侣的性行为总伴随着进入行为、总能达到性高潮，自慰行为应该达到性高潮。有趣的是，很多人对性行为的想象是这样的：两个或更多的人之间的性行为意味着只有与他人的性行为才能获得性愉悦感，他人才能够验证自己性能力。这种对自慰，对大多数常见的、惯常的性行为的看法和观点会使人们在较长时间内或是永久性误解性行为以及性快感方面的内容。

人们对性根深蒂固的看法以及以目标为导向的性观念很容易让人认为性行为有一种理想状态，这自然而然就形成了一种比较的思想，这种比较思想往往会让人们对自己的身体产生负面印象，认为自己的阴茎不够大、自己的胸不够大不够挺，会让患者觉得自己性能力不足，对自己及其性生活尴尬、不满意。另外，我们的文化在性方面比较内敛，我们不愿意诚实和公开地谈论性，会让人们对性产生误解，认为他人的性生活更频繁、更持久，他人的性能力更高，他人在性方面获得的愉悦感更多！

二、性自信

毫无疑问，医疗卫生工作者的重要工作之一就是让患者对自己的性快感形成正确的认识。可以从以下多个方面努力让患者从性行为中获得愉悦感。

·最初的评估过程包括与性快感有关的特定问题、医学干预和心理干预。该评估过程有利于确保评估的内容和结果主要是围绕性快感进行。在这个阶段要求患者对自己性愉悦水平做出评价判断以及描述自己希望的性快感水平和质量。

·性功能得以实现或恢复后，性快感问题可以作为一个额外的内容进行处理和治疗。

·在某些情况下，性快感可以作为评价性能力的一个指标，即使性行为没有达到自己预期或理想状态，患者能够享受到性带来的愉悦感时，也就能够接受自己的性功能水平。

最初的评估过程中与性快感有关的问题能够迅速打开话题，让人们开诚布公地讨论自己真正的性行为状态，自己的性生活可能是笨拙的、滑稽的、神清气爽的、愉快的、令人失望的以及令人惊讶的等。性自信模型（图 29-3）为医疗卫生工作者提供了一个良好的框架。根据这个框架，医疗卫生工作者能够针对每位患者的实际情况做出针对性的、简单的治疗。该性自信模型有利于提高患者的性自信，让患者关注自己的性愉悦而不是痴迷于性能力。通过这个模型，人们会将问题转化为性愉悦问题解决方案。

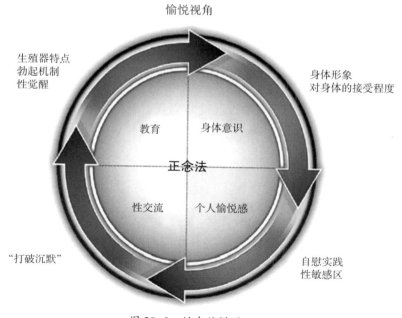

图 29-3　性自信模型

性自信模型有四个要素。

1. 教育

性健康教育的内容包括对成人体型、生殖器特征、男性勃起机制、女性生殖系统的解剖结构和性觉醒周期的相关事实和统计数据。性健康教育资料中还有各种照片和插图，让人们对人体的生殖解剖结构的差别形成正确认识。

2. 身体意识

包括放松法在内的一系列练习、锻炼，有助于解决矛盾，改善身体形象，提高身体意识，提高对身体的接受度。这方面的练习对于那些有慢性疾病或身体残疾的患者非常重要。

3. 个人性愉悦感

性自信模型的个人性愉悦感主要涉及以愉悦为基础（而不是以目标为导向）的自慰实践。其目标在于学会新的自慰技巧，显著增加患者自我愉悦的可能性和性觉醒的能力。正念法能够强化对现实的全面认识。对个人性愉悦感的进一步认识能够增加性方面的知识，提高性行为的乐趣性。下一步是探讨不同的性欲和性欲表达方式，如性幻想、恋物癖和未实现的性渴望。

4. 性交流

性交流包括打破沉默的特定沟通技巧。在性行为过程中，往往会发生沉默这个问题，打破沉默后，就可以让性伴侣双方表达内心深处的感受、性需求和性欲，增加他们之间的亲密程度。

性愉悦这个概念的提出让我们可以从另外一个角度来分析解决性问题，为性问题在较短时间内解决提供了可能性。医疗卫生工作者在性健康与性医学领域所做的一项重要工作就是鼓励患者放弃不切实际的性目标和毫无意义的比较，让他们对自己的性快感有正确的认识，满足于自己的性愉悦水平，让他们认识到性快感是一种具有个性化的感受，是一种动态的、多样化的感受。

延伸阅读

［1］Apfelbaum, B. (2012) On the need for a new direction in sex therapy. In: Kleinplatz, P. J. (ed), *New Directions in Sex Therapy Innovations and Alternatives*. Routledge, New York, pp. 5–20.

［2］Carrellas, B. (2007) *Urban Tantra: Sacred Sex for the Twenty-First Century*. Celestial Arts, Berkeley.

［3］Okan, M. (2012). *Feminine Beauty: A Celebration*. Spirit Fire Productions, Phoenix.

［4］Okan, M. (2012). *Masculine Power: A Tribute*. Spirit Fire Productions, Phoenix.

［5］Perel, E. (2007) *Mating in Captivity: Sex, Lies and Domestic Bliss*. Hodder and Stoughton, London.

［6］Schnarch, D. (2009) *Intimacy and Desire: Awaken the Passion in Your Relationship*. Beaufort Books, New York.

［7］Sommers, F. G. (2013) Mindfulness in love and love making: a way of life. *Sexual and Relationship Therapy*, **28**, 84–91.

［8］Winston, S. (2010). *Women's Anatomy of Arousal*. Mango Garden Press, New York.

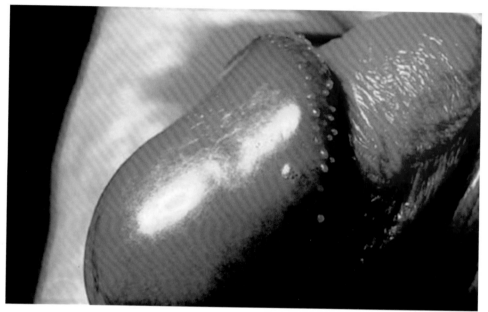

图 7-1　阴茎珍珠状丘疹

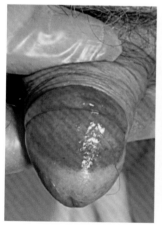

图 7-2　佐恩龟头炎
注：无症状，龟头和包皮湿润红斑对称。

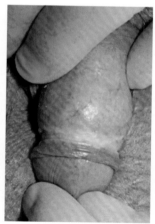

图 7-3　硬化性苔藓
注：包皮的硬化性苔藓导致环包皮硬化带和缩窄性包皮炎。

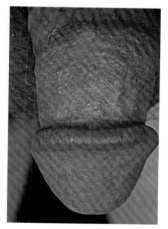

图 7-4　扁平苔藓
注：龟头和阴茎体丘疹和威克姆环形纹状病变。

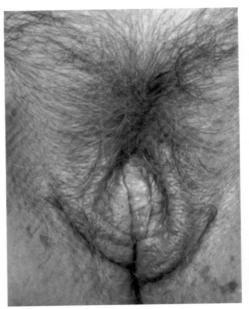

图 8-1 慢性单纯性苔藓伴发糜烂和
继发性感染

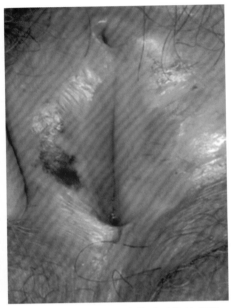

图 8-2 外阴后阴唇系带处硬化性苔藓
注：表现体征：苍白、出血和抓伤。

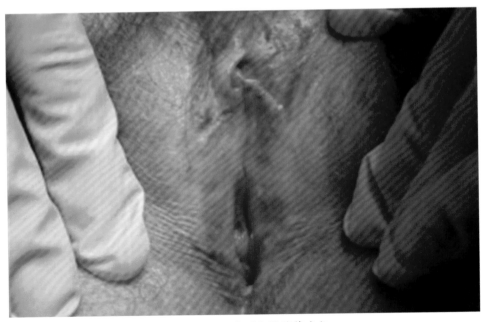

图 8-3 小阴唇硬化性苔藓病变
注：该病变为晚期阶段，在炎症后期，小阴唇结构上的色素缺失。

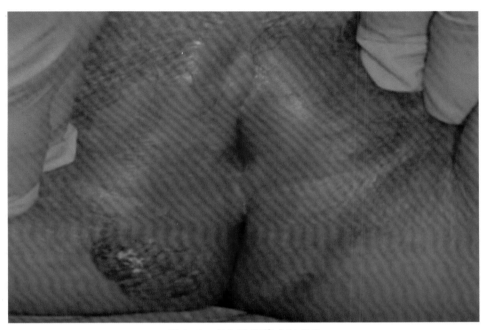

图 8-4　硬化性苔藓晚期病变

注：表现为阴道口缩小、阴蒂被埋。右侧臀部还能够看到鳞状细胞癌病变。

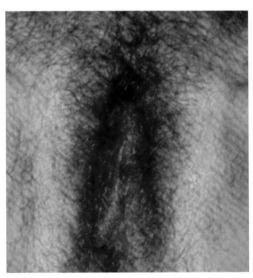

图 8-5　大阴唇部位轻度皮炎

注：表明外阴处接触了过敏物质，
导致过敏性接触性皮炎。

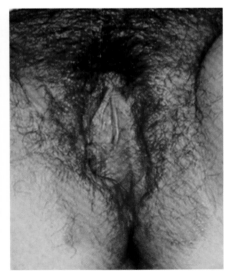

图 8-6　银屑病累及外阴，
其红斑边界清楚

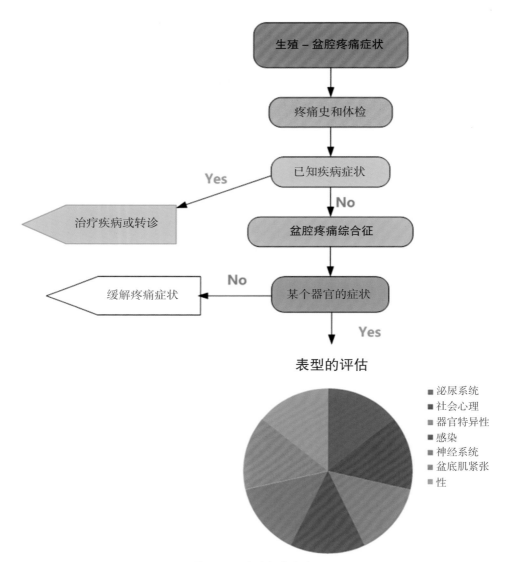

图 19-1 疼痛评价方法

注：在诊断疼痛是特发性的还是由已知疾病导致的之前，首先要获得完整的疼痛史和体检资料。需要注意的是，有些治疗方法根本就不能缓解疼痛和相关症状。当无法找到引发疼痛的原因时，一般认为这种疼痛是特发性的骨盆疼痛综合征。如果没有发现器官特异性症状，一般采取疼痛的治疗措施。当发现疼痛是某些特定的器官疾病导致的，就需要做综合检查，确定是泌尿系统、女性生殖系统、心理、特定器官疾病、感染、神经、盆底肌紧张还是性相关因素造成的，以及疾病分别在疼痛中发挥的作用。然后就可以根据上述信息采取相应的治疗措施。